Rothhaar, Hähnel, Kipke · Der manipulierbare Embryo

Markus Rothhaar,
Martin Hähnel, Roland Kipke

Der manipulierbare Embryo

Potentialitäts- und Speziesargumente auf dem Prüfstand

mentis
MÜNSTER

Gedruckt mit freundlicher Unterstützung des Bundesministeriums für Bildung und Forschung (BMBF)

Einbandabbildung: © fotolia.de, unlimit3d

Bibliografische Information der Deutschen Nationalbibliothek

Die Deutsche Nationalbibliothek verzeichnet diese Publikation in der Deutschen Nationalbibliografie; detaillierte bibliografische Daten sind im Internet über http://dnb.dnb.de abrufbar.

Gedruckt auf umweltfreundlichem, chlorfrei gebleichtem und alterungsbeständigem Papier ♾ ISO 9706

Eisenbahnstraße 11, 48143 Münster, Germany
www.mentis.de

Printed in Germany
Einbandgestaltung: Anne Nitsche, Dülmen (www.junit-netzwerk.de)
Wissenschaftlicher Satz: satz&sonders GmbH, Münster (www.satzundsonders.de)
Druck: AZ Druck und Datentechnik GmbH, Kempten
ISBN 978-3-95743-111-0 (Print)
ISBN 978-3-95743-839-3 (E-Book)

INHALTSVERZEICHNIS

Markus Rothhaar, Martin Hähnel, Roland Kipke

EINLEITUNG

Der moralische Status menschlicher Embryonen ist und bleibt umstritten. Zugleich gibt es immer neue und tiefergehende biotechnologische Möglichkeiten, Embryonen zu manipulieren. Das betrifft nicht zuletzt ihr Entwicklungspotential und die klare Zuordnung zur menschlichen Spezies. Das an der Katholischen Universität Eichstätt-Ingolstadt angesiedelte Forschungsprojekt *Der manipulierbare Embryo* befasst sich mit der Frage, welche Implikationen diese neuen Manipulationsmöglichkeiten für die Tragfähigkeit der Argumente haben, mit denen ein herausgehobener moralischer Status des Embryos begründet werden soll: die Potentialitäts- und Speziesargumente.

Der vorliegende Band stellt erste Erträge dieses Forschungsprojekts vor. In ihm werden zum einen aktuelle Entwicklungen in der Forschung mit Embryonen zusammentragen (Teil I) und zum anderen folgende zentrale Fragen diskutiert (Teile II bis IV): Was bedeuten diese Entwicklungen für die Potentialitäts- und Speziesargumente – und damit letztendlich auch für den moralischen Status der so manipulierten Embryonen? Können die zentralen embryo-ethischen Argumente angesichts der neuen biotechnologischen Eingriffsmöglichkeiten überhaupt aufrechterhalten werden? Sind alle Varianten der Argumente betroffen oder nur einige? Können und müssen sie möglicherweise reformuliert oder neu gedacht werden?

Die folgenden Beiträge, welche sich der Beantwortung dieser und anderer Fragen zuwenden, sind Ergebnisse der Auftakttagung zum Forschungsprojekt, die vom 3.–5. November 2016 in Eichstätt stattgefunden hat. Um auch die intensive Diskussion während der Tagung abzubilden, haben wir uns als Herausgeber dazu entschlossen, den Autoren die Möglichkeit zu geben, einzelne Beiträge zu kommentieren. Wir hoffen, die Diskussion damit weiter befördern und vertiefen zu können.

Der erste Teil klärt zunächst einige der biologischen und soziologischen Grundlagen. *Hans Werner Denker* stellt dabei neue Ergebnisse der Stammzellforschung dar, denen zufolge Stammzellen von sich aus Musterbildungsprozesse hervorbringen können. So können etwa aus pluripotenten Stammzellen Embryoide hergestellt werden. Ein besonderes Augenmerk legt Denker auf die Tatsache, dass diese Prozesse unabhängig von äußeren Signalen ablaufen, was er explizit als Argument für einen starken Schutzstatus für frühe menschliche Embryonen interpretiert. *Gesa Lindemann* geht dagegen in ihrem Aufsatz der Frage nach, wie man mit soziologischen Mitteln die normative Speziesfrage (indirekt) beantworten kann. Mit Hilfe ihres Modells des »anthropologischen Quadrats« zeigt sie, dass die Unterscheidung zwischen biologisch unterschiedlichen Arten eine genuin moderne Frage impliziert, die sich vor allem an der Binnendifferenzierung von und zwischen sozialen Personen orientiert, was nichts anderes heißt, als dass der Mensch vor allem durch zeitliche (Lebensbeginn und -ende) und kulturelle (Mensch-Maschine; Mensch-Tier) Grenzen definiert ist.

Der zweite Teil versammelt Beiträge, die sich schwerpunktmäßig dem Speziesargument zuwenden. So geht *Roland Kipke* davon aus, dass das Speziesargument in seinen bisherigen Formen nicht überzeugen kann, dass ihm aber dennoch eine berechtigte Intuition zugrunde liegt. Diese versucht er dann in neuer Form, nämlich mit dem morphologischen Speziesargument zu rekonstruieren, dem zufolge die lebendige menschliche Gestalt mitsamt dem menschlichen Gesicht das entscheidende Kriterium zur – auch normativen – Anerkennung als Mensch ist. *Martin Hähnel* versucht in seinem Beitrag die Form (nicht den Inhalt) des Speziesargumentes in Bezug auf das Menschliche des Embryos auf Basis der Darstellung seiner »normalen Entwicklung« zu rekonstruieren. Dabei nimmt er Bezug auf sogenannte Normalitätsaussagen, die für ihn im Anschluss an Michael Thompson die Grundlage für sogenannte Lebensformurteile bilden. Diese generischen, nicht-statistischen Aussagen über die menschliche Embryogenese sind dabei gleichzeitig auch normative Urteile über die notwendig zu erreichende und nicht notwendig zu verfehlende Form des Embryos, zu dem es gehört, seinen Lebenszyklus auf eine Weise zu verwirklichen, die seiner menschlichen Form entspricht.

Der dritte Abschnitt wendet sich dann dezidiert dem Potentialitätsargument zu und geht dabei auf verschiedene Positionen und Kritiken ein. *Anne Sophie Meincke* unternimmt in ihrem Beitrag den Versuch, das klassische Potentialitätsargument um die Dimension der Dispositionalität zu erweitern. Auf diese Weise scheint es ihr möglich zu sein, das Potentialitätsargument zu reformulieren, ohne bestimmte Einwände wie den der »absurd extension« zu provozieren. Allerdings ist Meincke der Auffassung, dass auch diese Option nicht greifen kann, und zwar weil eine Dispositionstheorie der Personalität ein ding-ontologisches Modell von Wirklichkeit voraussetzt, das ihr zufolge nicht haltbar ist. *Marco Stier* verfolgt in seinem Beitrag die Absicht, das heute geläufige Potentialitätsargument, welches einen starken Schutzanspruch des Embryos begründen soll, als ein Scheinargument zu entlarven. Dabei geht er davon aus, dass bei genauerem Hinsehen jede Berufung auf ein intrinsisches Potential des Embryos in logische und ontologische Widersprüche führen muss, unter anderem auch weil man aufgrund bestimmter Prämissen, die das Potentialitätsargument erfordert, annehmen müsse, dass beispielsweise ein männliches Spermium oder eine beliebige Hautzelle die gleichen Schutzrechte haben könne wie der Embryo – eine Erweiterung, die offensichtlich absurd erscheint.

Schließlich geht es im vierten Teil um den Versuch, Spezies- und Potentialitätsargument sinnvoll aufeinander zu beziehen. *Günther Pöltner* beantwortet die zentrale Frage, was ein Mensch ist, anhand einer Rekonstruktion unseres Sprechens über uns selbst und unseres Selbstverständnisses als lebendiger Subjekte. Dabei kommt er zu dem Ergebnis, dass der »Embryo« nicht ein andersartiges Wesen bezeichnen kann, sondern lediglich die Substantivierung einer menschlichen Lebensphase darstellt und deshalb selbstverständlich als Mensch verstanden werden muss. *Markus Rothhaar* ist der Überzeugung, dass Spezies- und Potentialitätsargument wechselseitig eng aufeinander bezogen sind, und entwickelt ein entsprechend komplexes Argument unter Rückgriff auf das Konzept der »speziestypischen Lebensform« sowie anerkennungstheoretische Überlegungen. Das so entwickelte Argument dient ihm zugleich als Beurteilungskriterium für den Status von Embryonen, bei denen die Speziesgrenze überschritten oder das Entwicklungspotential verändert wird.

Abschließend gilt unser Dank den Autoren und Autorinnen des Bandes für die anregenden Diskussionen, Beiträge und Kommentare, dem Verlag Mentis, der diesen Band in sein Programm aufgenommen hat, und vor allem dem Bundesministerium für Bildung und Forschung (BMBF) für die Unterstützung des Projektes einschließlich der hier vorliegenden Publikation.

I.
BIOLOGISCHE UND SOZIOLOGISCHE GRUNDLAGEN

Hans-Werner Denker

EMBRYONEN, EMBRYOIDE, GASTRULOIDE …

Ethische Aspekte zur Selbstorganisation und zum Engineering von Stammzellkolonien und Embryonen

Abstract

Die Stammzellforschung ist im Begriff, einen neuen Fokus zu entwickeln, der, ausgehend vom Phänomen der Selbstorganisation von Organoiden, nun ein Embryo-Engineering ins Visier nimmt. Im Zentrum steht der Befund, dass Stammzellen eine Tendenz haben, autonom Musterbildungsprozesse in Gang zu setzen, die in einfachen In-Vitro-Systemen zu bemerkenswerten Morphogeneseleistungen führen können: So können Organoide aus pluripotenten und, begrenzt, auch aus multipotenten Stammzellen hergestellt werden, Embryoide verschiedener Komplexitätsgrade (u. a. »Gastruloide«) aus pluripotenten Stammzellen.

Der vorliegende Beitrag diskutiert aktuelle Ergebnisse dieser Forschungsrichtung unter dem Aspekt, dass die jetzt beschriebenen komplexeren Embryoide Stadien erreichen, in denen die bekannten Prozesse der Individuation ablaufen (Primitivstreifen als Voraussetzung für die Bildung der Körpergrundgestalt; organismische Ganzheit). Durch ein gezieltes »Embryo-Engineering« können besonders eindrucksvolle Entwicklungsleistungen solcher Konstrukte erreicht werden. Ethisch höchst problematisch ist es, derartige Forschungen unter Einsatz menschlicher Stammzellen durchzuführen.

Wie die aktuellen Untersuchungen zeigen, spielen im Rahmen von Embryogenesevorgängen in Stammzellderivaten in vitro Selbstorganisationsprozesse eine wesentliche Rolle. Daher gewinnt das ethische Potentialitätsargument Aktualität und eine herausragende Bedeutung, da sich zeigt, dass die de-novo-Entstehung von entwicklungsbiologischer Autonomie, einer embryonalen Form von organismischer Ganzheit, in Gruppen von Stammzellen erfolgen kann. Der vorliegende Beitrag diskutiert insbesondere die Rolle von Selbstorganisation (entwicklungsbiologischer Autonomie) in Stammzellkolonien in Relation zur manipulierten Morphogenese in synthetischen Embryonen (Embryo-Engineering). Im Hinblick auf den Umgang mit menschlichen pluripotenten Stammzellen muss davor gewarnt werden, die beschriebenen neuen technischen Möglichkeiten zum Argument dafür zu machen, Forschung an menschlichen Embryonen und Embryoiden zu liberalisieren und die Grenzsetzung für Forschung an menschlichen Embryonen im Primitivstreifenstadium (14-Tage-Regel), die bisher sogar in Ländern mit relativ liberaler Gesetzgebung gilt, aufzugeben. Diese Forschungen sollten sich auf Tiermodelle beschränken.

1. Der Beginn der Existenz des Menschen als Individuum: Fragen an die Entwicklungsbiologie

Die Entwicklungsbiologie versucht zu verstehen, wie Organismen in ihrer Individualentwicklung (Ontogenese) entstehen; dazu untersucht sie diese Vorgänge mit experimentell-kausalanalytischem Ansatz, wie es sich, heutigem Verständnis entsprechend, für eine Naturwissenschaft gehört. So ein Vorhaben mag vielleicht als kühn gelten, vor allem mit Blick auf den Menschen. Die Entwicklungsbiologie wagt sich zwar beileibe nicht so weit vor, die Ontogenese des Menschen in allen Aspekten seiner existentiellen Ganzheit, als geistiges und soziales Wesen, begreifen zu wollen; es geht der naturwissenschaftlichen Entwicklungsbiologie nur um den somatischen Aspekt, die Entstehung eines funktionsfähigen Körpers, d. h. um die Entstehung des Organismus. Die Bedingungen für das Aufkeimen einer so verstandenen organismischen Ganzheit, also eines eigenständig existierenden und funktionierenden Körpers, zu durchleuchten, ist aber per se schon ein sehr anspruchvolles Vorhaben, und auch die moderne Biologie mit all ihren aufwändigen Untersuchungsverfahren ist weit davon entfernt, dieses Ziel erreicht zu haben. Allerdings gibt es neuerdings spektakuläre Befunde aus dem Bereich der experimentellen Embryologie und der Stammzellforschung, die Anlass geben, über die Bedingungen der Entstehung einer organismischen Ganzheit beim Säugetier einschließlich des Menschen und, davon ausgehend, über ethische Implikationen neu nachzudenken. Das soll Thema dieses Beitrags sein.

Mit dem Aufkommen des experimentellen Ansatzes in den Naturwissenschaften hat sich bekanntlich gezeigt, dass es Urzeugung von Zellen in unserer Welt nicht (mehr) gibt (»Omne vivum ex vivo«) und dass vielzellige Organismen bei den allermeisten Tierarten aus Eizellen hervorgehen (»Omne vivum ex ovo«; Francesco Redi (1626–1697)). Dagegen ist eine Entstehung durch Knospung/Sprossung aus existierenden Organismen (d. h. ohne Eizelle) zwar als Alternativweg durchaus auch bekannt, aber im Tierreich selten zu finden. Seit Karl Ernst von Baer 1827, also relativ spät in der Wissenschaftsgeschichte, die Säugetiereizelle entdeckte, wird die Frage nach der biologischen Grundlage der Individualentwicklung beim Säugetier einschließlich des Menschen in aller Regel nur als die Entwicklung aus der befruchteten Eizelle, der Zygote, diskutiert, und es geht dann darum zu verstehen, wie aus dieser einen Zelle schließlich der ausdifferenzierte, vielzellige menschliche Organismus wird. Was den Startpunkt anbelangt, so impliziert dies die Frage: Haben wir es unmittelbar nach der Befruchtung, also schon im Stadium der Zygote, mit einem Organismus in anderer Form zu tun, ist die befruchtete Eizelle schon *der* werdende Organismus, der schließlich geboren werden wird, *in nuce* sozusagen, oder ist sie noch etwas ganz Anderes, Vor-Individuelles?

Die Zygote teilt sich bekanntlich in eine Vielzahl von Zellen, und diese differenzieren sich, in sehr geregelter Weise, zu den Konstituenten all der vielen Organe des Körpers. Wesentlich ist, dass dabei ein erstaunlicher Grad von *räumlicher Ordnung* entsteht, und diese räumliche Ordnung ist von zentraler Bedeutung für das spätere sinnvolle Zusammenwirken der Gewebe und Organe, d. h. für das Entstehen dessen, was wir als adulten Organismus kennen. Die Embryologie hat uns gelehrt, wie diese Vorgänge in gesetzmäßiger Weise ablaufen. Aber welche Bedeutung kommt den einzelnen Abläufen zu, und welche Dignität jeder der einzelnen Stufen in diesem Entstehungsprozess, soweit es denn wirklich Stufen in dem Kontinuum der Entwicklung gibt? Entsteht an irgendeinem Punkt im Verlauf der Entwicklung dabei eine völlig neue Qualität, und wenn, wie ist so ein Quantensprung in Relation zu dem zu sehen, was die Zygote bereits war? Und welche Relevanz sollen wir diesem Sachverhalt dann beimessen für den Umgang mit Embryonen und mit embryonalen Stammzellen?

Präformismus und Epigenese, diese Begriffe apostrophieren klassische gedankliche Ansätze dafür, Entwicklungsvorgänge zu erklären. Wie viel an Strukturinformation ist schon von Anbeginn der Entwicklung an vorgegeben, wie viel entwickelt sich völlig neu, in Abhängigkeit von äußeren Rahmenbedingungen? Die beiden Schlagwörter sind als Werkzeug in gewisser Weise hilfreich, nur sind sie Extremformulierungen, die je für sich die Wirklichkeit nicht adäquat abbilden, das wissen wir inzwischen durch experimentelle Befunde an verschiedenen Organismen recht gut (vgl. Lehrbücher der Entwicklungsbiologie, z. B. Gilbert 2014). Entwicklungsprozesse können (in verschiedenen Organismen und in den einzelnen Entwicklungsstadien) entweder von (meist zytoplasmatischen) morphogenetischen Determinanten abhängen (»Mosaiktyp«, »autonomous specification« (Gilbert 2014)), die schon die Zygote mitbringt, oder von Zell-Zell-Interaktionen (»Regulationstyp«, »conditional specification«, abhängige Entwicklung), die natürlich erst dann beginnen können, wenn der Embryo schon aus einer Mehrzahl von Zellen besteht. Verschiedene Teilprozesse der Entwicklung kombinieren diese zwei Prinzipien in verschiedener Weise, und dies wiederum bei den einzelnen Tierarten unterschiedlich. In allen Fällen, auch beim Regulationstyp (Säugetier-Embryonen), erfordert die Entstehung von geordneten Zellverbänden und Organen jedoch Richtungs-(Achsen-) Informationen, die für die Entstehung von räumlicher Ordnung entscheidend sind. Wenn sie fehlen oder in ihrer Funktion gestört sind, entsteht ein chaotisches Durcheinander der Gewebe, ein Tumor (Teratom). Diese wichtigen strukturellen Vorinformationen können aber relativ einfache Asymmetrien sein, die die spätere Gestalt dem unbedarften Auge noch nicht anzeigen, sondern nur dem entwicklungsbiologischen Experiment zugänglich sind. Sie sind nicht einfach als eine 1:1 umsetzbare Planvorlage (»Blueprint«) für die endgültige

Architektur des Organismus zu sehen, sondern sie bieten Grundsteine dafür, dass überhaupt eine Körper-Architektur entstehen kann.

Eine wichtige Erkenntnis der Entwicklungsbiologie ist, dass frühe Entwicklungsstadien, schon von der Zygote an, ganzheitliche Reaktionsweisen zeigen, d. h. als eine Art Organismus regieren. Eine aphoristische Formulierung von Friedrich Seidel (Seidel 1960), die sich auf Karl Ernst von Baer beruft, versucht, diese Aspekte zu akzentuieren, indem sie den Gestaltbegriff in die Diskussion einbringt: »Entwicklung ist Umbildung von einer Gestalt zur anderen.« Das ist provokant, denn es vergleicht die Entwicklung des ausdifferenzierten, vielzelligen Organismus aus der Zygote mit einer Art Metamorphose, wie wir sie im Tierreich von niederen Tieren kennen. Liegt wirklich in der menschlichen Zygote, mit ihrem Minimum an Form und ihrem Maximum an Potenz, schon ein funktionelles Ganzes im Sinn eines Menschleins *in nuce* vor? Gibt die Zygote schon zum Beispiel Achseninformationen vor? Oder ist, ganz im Gegenteil, jede Strukturierung später einsetzenden Vorgängen vorbehalten und zum Beispiel die Morula immer noch nur ein ungeordneter Zellhaufen, etwa wie eine Stammzellkolonie, also ganz ohne ordnende Richtungsvorgaben, wie manche Autoren behaupten? Oder, wenn wir die moderne genetisch-/epigenetische Sprechweise bemühen: Wie sollen wir es werten, dass die Zygote zweifellos schon die ganze einmalige genetische Information des zukünftigen Individuums besitzt, sie ja aber bekanntlich noch nicht ganz exprimiert, beileibe nicht ganz, sondern dass noch sehr viele epigenetische Zusatzinformationen den funktionellen Status des Genoms in den vielen Tochterzellen modifizieren werden, bis alle Zellen des Organismus ausgereift sind? Und wie wird dabei sichergestellt, dass dies in der prospektiv richtigen Anordnung dieser verschiedenen Zelltypen geschieht, entsprechend dem *Körper-Grundplan (»basic body plan«, Körpergrundgestalt)*? Eine Gretchenfrage der Entwicklungsbiologie lautet in diesem Kontext: Müssen wir davon ausgehen, dass von außerhalb des Zellbestands des zukünftigen Individuums Zusatzinformationen hinzukommen müssen, also *essentiell* sind, damit überhaupt ein Organismus entstehen kann (und nicht ein Teratom), etwa Informationen, die vom Uterus bei der Einnistung geliefert werden könnten? Wie *autonom* ist also, entwicklungsbiologisch gesehen, die Zygote, oder ab wann ist es der Embryo, d. h. wann beginnt die Existenz als sich zwar noch entwickelnder, aber bezüglich der morphogenetischen Potenz bereits eigenständiger Organismus, bei Säugetieren einschließlich des Menschen?

Mehr praxisnah formuliert: Sind überhaupt auch noch andere Entstehungsmöglichkeiten für einen Säugetierorganismus denkbar, eine Entwicklung, die nicht mit einer Zygote beginnt, sondern zum Beispiel von Stammzellen ihren Ausgang nimmt? Also etwas, was der eingangs angesprochenen Sprossung bei niederen Tieren vergleichbar ist, aber nun Menschen-gemacht möglich wird, selbst beim Säugetier (einschließlich des Menschen), in vitro? In der Tat, die schnell voranschreitende Stammzellforschung zeigt neuerdings immer deutlicher, dass dem prinzipiell so ist, und dass man »nur noch« die verschiedenen Bedingungen diskutieren muss, unter denen dies geschehen kann. Wir müssen demnach unser traditionelles Bild von der Einzigartigkeit der Entstehungsweise eines neuen menschlichen Organismus aus der Zygote hinterfragen und offenbar zumindest erweitern.

2. Assistierte Morphogenese, Selbstorganisation und Embryo-Engineering: ein neuer Fokus der entwicklungsbiologischen Forschung

Die Diskussionen um ethische Aspekte der Stammzellforschung hatten sich in den ersten Jahren, nachdem die Erzeugung von menschlichen embryonalen Stammzellen (hESC) beschrieben worden war (Thomson 1998), zunächst auf die Problematik des Opferns menschlicher Embryonen zum Zweck der Gewinnung dieser Stammzellen konzentriert. Zwar war schon damals darauf hingewiesen worden, dass auch der *Umgang* mit hESC *per se* ethische Probleme aufwirft, nämlich wegen der Potentialität dieser besonderen Zellen (Denker 1999), aber solche Hinweise wurden, obwohl in den Folgejahren in anderen Publikationen häufig wiederholt, von den meisten Stammzellforschern und von der Forschungspolitik als Marginalien betrachtet. Jetzt muss sich diese Einstellung aufgrund einer zunehmenden Zahl von Befunden der aktuellen Stammzellforschung und der experimentellen Embryologie zwangsläufig ändern. Im Vordergrund stehen dabei Befunde aus zwei Forschungsbereichen: 1.) Klonen durch Tetraploide Komplementierung; 2.) Selbstorganisation in vitro und Embryo-Engineering.

2.1 Tetraploide Komplementierung (TK)

Die TK ist eine Methodik, die entwickelt worden ist, um im Tierversuch (Maus) voll lebens- und fortpflanzungsfähige Organismen aus ESC zu erzeugen (zur Methodik s. Denker 2002). Dieses Verfahren bedient sich des Einsatzes von embryonalen Hilfszellen (Blastomeren oder Hilfsblastozysten), die durch eine Vorbehandlung dazu gebracht worden sind, dass sie sozusagen nur noch ein Gerüst (Achseninformation) für die geordnete Morphogenese liefern, sich aber nicht direkt an der Bildung eines Embryonalkörpers beteiligen (der in diesem Fall vollständig aus den eingesetzten Stammzellen entsteht). Schon sehr früh ist darauf hingewiesen worden, dass die Fähigkeit zur assistierten Morphogenese, die sich hier zeigt, eine besondere Eigenschaft von pluripotenten Stammzellen (PPSC, d. h. ESC und induzierte pluripotente Stammzellen, iPSC) ist, dass somatische (adulte) Stammzellen diese Eigenschaft nicht haben, und dass diese Besonderheit eine große ethische Problematik für den Umgang mit menschlichen PPSC mit sich bringt: Selbst wenn beim Menschen eine Anwendung der TK zur Erzeugung lebensfähiger Embryonen aus Stammzellen nicht intendiert werden sollte und obwohl gesetzliche Bestimmungen (Embryonenschutzgesetz) der Anwendung dieses Verfahrens (als einer besonderen Form des Klonens) bei menschlichen Zellen in unserem Land im Weg stehen, so zeigt sich an diesem Beispiel auf jeden Fall, dass man für den Umgang mit PPSC besondere Regeln benötigt, die die prinzipielle Existenz dieses Alternativwegs für die Entstehung eines Individuums berücksichtigen (Denker 1999; Denker 2006). Die Problematik, die die TK für den Umgang mit menschlichen PPSC mit sich bringt, zeigt sich zum Beispiel auch recht deutlich in Fragen der Patentierung (Denker 2004a; Denker 2006; Denker 2008). Als Methoden verfügbar wurden, wie man PPSC auf alternativen Wegen, unter Vermeidung des Embryonen-Verbrauchs, erzeugen kann (iPSC), wurde deutlich, dass zumindest bei der Maus eine TK auch mit diesen iPSC möglich ist. Damit war eigentlich klar, dass man über Regelungen nachdenken muss, die explizit die Möglichkeit des Klonens aus iPSC berücksichtigen, und dass diese Regelungen eine derartige Verwendung von menschlichen iPSC untersagen sollten, wenn man wirklich vermeiden will, dass das Klonverbot unterminiert wird (Denker 2009a; Lo et al. 2010).

Es ist erstaunlich, dass es so lange gedauert hat, bis sich dieser Aspekt auch in einschlägigen Forschungsprojekten, die sich mit juristischen und ethischen Aspekten der Embryonen- und Stammzellforschung befassen, niederzuschlagen beginnt, denn eigentlich ist die Methodik der TK schon seit Beginn der 1990er Jahre bekannt (Nagy et al. 1990; Nagy 1993), und es ist auch schon früh auf ihre Implikationen im Hinblick auf hESC hingewiesen worden (Denker 1999 und Folgejahre). Jetzt liegen allerdings erste Stellungnahmen aus einem solchen Ethikprojekt vor (Heinemann et al. 2016). Dabei geht es durchaus nicht nur um die TK, sondern auch um andere Verfahren, die es gestatten, aus Oozyten oder Stammzellen Entitäten zu erzeugen, die eine (unter Umständen vollständige) Entwicklungsfähigkeit besitzen (Totipotenz; zur konfusen Terminologie siehe Denker 2014), also um verschiedene Verfahren des Klonens oder des Engineerings von Organismen oder Organismus-ähnlichen Gebilden. Die besagte Arbeitsgruppe um Heinemann, Dederer und Cantz ist in ihrem Forschungsprojekt zu dem Schluss gekommen, dass Verfahren, die wie die TK zur artifiziellen Erzeugung totipotenter Entitäten geeignet sind, bei der Verwendung menschlicher PPSC tatsächlich erhebliche ethische Probleme aufwerfen. Um dennoch möglichst weite Handlungsspielräume zu eröffnen, schlägt nun die besagte Arbeitsgruppe vor, eine Abstufung der Schutzwürdigkeit dieser Entitäten vorzunehmen, und zwar nicht nach Maßgabe der erreichbaren oder erreichten Entwicklungsfähigkeiten, sondern je nach Grad der Artifizialität der Entstehungsbedingungen dieser Entitäten. In Abhängigkeit von diesem Artifizialitätsgrad, den man für jede Entität aus einer von den Autoren vorgeschlagenen Matrix entnehmen kann, kann dann der Umgang mit totipotenten Entitäten mehr oder weniger großzügig gestattet werden, also ohne auf die Potenz dieser Entitäten Rücksicht zu nehmen.

Mir scheint ein solcher Ansatz zu kurz zu greifen, weil er ohne eine überzeugende Begründung den Aspekt der Entwicklungsbefähigung hinter den der Entstehungsweise dieser Entitäten hinsichtlich der zu ziehenden ethischen Konsequenzen zurückstellt. Er scheint einen im Ansatz sehr schlichten Utilitarismus zu bedienen. Die Bedeutung des Gesichtspunkts der entwicklungsbiologischen Autonomie für eine naturwissenschaftlich begründete Bioethik des Umgangs mit embryonalen Entitäten verkennt er. Auch der Menschenwürdebegriff gründet ja in einer Reflexion über die Autonomie des Individuums, so dass die Ontogenese der organismischen Autonomie des Individuums nicht außer Betracht bleiben darf. Die TK ist allerdings nicht geeignet als Argument im Rahmen der Würdigung der Rolle der entwicklungsbiologischen Autonomie, denn was sie demonstriert, ist ja lediglich eine Art von Plastizität, eine Entwicklungsfähigkeit in Abhängigkeit von Hilfszellen, die offenbar wesentliche strukturierende Informationen liefern.[1] Ich wende mich deshalb in den folgenden Ausführungen schwerpunktmäßig dem Gesichtspunkt der Autonomie und biologischen Befunden zur Selbstdifferenzierung zu und diskutiere sie in Relation zur gezielten Herstellung embryonaler Konstrukte. Im Hintergrund werden Fragen nach Natürlichkeit, Künstlichkeit und Machbarkeit stehen.

2.2 Selbstorganisation in vitro und Embryo-Engineering

2.2.1 *Organoide*

Ein neuer Schwerpunkt der Stammzellforschung konzentriert sich auf die Bildung von *»Organoiden«*, die sich in vitro in Kulturen von PPSC oder auch multipotenten Stammzellen unter bestimmten Bedingungen bilden können.

[1] Die TK spielt eine wesentliche Rolle in einer kürzlich vorgetragenen grundsätzlichen Kritik am Potentialitätsargument (Stier/Schöne-Seifert 2013), auf die ich im Abschnitt 3.1 näher eingehe. Ich möchte betonen, dass ich selbst die TK nie als Argument für eine autonome Entwicklungsbefähigung (Totipotenz im engeren Sinn) angesehen oder dargestellt habe und das auch hier nicht tue. Die TK zeigt nur eine Entwicklungsfähigkeit in Abhängigkeit von Hilfszellen an. Sie demonstriert insofern nur eine passive, keine aktive Potenz. Dennoch wirft sie ethische Fragen auf, die in den bestehenden gesetzlichen Regelungen nicht ausreichend berücksichtigt sind, und sie zeigt deutlich Grenzen für den ethisch unbedenklichen Umgang mit hPPSC auf.

Es handelt sich dabei um z. T. sehr komplex aufgebaute, dreidimensionale Strukturen, die unterschiedlich getreu den Aufbau verschiedener Organe widerspiegeln. Hoffnung scheint berechtigt, dass (1.) solche Untersuchungen erheblich helfen können, die Grundprozesse der Organogenese experimentell zu untersuchen, (2.) dass sie als Modellsysteme zur Untersuchung der Pathogenese verschiedener Erkrankungen und zur Entwicklung spezifischer (auch patientenspezifischer) Therapieformen dienen können, und (3.) dass die so in vitro erzeugten Organoide zukünftig auch in der medizinischen Gewebe- und Organersatztherapie Einsatz finden können (Willyard 2015; Clevers 2016).

Ein für unsere Überlegungen interessantes Phänomen ist, dass in dieser Literatur in der letzten Zeit häufig der Begriff *»Selbstorganisation«* auftaucht. Dieser Terminus beschreibt Prozesse, die dazu führen, dass sich in Gruppen von zunächst ungeordnet wachsenden Zellen spontan komplexe Gewebsstrukturen bilden, ohne dass diese Morphogenese von spezifischen instruktiven Signalen von außen, vonseiten anderer Zellen oder Gewebe, abhinge. Der Begriff Selbstorganisation ist zwar schon seit langer Zeit aus der klassischen entwicklungsbiologischen Literatur bekannt, wurde aber in der Vergangenheit selten benutzt. Dass er nun plötzlich so häufig in der Literatur auftaucht, könnte zu der Vermutung Anlass geben, dass man inzwischen so viel über die zellulären und molekularbiologischen Mechanismen der Selbstorganisation weiß, dass das Phänomen nun auf breiter Basis diskutiert werden kann. Dies ist aber durchaus nicht der Fall. Der Grund für das gewachsene Interesse ist ein anderer, rein praktischer: Es ist in den letzten Jahren ein Arsenal von Methoden entwickelt worden, die es gestatten, aus Stammzellen die oben genannten Organoide herzustellen. Sogar die Industrie hat hier einen Markt entdeckt und bietet inzwischen Kits an, die die routinemäßige Herstellung solcher Organoide erleichtern sollen. Wir können auch hier wieder einmal mehr, als wir verstehen. In der Tat findet aber dieses neue Forschungsgebiet reges Interesse und Zulauf; so gab es im Jahr 2016 eine internationale Konferenz über Organoide (EMBO/EMBL 2016), und die Zeitschrift *Development* bringt ein Sonderheft zu diesem Themenkreis heraus (Little 2016; Little 2017). Bei dieser Forschung steht im Zentrum des Interesses die autonome Entstehung von geordneten Gewebs- und Organstrukturen in Stammzellkulturen, verbunden mit Versuchen zur Steuerung des Geschehens und mit der Erwartung, dass sich solche komplexen, in vitro entstandenen Gebilde bei der Erforschung von Krankheitsursachen, aber auch in der Klinik zur Transplantation eignen werden. Auf Einzelheiten der Organoidforschung gehe ich hier nicht ein; ich erwähne sie nur, um darauf hinzuweisen, dass die Selbstorganisation in Stammzellkolonien ein bekanntes Phänomen ist, das intensiv beforscht wird, und dass diese experimentellen Arbeiten schon ein Methodenspektrum hervorgebracht haben, welches für sich daraus entwickelnde verwandte Forschungsgebiete zur Verfügung steht. Als ein Seitenzweig entsteht nämlich jetzt ein Interessengebiet, das sich mit frühembryonaler Musterbildung und Embryo-Engineering befasst. Ergebnisse solcher neueren Forschungsarbeiten werde ich in den folgenden Abschnitten besprechen.

2.2.2 *Gastruloide*

Als Gastrulation wird der Vorgang bezeichnet, der im Primitivstreifen dazu führt, dass sich die drei Keimblätter in geordneter Weise bilden. Dabei werden auch die definitiven Körperachsen festgelegt, und so wird die Grundlage für den Körpergrundplan (»basic body plan«, Körpergrundgestalt) gelegt (Denker 2004b; Stern 2004). Ich diskutiere hier einige neuere Untersuchungen, die darauf abzielen, diese Vorgänge in vitro unter Verwendung von PPSC (auch menschlichen) nachzustellen und zu untersuchen. In diesem Zusammenhang wird auch der neue Begriff »*Gastruloide*« als Bezeichnung für solche Entitäten auftauchen (siehe 2.2.2.2). Im Vergleich zu den oben angesprochenen Organoiden geht es diesem neuen Zweig der Forschung nicht um die Bildung von Organ-ähnlichen Strukturen, also nicht um Modelle der Organogenese, sondern um frühembryonale Musterbildungsvorgänge, also *Embryogenese.* Damit erreichen die ethischen Implikationen dieser Forschung eine ganz andere Dimension, denn hier geht es um Entwicklungsstadien, in denen die Individuation (im Sinn der Bildung einer Körpergrundgestalt) abläuft. In der Tat scheint sich hier ein eigenes, schnell expandierendes Forschungsgebiet zu entwickeln, ein Faktum, das von der Öffentlichkeit bisher kaum wahrgenommen worden ist. Diese Forschungsrichtung ist für den Embryologen prinzipiell von großem Interesse, sie ist aber ethisch hochproblematisch, wenn menschliche PPSC eingesetzt und dabei menschliche Embryogeneseprozesse nachgestellt werden.

2.2.2.1 Embryo-Engineering, Versuche zum Primitivstreifen-Nachbau

In einer Publikation aus dem Jahr 2014 haben Warmflash et al. eine Methodik vorgestellt, die es gestattet, die Selbstorganisationsfähigkeiten menschlicher ESC so zu steuern, dass in der In-Vitro-Kultur einige solcher Musterbildungsprozesse starten, wie sie im realen Embryo eine Rolle bei der Bildung der Körpergrundgestalt (»basic body plan«) spielen (Warmflash et al. 2014). Hauptbefund dieser Untersuchungen ist, dass die ESC eine inhärente Tendenz zeigen, nicht nur (wie bekannt war) sich zu verschiedenen frühembryonalen Zellarten zu differenzieren, sondern dass sich dabei spontan eine Anordnung dieser Zellen zu bestimmten frühembryonalen Mustern ergibt und dass ferner diese Muster und die gesamte Gestalt der sich differenzierenden Kolonie durch einfache physikalische Vorgaben der Kulturgefäße beeinflusst werden können. Die Autoren vergleichen das Ergebnis mit der Anordnung der Zellen in normalen menschlichen Embryonen in Keimscheibenstadien und stellen eine große Regelhaftigkeit fest, die sie als Anzeichen für eine einsetzende Morphogenese sehen und überraschend finden. So beschreiben sie: »an outer trophectoderm-like ring, an inner ectodermal circle and a ring of mesendoderm expressing primitive-streak markers in between«. Die Zellen, die Primitivstreifen-Marker exprimieren, sind natürlich von besonderem Interesse wegen der herausragenden Bedeutung des Primitivstreifens für die frühembryonale Morphogenese (Bildung der Achsensysteme, Körpergrundgestalt, Denker 2004b; Stern 2004). Allerdings bildet sich in diesen Kolonien unter den von den Autoren gewählten Bedingungen kein typisch konfigurierter, länglicher und exzentrisch liegender Primitivstreifen, wie man ihn in einem menschlichen Embryo eines frühen Post-Implantationsstadiums (Keimscheibenstadium) beobachten würde. Es erscheint aber nicht unvernünftig zu erwarten, dass der Ring aus Trophoblastzellen (trophectoderm), dessen Bildung sie beobachten, als Quelle für einen lokalen Signalaustausch dienen kann, wie er bekanntermaßen im Embryo für eine geordnete frühe Morphogenese bedeutsam ist. Die Autoren erwarten, dass sie im Sinn eines »Embryo-Engineering« durch Änderung der physikalischen Eigenschaften und der Mikro-Struktur der Kulturgefäßoberfläche erreichen können, dass sich die sich bildenden Strukturen an die eines realen menschlichen Embryos im Stadium der sich differenzierenden Keimscheibe annähern lassen. Sie regen dazu an (Warmflash 2014), dass auch andere Gruppen diese Methodologie anwenden sollten, um die experimentellen Möglichkeiten, die ein solches In-Vitro-Modell bietet, zu experimentell-embryologischen Untersuchungen zu nutzen. So könnte man in menschlichen Stammzellkulturen embryologische Untersuchungen durchführen, die in großem Maßstab an realen Embryonen (z. B. überzähligen Embryonen aus In-Vitro-Fertilisationsprogrammen) nicht durchführbar wären (und die in vielen Ländern zu Recht als ethisch ohnehin problematisch angesehen werden).

Tatsächlich ist denkbar, dass dieser technische Ansatz ausgeweitet wird und zu einer Art Embryo-Engineering in größeren Versuchsserien führen kann. Die Vermutung der Autoren, dass die Wahl geeigneter extrazellulärer Matrizes und einer geeigneten Strukturierung des Kultursubstrats Chancen eröffnet, dass diese Keimscheiben- und Primitivstreifmodelle normalen Embryonen immer ähnlicher werden, ist absolut im Einklang mit dem, was schon frühere Untersuchungen an Stammzellkulturen über die Rolle der Kulturbedingungen, von physikalischen Einflüssen und extrazellulärer Matrix auf Stammzellkulturen gezeigt haben (Behr et al. 2005; Maranca-Hüwel/Denker 2010; Poh et al. 2014).

Man bewegt sich hier in einem Grenzbereich zwischen (Optimierung von) Selbstorganisation von Stammzellkolonien und gezieltem Embryo-Engineering. Die Untersuchungen auf diesem Gebiet werden aller Wahrscheinlichkeit nach nicht nur das Engineering des Kultursubstrats (Deglincerti et al. 2016b), sondern auch den Einbau von Quellen (»local sources«) von morphogenetisch wirksamen Substanzen (Signalstoffen, Wachstumsfaktoren) einschließen (solche »local sources« können gezielt transplantierte Zellen, die diese Stoffe abgeben, aber auch unbelebte Depots sein), weil bekannt ist, dass auf diese Weise ein Embryo-Engineering erfolgreich vorangetrieben werden kann. Ein Beispiel für den prinzipiellen Erfolg eines solchen Konzepts ist die Herstellung eines *»synthetischen Embryos«* in einem Tiermodell, dem Zebrafisch (Xu et al. 2014). Diese Autoren haben gezeigt, dass es möglich ist, komplette, entwicklungsfähige Wirbeltier-Embryonen aus pluripotenten Zellen zu generieren. Die verwendeten Zellen waren aus Embryonen isoliert worden, waren also keine kultivierten Stammzellen, aber es ist davon auszugehen, dass ähnliche Strategien auch bei Säugetier-PPSC als Ausgangsmaterial erfolgreich sein können. Der experimentelle Ansatz von Xu et al. bestand darin, den Zellen in vitro eine relativ einfache Strukturinformation in Gestalt von künstlich geschaffenen, gegenläufigen Gradienten zweier Proteine zu bieten (Bone Morphogenetic Protein [BMP] und Nodal), von denen bekannt ist, dass sie in der Embryonalentwicklung eine Schlüsselrolle in der Ausbildung der Vorn-Hinten-Achse (Kraniokaudalachse) spielen. Die Schlussfolgerung der Autoren war: In diesem System pluripotenter Zellen ist die Schaffung dieses Gradienten »sufficient to initiate the principal molecular and cellular processes necessary to organize a complete embryonic axis. All other signaling pathways required to achieve full embryonic development are induced and regulated in response to the two initial, experimentally engineered signals.« In einem Interview erklärte einer der Autoren, dass sie vorhätten, die Anwendbarkeit dieses experimentellen Ansatzes bei Säugetier-Stammzellen zu testen, und dass sie zuversichtlich seien, auch in diesem Fall künstliche Embryonen schaffen zu können (Barney 2014). Über Ergebnisse exakt dieser Art von Experimenten ist bislang zwar nichts veröffentlicht worden, ich werde aber im nächsten Kapitel auf Untersuchungen zu sprechen kommen, die starke Hinweise darauf geliefert haben, dass es nicht unvernünftig ist, mit einem Erfolg solcher Experimente zu rechnen.

Vermutlich werden einige Arbeitsgruppen in den weiterführenden Experimenten die Konzepte der genannten zwei Arbeitsgruppen (Warmflash et al. 2014; Xu et al. 2014), d. h. die Anwendung von physikalischen und biochemischen Determinanten, kombinieren und damit wesentliche Fortschritte in der Schaffung künstlicher Körpergrundgestalt-Anlagen (im Sinn eines Embryo-Engineering) machen; Versuche in dieser Richtung sind bereits im Gange (Etoc et al. 2016). Wenn dabei menschliche Zellen (hESC, hiPSC) verwendet werden, wie im Fall der Arbeiten von Warmflash et al. und Etoc et al. (Warmflash et al. 2014; Etoc et al. 2016), dann haben wir hier ein massives ethisches Problem vor uns. Wo sollen Grenzen für solche Forschungen gesetzt werden, welche konkreten Restriktionen sind vernünftigerweise überhaupt noch diskutierbar angesichts der Tatsache, dass hPPSC (ESC und iPSC) weltweit in unzähligen Labors in sehr unterschiedlichen Forschungsprojekten im Einsatz sind?

2.2.2.2 Autonom entstehende Gastruloide

Um sich der Frage zu nähern, wie es in solchen Forschungskontexten um das Verhältnis von Natürlichkeit und Künstlichkeit, um Autonomie vs. Heteronomie bestellt ist, sollten wir einen genaueren Blick auf Forschungen werfen, in denen die Selbstorganisationsfähigkeiten beleuchtet werden, ohne von vornherein gezielt in die autonomen Strukturierungsprozesse wie in den eben diskutierten Arbeiten einzugreifen. Wie viel aktives Eingreifen (im Sinn eines »Embryo-Engineering«) ist demnach für die Bildung eines Körpergrundplans in Stammzellkolonien erforderlich, und wie viel Autonomie kann sich hier in der In-Vitro-Kultur zeigen?

In den ersten Jahren der Forschung an PPSC ist der frühembryonalen Musterbildung in Stammzellkolonien nur wenig Aufmerksamkeit gewidmet worden, denn die Forschung konzentrierte sich auf die Art der sich differenzierenden Zellen und ihre Verwendungsmöglichkeiten. Wenn sich bildende Muster/Strukturen beobachtet wurden, so waren dies Zufallsbefunde, die eher en passant mitgeteilt wurden, ohne dass man gezielt versucht hätte, diese Musterbildung zu induzieren oder zu beeinflussen, d. h. diese Ordnungsprozesse als Modellfall für kausalanalytische Untersuchungen der Embryogenesevorgänge zu verwenden. Ein besonders eindrucksvoller Befund war der einer (an das Kultursubstrat angehefteten) Kolonie von ESC des Weißbüscheläffchens (Callithrix jacchus), die sich in vitro spontan zu einer Struktur entwickelt hatte, die morphologisch sehr weitgehend einem Primatenembryo in einem Keimscheibenstadium mit Primitivstreifen glich (Thomson et al. 1996). Die Autoren identifizierten die einzelnen Elemente dieser Struktur als Keimscheibe mit Epiblast und Hypoblast, außerdem die extraembryonalen Strukturen Amnion (mit Amnionhöhle) und Dottersack. Besonders bemerkenswert: Innerhalb der Keimscheibe entdeckten die Autoren eine Struktur, die die morphologischen Charakteristika eines frühen Primitivstreifens mit allen Anzeichen einer dort ablaufenden EMT (Epithel-Mesenchym-Transition), d. h. einer Gastrulation zeigte (abgebildet in Denker 2004b). Da der Primitivstreifen (mit seinem Vorderende, dem Hensenschen Knoten, als Organisator) die wesentliche Struktur für die Herausbildung der definitiven Körperachsen und der Körpergrundgestalt beim Säugetier ist

(Denker 2004b; Stern 2004), würde diese Beobachtung, wenn sie so richtig interpretiert worden ist, bedeuten, dass in dieser Weißbüscheläffchenstammzell-Kolonie die Bildung eines Embryonalkörpers, eine Individuation, im Gange war.

Diese Schilderung von Thomson et al. (Thomson et al. 1996) ist in den ersten Jahren, nachdem die Forschungen an hESC begonnen worden waren und die ethischen Implikationen kontrovers diskutiert wurden, von einigen Autoren als eine Falsch-(Über-)Interpretation eines völlig ungewöhnlichen und nicht wirklich aussagekräftigen Befundes eingeordnet worden. Dabei wurde bezeichnenderweise die Tatsache, dass Thomson et al. sogar die Bildung einer Primitivstreifen-ähnlichen Struktur beschrieben hatten, nicht erwähnt (und z. B. in einer Skizze, die den Hauptbefund illustrieren sollte, fortgelassen, vgl. Abb. 4.3 in Beier 2001). Das war, wohlgemerkt, in der Zeit, in der in Deutschland gesetzgeberische Maßnahmen zur eventuellen Anpassung des Embryonenschutzgesetzes zum Zweck der Ermöglichung von Forschung an hESC intensiv und kontrovers diskutiert wurden, durchaus unter Vorgaben zu politischen Absichten. Inzwischen hat sich die Situation gewandelt. Forschung an hPPSC (ESC und iPSC) ist international zur Routine in vielen Labors geworden, und vielleicht liegt es daran, dass ein Gefühl der politischen Entspannung aufgekommen ist, so dass nun in diesem Klima in verschiedenen Labors ganz unaufgeregt genauer nachgeschaut werden kann, wie es sich um autonome Formbildungsprozesse in Kolonien von PPSC in vitro verhält. Wie brisant das Thema in Wirklichkeit ist, sobald menschliche Zellen zum Einsatz kommen, ist dabei offenbar etwas in Vergessenheit geraten.

Eine Arbeit aus dem Jahr 2008 war Auslöser für Nachuntersuchungen und für ein ansteigendes Interesse an frühembryonalen Selbstorganisationsprozessen in Aggregaten von PPSC in vitro. Diese Autoren (ten Berge et al. 2008) waren überrascht zu beobachten, dass frei flottierende Aggregate von ESC der Maus (mESC) während ihrer einsetzenden Differenzierung zu »embryoid bodies« autonom eine räumliche Anordnung von Genexpressionsmustern (Wnt-Signale) entwickelten, wie sie typischerweise in Gastrulationsstadien zu beobachten ist (»endogenous Wnt signals polarize the embryoid body and mediate the local execution of a gastrulation-like process«). Zuvor war von den meisten Autoren angenommen worden, dass die schon lange bekannten »embryoid bodies« keine räumliche Ordnung im Sinn der Körper-Hauptachsen ausbilden, sondern eher radiärsymmetrische Strukturen sind. Dieser Report führte zu einem neuen Forschungsinteresse an autonomer Entstehung frühembryonaler Musterbildung, das gerade auch die für die Individuation und die Bildung der Körpergrundgestalt so wichtigen Vorgänge der Primitivstreifenbildung (Gastrulation) ins Visier nimmt. Es kulminiert in der Frage, ob oder in welchem Umfang für diese Prozesse der Bildung einer Körperlängsachse (»symmetry breaking«) Signale von außerhalb des Zellaggregats nötig sind (z. B. vermittelt durch Anheftung an die Kulturgefäße, entfernt verglichen mit der Implantation eines Embryos im Uterus), oder ob diese Prozesse völlig autonom starten können (in einer entwicklungsbiologisch neutralen Umgebung, hier: frei flottierend).

Im Kontext dieser Untersuchungen der letzten Jahre ist der Terminus *»Gastruloide«* eingeführt worden. Damit sollen Entitäten bezeichnet werden, die aus Stammzellen in vitro entstehen und mehr oder weniger getreu die Struktur von Embryonen im Primitivstreif-/Gastrulationsstadium widerspiegeln (oder ein solches Stadium sind) (van den Brink et al. 2014). In Fortführung der obengenannten Untersuchungen von ten Berge et al. (ten Berge et al. 2008) haben van den Brink et al. kleine Aggregate von ca. 300 ESC der Maus in einer Suspensionskultur gehalten, d. h. nicht zur Anheftung an das Kulturgefäß gebracht; außerdem wurden Kulturbedingungen gewählt, unter denen die Bildung von Zellen des dritten Keimblatts, des Mesoderms, gefördert wird (N2B27 Medium für 2 Tage, danach Zusatz von Activin A und einem Agonisten des Wnt/beta-Catenin-Signalwegs, CHIR99021). Unter diesen Kulturbedingungen beobachteten die Autoren, dass die mESC-Aggregate autonom, d. h. ohne externe Asymmetriesignale (etwa durch Anheftung) begannen, (1.) Mesoderm-Zellen zu bilden (angezeigt durch die Expression des Mesoderm-Markers Brachyury), und (2.) eine polare Architektur auszubilden. Letzteres sehen diese Autoren zu Recht als besonders bemerkenswert an. Sie fassen diese Befunde so zusammen:

> Over time, brachyury expression becomes restricted to a small population of cells at a tip of the aggregate, which acts as a source of cells that express Tbx6, a mesoderm gene, and these cells are extruded from the main body of the aggregate in a process that is reminiscent of some of the movements of gastrulation.

Die Autoren schließen daraus: Die ESC-Aggregate »self-organise into polarised structures that exhibit collective behaviours reminiscent of those that cells exhibit in early mouse embryos.« Wegen dieser Entsprechung zu den Vorgängen, die im Primitivstreifen ablaufen, haben die Autoren vorgeschlagen, »[to] call these aggregates *›gastruloids‹*«. Sie resümieren, dass die Bildung dieser Gastruloide »showed that, although for the most part they are *autonomous* in their development, the culture conditions influence the cell types that develop within them« (Hervorhebungen HWD).

Man muss durchaus betonen, dass diese aus mESC in vitro hergestellten »Gastruloide« trotz des überraschend hohen strukturellen Ordnungsgrads, den sie autonom erreicht haben, immer noch morphologisch weit weniger regulär strukturiert waren als in vivo entwickelte (und im Uterus implantierte) Embryonen der Maus. Auf die Frage, ob dies darauf zurückzuführen ist, dass diesen in vitro gebildeten Gastruloiden vielleicht instruktive Faktoren fehlten, die in vivo der Uterus im Rahmen der Implantation beitragen würde, komme ich im nächsten Abschnitt zurück; die Fakten sprechen allerdings dagegen. Auf jeden Fall ist als wesentliche Erkenntnis aus den hier geschilderten Untersuchungen festzuhalten, dass der grundlegende Morphogenesevorgang, das Brechen der radiären Symmetrie und die Entstehung einer polaren Anordnung der Zellen (als Voraussetzung für die Positionierung eines Primitivstreifen-Äquivalents und damit für die anterior-posteriore Körperachse) in diesen ESC-Aggregaten autonom startete, in Suspension, ohne lokalisierte (asymmetrisch angebotene) externe Signale. (Die entwicklungsbiologischen Mechanismen, die einen solchen autonomen Start von Musterbildungsprozessen in PPSC-Kolonien auch aufgrund stochastischer Inhomogenitäten möglich machen, habe ich früher ausführlich diskutiert (Denker 2004b)). Eine Anheftung an das Kulturgefäß war nicht nur nicht nötig sondern für geordnete Morphogenese sogar schädlich. Das passt zu einer Beobachtung, die mit normalen Blastozysten der Maus schon vor vielen Jahren gemacht wurde: Ihre normale Morphogenese wird gestört, wenn man sie zur Anheftung an eine atypische Umgebung bringt (z. B. an die Oberfläche eines Kulturgefäßes), und zwar ausgehend von Störungen in der Anordnung der extraembryonalen Gewebe wie Trophoblast und Dottersack (Wiley and Pedersen 1977). In dieser Hinsicht verhalten sich normale Blastozysten der Maus und PPSC also vergleichbar.

Kurz vor Fertigstellung des Manuskripts des vorliegenden Beitrags erschein nun eine Arbeit aus der Gruppe von Magdalena Zernicka-Goetz, die über eine noch sehr viel weiter gehende Morphogenese von Stammzellkolonien in vitro berichtet (Harrison et al. 2017). In diesen Versuchen wurden ESC mit Gruppen von Trophoblast-Stammzellen (TSC), beide von der Maus, innerhalb einer dreidimensionalen extrazellulären Matrix (Matrigel) in Kontakt gebracht. Dadurch wurde bezweckt, dass die zwei Stammzellgruppen eine Interaktion (cross talk) beginnen konnten, die den Signalaustausch simuliert, der in der normalen Embryogenese zwischen Trophoblast (extraembryonalem Ektoderm) und Epiblast bei der Bildung des sogenannten Eizylinders der Maus abläuft und für die Morphogenese der Körpergrundgestalt eine wesentliche Rolle spielt. Das Kultursystem entspricht dem, das von derselben Gruppe als Modell für die Differenzierung von Blastozysten in vitro entwickelt wurde, und über das ich im nächsten Kapitel berichte (2.3). Das mitgeteilte Ergebnis ist frappant: Unter diesen Bedingungen bilden sich, ohne dass man ein gezieltes Embryo-Engineering durchführen müsste, aus den Stammzellen in vitro Strukturen, die weitgehend normalen Mäuseembryonen im Eizylinderstadium entsprechen (die Autoren nennen dies »ETS-embryogenesis«). Es bildet sich nicht nur eine Proamnionhöhle sondern auch ein Äquivalent des Primitivstreifens, und wie die Marker-Untersuchungen zeigen, werden offenbar auch primordiale Keimzellen (PGC) gebildet. Die Autoren fassen als Hauptbefunde zusammen:

> (1) The spontaneous self-organization leading to polarization and then epithelization and lumenogenesis first in the embryonic (ESC) and then cavitation in the extra-embryonic (TSC) compartments; (2) the unification of embryonic and extra-embryonic cavities into the equivalent of the embryo's proamniotic cavity; (3) the crosstalk between embryonic and extra-embryonic compartments, involving Nodal signaling, that builds characteristic embryo architecture; (4) the self-organization of embryonic and extra-embryonic compartments resulting in asymmetric induction of the localized expression of mesoderm markers at the compartment boundary in a Wnt-dependent manner; and (5) the provision of BMP signaling to specify the PGC-like cells, equivalent to their formation in the embryo. These morphogenetic events follow similar spatiotemporal dynamics during ETS-embryogenesis as they do in natural embryogenesis.

Diese aus Stammzellen entstandenen Embryoide wären vermutlich auch zur weitergehenden Entwicklung einer sich ausdifferenzierenden Körpergrundgestalt fähig. Um eine komplette Weiterentwicklung möglich zu machen, wäre nur noch erforderlich, dieses Stammzellen-Konstrukt durch eine künstliche Plazenta zu ergänzen; technisch derzeit noch schwierig, aber sicher ebenfalls nur eine Frage der Zeit. Ich habe übrigens schon vor Jahren vorhergesagt, dass die Konstruktion von Embryonen aus ESC und TSC möglich sein sollte, vor allem unter Vorgabe einer gewissen Asymmetrie (die hier wahrscheinlich durch die asymmetrische Anlagerung der Gruppe von TSC erreicht wird). Außerdem bemerkenswert ist in diesen Experimenten von Harrison et al., dass diese aus Stammzellen generierten Embryonen auch Keimbahnzellen (PGC) bildeten, anscheinend orthotopisch.

Im Vergleich mit Morphogeneseexperimenten, die mit menschlichen PPSC durchgeführt wurden (s. o., Warmflash et al. 2014), ist hervorzuheben, dass in den Untersuchungen von Harrison et al. gezielt Zellen vom Trophoblasttyp (mTSC) mit den mESC kombiniert worden sind, und zwar in einer asymmetrischen Anordnung. Von Primaten-PPSC (einschließlich Mensch) ist bekannt, dass sie (im Gegensatz zu mESC) ein hohes spontanes Trophoblastdifferenzierungspotential besitzen (es kann durch Wachstumsfaktorzugabe noch erhöht werden, vgl. Kojima et al. 2017); dem entspricht auch die von Warmflash et al. beobachtete spontane Bildung eines äußeren Rings aus Trophoblastzellen. In Kulturen von hPPSC ist daher ein Zusatz von Trophoblasttyp-Zellen nicht erforderlich. Wie ich schon früher ausführlich diskutiert habe, kann auch eine Asymmetrie (wie sie in den Versuchen von Harrison et al. künstlich durch die gewählte Anordnung der zwei Zellgruppen vorgegeben wurde) sich stochastisch in der Kultur ergeben (Denker 2004b). Daher ist ein spontaner Start von derartigen frühembryonalen Morphogenesevorgängen in dichten Kulturen von Primaten-PPSC grundsätzlich als seltenes Ereignis möglich, natürlich abhängig von den gewählten Kulturbedingungen. (In der Standard-Kultur von Primaten-PPSC wird peinlich darauf geachtet, dass sich keine differenzierten Kolonien bilden; die Kulturen werden absichtlich immer schnell passagiert, um dies zu verhindern. Daher muss man sich nicht wundern, wenn man unter Routinebedingungen kaum einmal zufällig frühembryonale Musterbildungsprozesse beobachtet.)

Da die besprochenen mehr oder weniger Embryo-ähnlichen Konstrukte in vitro zum Teil in Suspension, zum Teil aber im Kontakt mit extrazellulärer Matrix oder dem Kulturgefäß entstanden sind (wodurch Surrogat-Assymmetriesignale zustande gekommen sein könnten), leiten sie über zur Diskussion einer fraglichen Rolle der Implantation im Uterus.

2.3 Eine Bedeutung des Uterus für die Morphogenese?

In den Diskussionen um die Ethik der Stammzellgewinnung aus frühen Embryonen hat seit Jahren die Sichtweise dominiert, dass zwar Blastozysten die volle Entwicklungsbefähigung (Totipotenz) besitzen, dass aber Zellen des Embryoblasten (der Inneren Zellmasse, ICM), die man ihnen entnimmt und in der In-Vitro-Kultur zu Stammzellen werden lässt, nur eine reduzierte Potenz (meist als Pluripotenz bezeichnet) haben.[2]

Man sollte also meinen, dass es keinen Grund gibt, über die Entwicklungspotenz (im Sinn der prinzipiellen Fähigkeit zur Selbstorganisation) von *Embryonen im Blastozystenstadium* überhaupt noch nachzudenken. Um so überraschender ist, dass 2016 zwei Publikationen erschienen sind, in denen die Begriffe Selbstorganisation und Autonomie von menschlichen Blastozysten zum Leitthema gemacht werden, und zwar im Hinblick auf die Beziehungen zwischen Morphogenese und *Implantation* (Deglincerti et al. 2016a; Shahbazi et al. 2016). Ich will auf diese Arbeiten hier nur relativ kurz eingehen, weil ich sie an anderer Stelle ausführlich diskutiert habe (Denker 2016).

---

[2] Ich sehe in diesem Beitrag von einer Diskussion der verwirrend unterschiedlichen Definitionen verschiedener Autoren für Potentialitätsgrade, wie Totipotenz, Omnipotenz, Plenipotenz, Pluripotenz, volle Pluripotenz, naive oder geprimte Pluripotenz, ab und verwende die Begriffe entsprechend dem hier skizzierten häufigsten Sprachgebrauch. Diese vereinfachte Terminologie benutzt den Begriff Pluripotenz in dem Sinn, dass pluripotenten Zellen (PPSC) das Potential zur Selbstorganisation bis zur Bildung eines lebensfähigen Körpers fehlt, während totipotente Entitäten (z. B. Morulae, Blastozysten) ein komplettes Selbstorganisationspotential bis zum lebensfähigen Organismus besitzen. Ich selbst favorisiere anstelle von Pluripotenz den Begriff Omnipotenz für Zellen, aus denen sich *alle* Zellarten differenzieren können (und nicht nur eine begrenzte Zahl, wie »plures« fälschlich signalisieren könnte); in dem vorliegenden Beitrag verwende ich aber dafür den Terminus Pluripotenz als Konzession an den am weitesten verbreiteten Sprachgebrauch (für eine detaillierte Diskussion s. Denker 2014).

Dort bespreche ich auch Details der existierenden Theorien zu den biologischen Grundprozessen der Keimblatt- und Körperachsenbildung beim Säugetierembryo in Relation zur Implantation.

In den genannten Arbeiten (Deglincerti et al. 2016a; Shahbazi et al. 2016) haben die Autoren ein verbessertes System für die In-Vitro-Kultur menschlicher, für Forschungszwecke gespendeter Blastozysten angewendet, in dem die Embryonen sich an die Oberfläche des Kulturgefäßes anheften konnten, ähnlich wie in dem seit langem bekannten »Embryo-Outgrowth-System«. Die Besonderheit des verbesserten Systems ist die Einhaltung einer bestimmten Sequenz der Behandlung mit Wachstumsfaktoren und mit Proteinen, die für die Anheftung Bedeutung haben. Das wesentliche Ergebnis dieser Untersuchungen ist, dass die Blastozysten unter diesen Bedingungen in vitro Morphogeneseprozesse weiterführen, die man bei menschlichen Embryonen bisher nur in ex-vivo-Material, den Präparaten der Carnegie Collection, hatte studieren können: Bildung von Amnionhöhle, Dottersack und Keimscheibe. Die Autoren vergleichen mit den Präparaten der Carnegie Collection und kommen zu dem Schluss, dass der in vitro unter diesen Versuchsbedingungen erreichte Entwicklungsstand den Carnegie-Stadien 5 b-c entspricht. Ähnlich wie in der oben diskutierten Arbeit von Warmflash et al. (Warmflash et al. 2014) haben auch diese Autoren die Kultivierung beendet, bevor ein Primitivstreifenstadium erreicht werden konnte; sie haben aber offenbar damit gerechnet, dass ihr Kultursystem eine weitergehende Morphogenese in vitro prinzipiell ermöglichen könnte (Beendigung der Kultur »at d.p.f. [days post fertilization] 14, in accordance with internationally recognized bioethical guidelines« (Deglincerti et al. 2016a).

Im Hinblick auf bioethische Implikationen sind an diesen Publikationen vor allem zwei Aspekte bemerkenswert:

1. Neue experimentelle Möglichkeiten und Appell für Aufhebung bisheriger Restriktionen: Blastozysten besitzen, wie hier gezeigt wurde, eine morphogenetische Potenz, die die Fähigkeit zur Bildung sowohl extraembryonaler Strukturen wie Amnionhöhle und Dottersack als auch der Embryonalanlage im engeren Sinn, das heißt der Keimscheibe, umfasst, so dass diese Strukturen sich sogar in einem sehr einfachen In-Vitro-System bilden können. Es ist zu erwarten, dass dieses Kultursystem prinzipiell auch die Bildung eines Primitivstreifens in vitro zulassen würde. Damit könnte es sich anbieten als ein System, das *experimentelle Untersuchungen über Grundprozesse der Morphogenese* an menschlichen Embryonen in Entwicklungsstadien ermöglicht, die, weil es sich *in vivo um Postimplantationsstadien* handeln würde, dem experimentellen Zugriff (in utero) nicht zugänglich wären. Bemerkenswerterweise sind diese beiden Arbeiten (Deglincerti et al. 2016a; Shahbazi et al. 2016) schon zum Zeitpunkt ihrer Publikation von drei vorbereiteten Kommentaren begleitet worden (Hyun et al. 2016; Reardon 2016; Rossant 2016), in denen dafür plädiert wurde, jetzt angesichts der sich hier eröffnenden Chancen für embryologische Forschung die bisher in vielen Ländern geltende Regel einer ethischen Grenze für Forschung an menschlichen Embryonen bei der Bildung des Primitivstreifens (14-Tage-Regel) zu überdenken, nämlich mit dem Ziel, solche Forschungen nun unter Verwendung gespendeter menschlicher Embryonen möglich zu machen.

2. *Autonomie:* Eine *Implantation* im Uterus ist nach diesen Beobachtungen für die frühe Morphogenese menschlicher Embryonen bis zum Keimscheibenstadium nicht erforderlich; im Zusammenhang mit dieser Feststellung verwenden die Autoren das Schlagwort *»Selbstorganisation«* (»self-organization«). Vermutlich könnte die Entwicklung auch darüber hinaus bis mindestens zur Primitivstreifenbildung und der Bildung der Körpergrundgestalt weiterlaufen, aber die Versuche wurden in diesem Stadium abgebrochen. Als Surrogat für die Implantation ist eine Anheftung an ein Kulturgefäß ausreichend, aber ob diese Anheftung überhaupt erforderlich ist, blieb in diesen Untersuchungen unklar. Es gab Anzeichen dafür, dass die Anheftung an das flache Kultursubstrat ein gewisses, initial hilfreiches Asymmetriesignal sein könnte, dass sie sich aber in den letzten der untersuchten Stadien ungünstig auf den weiteren Fortgang der Morphogenese auswirkte. Das hängt mit großer Wahrscheinlichkeit damit zusammen, dass in utero in diesen Stadien eine Dreidimensionalität der extraembryonalen Strukturen vorliegt, die das verwendete Kultursystem nicht zulässt. Die technologische Weiterentwicklung wird hier ansetzen und wird, da eine Reihe von dreidimensionalen Kultursystemen bereits aus anderen Untersuchungen (u. a. über Organoide) bekannt ist, sehr wahrscheinlich den Erfolg bringen, dass die Morphogenese in vitro noch sehr viel weiter vorangetrieben werden kann, aller Wahrscheinlichkeit nach einschließlich der Primitivstreifen- und Post-Primitivstreifen-Stadien (vgl. die im vorigen Kapitel besprochenen Versuche zum Embryo-Engineering bei der Maus, Harrison et al. 2017).

Dass die Anheftung bei der Implantation eine instruktive Bedeutung für die Morphogenese der Embryonalanlage besitzt, ist eine Vorstellung, die eigentlich schon seit langem als überholt gelten müsste, denn sie ist sowohl durch in-vivo-Experimente (Blockade der Implantation durch Proteinase-Inhibitoren bei Kaninchen) als auch durch In-Vitro-Kulturversuche (Maus) widerlegt (im Detail diskutiert in Denker 2016). Von daher sind die Beobachtungen über eine sehr weit fortschreitende Entwicklung menschlicher Blastozysten in der In-Vitro-Kultur nicht wirklich überraschend. Immerhin zeigen sie, dass biochemische Faktoren (etwa verschiedene Uterus-spezifische Proteine), die, vom Endometrium sezerniert, in vivo normalerweise dem Embryo zur Verfügung gestellt werden, für die Morphogenese nicht essentiell sind, denn Endometrium war ja in diesem Kultursystem nicht vorhanden. Die Beobachtungen unterstreichen daher einen wichtigen Aspekt: die *Autonomie* des frühen Embryos bezüglich der Morphogenese. Die Autoren streichen dies auch in ihren Schlussfolgerungen heraus: »... the embryo alone can direct both lineage specification and diversification, as well as tissue morphogenesis and architectural organization, without maternal input« (Deglincerti et al. 2016a).

Die von manchen Autoren zuvor geäußerte Vorstellung, dass die Blastozyste entwicklungsbiologisch gesehen noch keine komplette Formbildungskompetenz besitze, sondern dass sie für die Achsenbildung (Primitivstreifenbildung, Körpergrundgestalt) instruktive Signale benötige, die durch die Implantation im Uterus vermittelt würden, sollte damit eigentlich endgültig aus der Welt sein. Sie ist zwar durchaus nicht von allen einschlägig tätigen Wissenschaftlern vertreten worden, auch von mir nicht (zur Literatur s. Denker 2016), war aber über Jahre hin in den Kreisen derjenigen Forscher weit verbreitet, die sich auf das Maus-Modell konzentrieren. In diesen Kreisen hat nun erst in der letzten Zeit ein Umdenken eingesetzt. Ich habe die historischen Hintergründe und die Details der bekannten biologischen Fakten schon ausführlich diskutiert (Denker 2016) und muss dies hier nicht wiederholen. Aber da man ja aus Fehlern der Vergangenheit zu lernen bereit sein sollte, ist es gut, sich zu erinnern, dass während der Hochkonjunktur der Stammzellethik-Debatten in Deutschland (Anfang der 2000er Jahre) das Argument, noch nicht implantierte Blastozysten hätten ja noch gar nicht die volle Entwicklungskompetenz, eine bedeutende Rolle gespielt hat. Allerdings gab es schon damals harte experimentelle Daten, die belegten, dass diese Behauptung falsch war (diskutiert in Denker 2016). Dass politische Debatten manchmal eine ehrliche Verankerung in verfügbaren Fakten vermissen lassen, lässt sich nicht erst in jüngster Zeit beobachten. Was ethische Implikationen der jetzt beobachteten entwicklungsbiologischen Autonomie von Blastozysten anbelangt, so meine ich, dass man der obengenannten Forderung der Kommentatoren (Hyun et al. 2016; Reardon 2016; Rossant 2016) nach Überdenken der 14-Tage-(Primitivstreifen-)Regelung Unlogik vorwerfen muss: Aus der Beobachtung, dass der Autonomiegrad dieser Entitäten größer ist, als erwartet worden war, ist logischerweise nicht eine Forderung nach Zuschreibung eines niedrigeren Schutzanspruchsgrades herzuleiten.

3. Schutzwürdigkeit von pluripotenten Stammzellen, frühen Embryonen und embryoiden Konstrukten: was die Entwicklungsbiologie hierzu sagen kann

3.1 »Absurd Extension«

In der Diskussion über ethische Aspekte der Stammzellforschung ist in den letzten Jahren das Potentialitätsargument durch den Begriff der »absurd/absurdest extension« (Stier/Schöne-Seifert 2013) in Misskredit gebracht worden: Dort wird argumentiert, dass die Herstellung von iPSC zeige, dass man wohl jede somatische Körperzelle durch Reprogrammierung mit Pluripotenz (und anschließend durch Verfahren wie die TK mit der Potenz zur [assistierten] Embryo-Bildung) ausstatten kann; daher sei jede somatische Körperzelle auch sozusagen »potentiell pluripotent« (oder je nach Definition sogar totipotent). Das Potentialitätsargument helfe aus diesem Grund in der bioethischen Diskussion nicht weiter. Diese Denkfigur sagt in manchem Detail des gedanklichen Wegs Richtiges und leitet doch hinsichtlich der Kernfrage, bei der es um die Ethik des Umgangs mit solchen Entitäten geht, fehl: Sie hebt ganz überwiegend auf eine *passive* Potenz ab (ausgehend vom Beispiel der TK, bei der nicht eine autonome Entwicklungspotenz, sondern nur die Entwicklung eines sehr artifiziellen Konstrukts getestet wird), nicht auf eine *aktive* Entwicklungspotenz. Wie ich schon früher hervorgehoben habe (Denker 2009b), ist für ein entwicklungsbiologisches Potentialitätsargument in erster Linie die aktive Potenz (im aristotelischen Sinn) von Interesse, d. i. die Fähigkeit zu autonomer Entwicklung, die Selbstorganisationsfähigkeit. Diese Argumentation hat daher auch immer im Zentrum meiner einschlägigen Publikationen (seit Denker 1999) gestanden. Die Diskussion der aktiven Potenz kommt bei Stier und Schöne-Seifert (Stier/Schöne-Seifert 2013) dagegen entschieden zu kurz und erfasst nicht die neueren Erkenntnisse zur Selbstorganisation und ihre komplexe Relation zum Embryo-Engineering, die ich oben diskutiert habe.

Die oben diskutierten neueren Untersuchungen zeigen deutlich, dass wir aktuell in immer stärkerem Maß Veranlassung haben, uns in solchen Diskussionen mit der aktiven Potenz, d. h. dem Vorhandensein bzw. der Entstehung einer Fähigkeit zur autonomen Morphogenese, zu beschäftigen. Zunächst einmal scheint es angebracht zu sein, dann, wenn man die Ethik des Umgangs mit Stammzellen diskutieren will, den Blick nicht auf die Potentialität der einzelnen Zellen, sondern auf die von Zell-Aggregaten, Kolonien, zu richten und diese dann mit embryoiden Konstrukten und schließlich mit frühen Embryonen zu vergleichen. Aggregate bilden sich nämlich in Stammzellkulturen immer auch ungewollt. Dabei muss es um die Frage gehen, ob die Entitäten zur autonomen Entwicklung einer organismischen Ganzheit fähig sind oder dazu externe Instruktionen benötigen.

Ich habe bereits früher vorgeschlagen, zum Zweck der Klarheit die eingesetzten Begriffe schärfer zu definieren:

- *Totipotenz*: Fähigkeit, alle Zellarten zu bilden, plus Fähigkeit zur *autonomen* Bildung (Selbstorganisation) einer Körpergrundgestalt (Beispiele: Zygote, frühe Blastomeren auch nach Isolation, Morula, Blastozyste);
- *Pluripotenz/Omnipotenz* (s. Fn. 2): Fähigkeit, alle Zellarten zu bilden, aber Fehlen der Fähigkeit zur Selbstorganisation einer Körpergrundgestalt (*Heteronomie*, Abhängigkeit von externen Signalen bezüglich der Bildung eines Körpergrundplans) (Beispiel: PPSC; allerdings können Kolonien oder Konstrukte aus PPSC unter bestimmten Bedingungen, wie diskutiert, Totipotenz entwickeln).

Man kann diese zwei Arten der Potentialität zu den klassischen Begriffen der *aktiven* und der *passiven Potenz* in Beziehung bringen (Denker 2009b), und zwar in Beziehung zum Vorhandensein oder Fehlen der Fähigkeit der autonomen Bildung einer Körpergrundgestalt.

In der Argumentation zur »absurd/absurdest extension« (Stier/Schöne-Seifert 2013) wird ganz überwiegend auf die TK abgehoben. Mit der TK wird aber nur der Fall der assistierten, eindeutig nicht-autonomen Entwicklung ins Visier genommen. Die TK als Test zeigt nicht mehr an als die Fähigkeit der transplantierten Zellen, in Kombination mit und unter Instruktion durch Hilfszellen (tetraploidisierte Blastomeren oder eine Blastozyste aus tetraploiden Zellen) eine Morphogenese zu einem kompletten Embryonalkörper zu vollziehen. Die Hilfszellen liefern in diesem Fall das strukturierende Prinzip, das den getesteten Stammzellen fehlt. Daher zeigt die TK eine passive, aber keine aktive Potenz an (Dass auch diese passive Potenz durchaus eine bemerkenswerte Eigenschaft ist, die somatische Stammzellen oder Nicht-Stammzellen wie Fibroblasten nicht haben (Denker 2006), steht auf einem anderen Blatt). Die TK wirft zwar auch ihrerseits ethische und juristische Fragen auf, zum Beispiel personen- und patentrechtliche (Denker 2004a; Denker 2008), hilft aber nicht wirklich bei der Diskussion ethischer Aspekte der Totipotenz als Fähigkeit zur autonomen Individuation. Die Selbstorganisation (autonome Morphogenesebefähigung) stellt das stärkere ethische Argument dar.

3.2 Entwicklungsbiologische Aspekte von Autonomie und organismischer Ganzheit und ihre Relation zur Schutzwürdigkeit von Embryonen und Embryoiden

Was unterscheidet, entwicklungsbiologisch betrachtet, eine Morula von einer undifferenzierten Kolonie pluripotenter Stammzellen?

Wir haben im vorigen Abschnitt gesehen, dass die Blastozyste die volle Morphogenesekompetenz besitzt, und dass sie diese nicht erst durch die Implantation im Uterus erhält. Der Fortgang der Morphogenese ist also vom Stadium der Blastozyste ausgehend prinzipiell autonom möglich. Da in der In-Vitro-Kultur (unter den bekannten Standardbedingungen, die zum Beispiel die In-Vitro-Fertilisierungszentren verwenden) Furchungsstadien (Morulae) sich regelmäßig zu Blastozysten entwickeln (falls man die Kulturzeit so lange ausdehnt), gilt diese Feststellung auch für Morulae. Dies alles steht im Einklang mit der Definition des Totipotenzbegriffs, den das deutsche Embryonenschutzgesetz unterstellt.

Ein Aggregat aus pluripotenten Stammzellen (PPSC) zeigt allerdings unter den gleichen Bedingungen in aller Regel keine so weit gehende Morphogenese: In der Suspensionskultur (die der Standard-In-Vitro-Kultur von Embryonen entspricht) entstehen ja, wie wir oben diskutiert haben, maximal Gastruloide, keine morphologisch völlig normal gestalteten Primitivstreifenstadien, wenn keine zusätzlichen Kunstgriffe bis hin zu einem gezielten Embryo-Engineering angewendet werden (eine spontane Morphogenese, wie im Fall der oben diskutierten, von Thomson et al. beschriebenen Weißbüscheläffchen-Stammzellkolonie ist ein sehr seltenes Ereignis). Allerdings gelingt es nun in der letzten Zeit der experimentellen Forschung, wie oben diskutiert, die Morphogeneseleistungen von Stammzellen unter Anwendung der wachsenden Kenntnisse der Organoidforschung erheblich weiter voranzutreiben: Eine Optimierung der Zahl der eingesetzten Zellen, ihrer sterischen Anordnung, der Medien und die Verwendung eines dreidimensionalen Gel-Substrats (Matrigel) ergeben bereits eine dramatische Steigerung der Morphogeneseleistung bis hin zur beginnenden Primitivstreifenbildung in diesen In-Vitro-Modellen (Harrison et al. 2017), und über die Zellzahl lässt sich die Feinstrukturierung der im Primitivstreifen ablaufenden Gastrulationsvorgänge steuern (Kempf et al. 2016). Entwicklungsbiologisch muss man die dabei ablaufenden Vorgänge als Selbstorganisationsprozesse einstufen, also als Ausdruck einer Autonomie, da sie nicht auf externe Instruktionen zurückzuführen sind. Ein anderer Ansatz ist das planmäßige, aktive Eingreifen in Strukturbildungsvorgänge durch das Einbringen von Morphogen-Gradienten im Sinn eines Embryos-Engineerings, wie oben diskutiert. In Kombinationen beider Strategien können in Zukunft vermutlich mit Regelmäßigkeit so komplexe, weitgehend normal strukturierte Embryonalanlagen

(Embryonen) in vitro erzeugt werden (und nicht nur als kuriose »Ausreißer« zufällig einmal spontan entstehen, wie seinerzeit beim Weißbüscheläffchen beschrieben, s. Thomson et al. 1996).

Solche Forschungen werden uns in den nächsten Jahren helfen, besser zu verstehen, worin im Detail die entscheidenden Potentialitäts-relevanten Unterschiede zwischen einem frühen Embryo und einer undifferenzierten bzw. einer sich differenzierenden Stammzellkolonie (PPSC) liegen. Die Entwicklungsbiologie lässt aber durchaus heute schon einige Umrisse des sich abzeichnenden Bildes erkennen (Denker 2004b). Was also ist eine Säugetier-Zygote oder Morula, im Gegensatz zu einer undifferenzierten Stammzellkolonie, und was steckt hinter ihrer Totipotenz? Wie schon in der Einleitung angesprochen, erfordert die geordnete Morphogenese Asymmetriesignale, die Ausgangspunkt für die Entwicklung eines Anlageplans sind. In der normalen Embryogenese bringt die Zygote erste strukturierende Achsenvorgaben mit. Dies gilt nicht nur für Entwicklungsstrategien einiger Spezies niederer Tiere, die man früher als »Mosaiktyp« bezeichnete, sondern in weniger extremer Form auch für den Säugetierembryo: Obwohl der Säugetierembryo ein Beispiel für sehr ausgeprägte Regulationsbefähigung ist, scheint auch in diesem Fall die *Zygote* eine zytoplasmatische Architektur zu besitzen, die grundlegende Informationen für die Herausbildung der späteren Körperachsen, also für die Ordnung im Gefüge der sich später differenzierenden Zellen, liefert. Diese Vorgaben für die Achsen werden bei der Furchung und Blastozystenbildung durch geordnete Zellteilung an diese Folgestadien weitergegeben (Arbeiten von Gardner und Zernicka-Goetz, zitiert in Denker 2004b; Littwin and Denker 2011). Sie machen diese frühen Embryonen von externen Signalen für die Strukturentwicklung unabhängig (autonom). Beim Säugetier sind diese Asymmetrievorgaben vermutlich relativ trivialer Art, sind keine spezifischen Instruktionen für die Bildung bestimmter Zellarten (wie beim Mosaiktyp der Entwicklung), sondern sie betreffen zum Beispiel unterschiedliche Zellteilungsgeschwindigkeiten; daher können sie auch in den In-Vitro-Modellen durch Inhomogenitäten anderer Art ersetzt werden (Denker 2004b). Eine derartige Vor-Information für eine geordnete Realisierung eines Körpergrundplans muss Stammzellen, die in der In-Vitro-Kultur ständig passagiert werden (und ohnehin nicht so viel Zytoplasma besitzen wie eine Zygote), fehlen. Pluripotente/omnipotente (Denker 2006; Denker 2014) Stammzellen (PPSC) können zwar alle Zellarten des Körpers aus sich hervorgehen lassen, aber es fehlt der einzelnen Stammzelle das ordnende Prinzip für die Herausbildung der Körperachsen, der Körpergrundgestalt. Spätere Prozesse der Organogenese können von Stammzellen relativ leicht imitiert werden, wie wir aus der Organoidforschung wissen, besonders wenn diese Vorgänge sich auch im Embryo in einer speziellen Organ-Nische abspielen, die in vitro surrogatweise nachgebaut werden kann. Was den Grundbauplan des Körpers anbelangt, so sind zwar die Prinzipien der Musterbildung nicht wesentlich anders, aber Organ-Nischen-Signale sind hier fehl am Platz. Wenn in Chimären-Experimenten PPSC dazu gebracht werden, Organ-Nischen zu besiedeln, so schlagen sie den Differenzierungsweg dieser Nischen ein (Matsunari et al. 2013). Was für die Verwirklichung der frühembryonalen Musterbildungspotenz einer totipotenten Entität (wie einer Morula oder Blastozyste) nötig ist, das ist, eine entwicklungsbiologisch neutrale, insofern schützende Umgebung zur Verfügung zu stellen, in der es keine Signale von außen gibt, die die Selbstorganisation einer Körpergrundgestalt stören könnten (wie es z. B. Organ-Nischen-Signale täten). Die Morula bringt von der Zygote herstammende einfache Asymmetriesignale mit; sie reichen aus, um den Körpergrundplan autonom entstehen zu lassen, eben sofern keine Störung von außen eintritt. Dieses in gewisser Weise schlichte Prinzip scheint der entwicklungsbiologischen Autonomie der frühen Säugetierembryonen zugrunde zu liegen. Abschirmung gegenüber dem, was an störenden Signalen (die es im Körper allenthalben gibt) möglich wäre, das ist es, was der Uterus in der Phase der Bildung der Körpergrundgestalt dem Embryo bieten muss: einen entwicklungsbiologischen Schutzschild, den kaum eine andere Region des Körpers zu bieten vermag, vielleicht vom Eileiter abgesehen, s. Tubenschwangerschaft. (Die Bedeutung des Uterus, die er in der nachfolgenden Phase für die Bildung einer funktionsfähigen Plazenta mit der essentiellen Blutversorgung hat, kann bei diesen Betrachtungen außen vor bleiben.)

Warum sollte man die entwicklungsbiologische Autonomie und insbesondere die Fähigkeit zur Bildung eines Körpergrundplans (»basic body plan«, Körpergrundgestalt) als Kriterium für eine ethische Bewertung des Umgangs mit frühembryonalen Entitäten (Embryoiden) nehmen und sogar (wie ich meine) diesem Aspekt ein höheres Gewicht beimessen als anderen Gesichtspunkten, etwa dem der Entstehungsbedingungen für embryonale Entitäten (Künstlichkeit vs. Natürlichkeit; vgl. 2.1)? Bezüglich der Forschung an menschlichen Embryonen hat man sich in vielen Ländern darauf festgelegt, in der Bildung des Primitivstreifens (Alter der Embryonen in vivo etwa 14 Tage) ein Entwicklungsstadium zu sehen, das als Grenze angesetzt wird, jenseits derer dem Embryo ein erheblich höherer Schutzanspruch zuzugestehen sei (Hyun et al. 2016). Diese Grenzsetzung geht auf die Empfehlungen der Warnock-Commission zurück, die die Grundlage für die gesetzlichen Regelungen in Großbritannien legten. Es lohnt sich, Details dieser Empfehlungen nachzulesen und ihre Vorgeschichte zu kennen (geschildert in Warnock 2001). Das 14-Tage-(Primitivstreifen)-Stadium zur Definition einer Grenze heranzuziehen, ist damals alles andere als willkürlich geschehen, sondern geht auf intensive Beratungen mit Fachleuten aus dem Bereich Biologie, insbesondere Anne McLaren, und auf heftige Debatten zurück. Mary Warnock fasst die Intentionen selbst unter der Motto-Frage »When does life begin?« zusammen: »What we were really asking was ›When, in the gradual development of the embryo do we begin to think of it as something that merits protection? What, at its various stages, is to be its moral status?‹« (Warnock 2001). Seit einer Reihe von Jahren ist im Zusammenhang mit der Rolle des Primitivstreifens ein Aphorismus von Lewis Wolpert in unzähligen Publikationen zitiert worden (auch z. B. im Vorwort zum Standardwerk über die Gastrulation, s. Stern 2004): »The most important event in our life is not birth, marriage, or death but gastrulation«. Tatsächlich sind die zellbiologischen Vorgänge, die im Primitivstreifen ablaufen, nicht nur für die Bildung der definitiven Keimblätter (definitives Ektoderm, Endoderm, Mesoderm) entscheidend, sondern der vordere Teil des Primitivstreifens, der Hensensche Knoten, ist auch der Organisator, auf dessen Funktionen die Realisierung des Körpergrundplans beruht. Ohne Organisator bilden die Zellen der Keimscheibe nur ein chaotisches Durcheinander der verschiedenen Keimblattzellen und ihrer Derivate (entsprechend einem Tumor, einem Teratom). Eine Verdopplung von Primitivstreifen und Organisator führt zur Bildung monozygoter Zwillinge; demnach sind diese Strukturen von zentraler Bedeutung für die Individuation (Denker 2004b; Denker 2015). Das Wolpertsche Diktum ist zwar heftig überzogen und sollte keineswegs dazu verführen, Entwicklungsstadien vor der Primitivstreifbildung zu Freiwild zu erklären, denn die Entwicklung ist ein Kontinuum, und die entwicklungsbiologische Autonomie, die die Prä-Primitivstreifstadien zeigen, ist ein starkes Argument für einen schon früher einsetzenden Schutzanspruch. Aber die große Beachtung, die die Primitivstreifenbildung und ihre Rolle für die Individuation gefunden hat, ist zweifellos prinzipiell berechtigt. In der Primitivstreifen-abhängigen Verwirklichung des Körpergrundplans dokumentiert sich eine eminente integrative Funktion, eine zentrale Rolle in der Festlegung der Körperachsen und der inneren Ordnung der Organanlagen (Körpergrundplan). An diesem Punkt geschieht sozusagen die Kiellegung für die geordnete Entwicklung der organismischen Ganzheit in der Form, in der wir sie vom adulten Lebewesen kennen. Das ist seinerzeit auch schon von der Warnock-Commission so gesehen worden. Um so befremdlicher muss es nach alledem erscheinen, dass kürzlich nur mit dem Argument, dass man wegen einer neu entwickelten Technologie Chancen für experimentelle Untersuchungen über Embryogenese beim Menschen in großem Maßstab sieht, für eine Abkehr von der 14-Tage-(Primitivstreifen-)-Regelung votiert worden ist (Hyun et al. 2016; Reardon 2016; Rossant 2016). Dies wirft zwangsläufig die Frage nach der Ernsthaftigkeit der zuvor vorgetragenen Argumentationen und/oder dem Gewicht der jetzt betonten Gründe auf.

4. Schlussfolgerungen

Die Zygote stellt für die Embryonalentwicklung Achsen-Vorinformationen bereit, die zwar systembiologisch sehr einfacher Art sind, aber eine Unabhängigkeit von äußeren strukturierenden Signalen (morphogenetische Autonomie) mit sich bringen. Sie werden der Morula und Blastozyste weitergegeben und haben dort eine Bedeutung für die Elaboration der Achsensysteme des zukünftigen Organismus; sie sind Grundlage für Unabhängigkeit der Morphogenese dieser frühen Embryonen von externen strukturierenden Signalen. Eine Besonderheit frühembryonaler Zellen (einer Morula, des Embryoblasten) besteht darin, dass sie die Fähigkeit besitzen, aus den einfachen vorgegebenen Asymmetrien im Rahmen der einsetzenden Kaskade von Zelldifferenzierungen, Zellbewegungen und Signalaustauschvorgängen die definitiven Körperachsen als Grundlage für die Körpergrundgestalt zu modellieren (Selbstorganisation). Die Morphogenese des frühembryonalen Systems ist sehr flexibel und gestattet umfangreiche Regulationen. Die Kaskaden der Morphogenesevorgänge laufen in den Embryonen zwar grundsätzlich autonom ab und benötigen keine externen Instruktionen (etwa vonseiten des Uterus), aber sie können sich nur in einer schützenden (morphogenetisch neutralen) Umgebung entfalten, da sie von außen beeinflussbar (störbar) sind, insbesondere durch Interaktionen mit Fremdzellen.

Undifferenzierte PPSC sind keine Embryonen; sie besitzen keine Asymmetrievorgaben, die (vergleichbar der Zygote) eine entwicklungsbiologische Autonomie vermitteln könnten. Gruppen/Kolonien von PPSC können allerdings als Neuerwerbung einen Autonomiegrad erreichen, der im Rahmen einer Selbstorganisation frühembryonale Musterbildungsprozesse in Gang setzt. Für den Start einer solchen geordneten Morphogenese genügen einfache Asymmetrien, die sich in Kulturen sogar stochastisch ergeben können, doch sind diese Prozesse sehr störanfällig, und ihr geordneter Fortgang ist daher ein seltenes Ereignis. Durch neuentwickelte Verfahren zur Optimierung der biophysikalischen Bedingungen ist es allerdings jetzt möglich geworden, in Säugetierstammzellkulturen eine geordnete Morphogenese von frühen Embryonalanlagen regelmäßig zu erreichen.

Im Hinblick auf ethische Implikationen ist es wichtig festzuhalten, dass, wie diese Experimente zeigen, Gruppen von »pluripotenten« Stammzellen nicht nur zur Bildung von »Organoiden« sondern auch zur autonomen frühembryonalen Musterbildung (Selbstorganisation) in sehr viel ausgeprägterem Maß fähig sind, als früher angenommen wurde. Dies schließt Prozesse ein, die in der normalen Embryogenese zur Bildung der Körpergrundgestalt (Primitivstreifen usw.) führen (»Gastruloide«). Eine Optimierung der Bedingungen für die Selbstorganisation in Stammzellkolonien führt zu einer weitgehenden Angleichung an die normale Embryonalentwicklung und wird von einigen Untersuchergruppen systematisch beforscht. Es gibt hier fließende Übergänge zu einem »Embryo-Engineering« aus Stammzellen (das in diesen Fällen ohne fremde Hilfszellen wie etwa bei der TK durchgeführt wird); in diesen Experimenten wird wie berichtet bereits das Stadium der Primitivstreifenbildung erreicht. Damit scheinen die Bildung einer Körpergrundgestalt und der Erwerb einer prinzipiellen Lebensfähigkeit als Organismus in solchen In-Vitro-Modellen durchaus möglich.

Solche Versuche zur »Optimierung« der frühembryonalen Musterbildungsprozesse in Gruppen menschlicher pluripotenter Stammzellen sind ethisch hochproblematisch, da dies die Prozesse sind, bei denen die Bildung der Körpergrundgestalt (basic body plan; Individuation!) einsetzt. In bisherigen gesetzlichen Regelungen für den Umgang mit menschlichen Embryonen ist dem Erreichen des Primitivstreifenstadiums wegen seiner Bedeutung für die Individuation ein besonderes Gewicht (im Sinn einer ethischen Grenze) beigemessen worden (14-Tage-Regel, z. B. britische Gesetzgebung, Empfehlungen der Warnock-Commission). Der hohe Grad an entwicklungsbiologischer Autonomie, den die aus Stammzellen hergestellten embryoiden Konstrukte (Embryonen) in den diskutierten neuen Untersuchungen zeigen, kann nur Anlass dazu geben, über eine Vor-Verlagerung, nicht aber über ein Hinausschieben der Grenze (auf spätere Stadien) für Forschungen an menschlichen Embryonen und Stammzellderivaten nachzudenken: Aus der Beobachtung eines höheren Maßes an Autonomie kann logischerweise nicht die Forderung nach einem geringeren Maß an Würde/Schutzanspruch, sondern höchstens nach einem höheren Maß davon hergeleitet werden. Statt die 14-Tage-Grenze für Versuche an menschlichen Embryonen (UK) fallen zu lassen (wie aufgrund von Versuchen mit menschlichen Blastozysten in vitro kürzlich gefordert wurde), zwingen diese Fakten eher zur Forderung, dass der Homo faber/ludens sich in Zukunft hier engere Grenzen setzt (Denker 2014; Pera et al. 2015). Als schutzwürdig sollte eine menschliche Entität (Zygote, frühe Blastomere, aber auch eine mit der Selbstorganisation beginnende Gruppe von »pluripotenten«/omnipotenten Stammzellen, ein »Gastruloid«, ein embryoides Konstrukt) immer dann angesehen werden, wenn sie systembiologisch gesehen eine funktionelle Ganzheit embryonalen Typs besitzt, die bei Vorliegen geeigneter Rahmenbedingungen die autonome Entwicklung einer Körpergrundgestalt ermöglicht.

In der Forschung sollte man alle Untersuchungen zur frühembryonalen Selbstorganisation und Versuche zum Embryo-Engineering, die die Möglichkeit der Entstehung eines Körpergrundplans zum Ziel haben oder zumindest diese Möglichkeit einschließen, aus ethischen Gründen auf Modellversuche an nicht-menschlichen Zellen beschränken. Zur Annäherung an die Situation beim Menschen kann man Stammzellen von nicht-menschlichen Primaten einsetzen.

Nachtrag bei der Drucklegung

Inzwischen ist, wie zu erwarten war, die Forschung über die Erzeugung Embryonen-ähnlicher Gebilde aus hPPSC weiter vorangeschritten und legt immer eindrucksvollere Befunde vor (Shao et al 2017). Als Konsequenz daraus melden sich nun auch kritische Stimmen. So hat die Gruppe von George M. Church (Harvard University) sich in einem groß aufgemachten Artikel in eLife der ethischen Problematik, die die Versuche zur Herstellung »synthetischer« menschlicher Embryonen aufwerfen, angenommen (Aach et al. 2017). Diese Autoren schlagen zur Bezeichnung solcher Konstrukte einen neuen Begriff vor: »SHEEFs (Synthetic Human Entities with Embryo-like Features)«; sie sprechen allerdings auch die Möglichkeit an, dass solche Konstrukte volle Entwicklungsfähigkeit erreichen könnten, so dass man sie zu Recht als »Synthetic Embryos« bezeichnen könnte. Aufbauend auf meiner Argumentation (Denker 2014) und der von Pera et al. (Pera et al. 2015) rufen Aach et al. dazu auf, dass eine breite Diskussion über den Umgang mit dieser Problematik gestartet wird und dass einschlägige Organisationen ein verbindliches ethisches Regelwerk erarbeiten sollen.

Literaturverzeichnis

Aach J., Lunshof J., Iyer E. & Church G. M. (2017) Addressing the ethical issues raised by synthetic human entities with embryo-like features. eLIFE 6:e20674.

Barney J. (2014) U.Va. Smashes Barrier to Growing Organs from Stem Cells. In: UVA Today: University of Virginia, https:/Inews. virginia.edu/contentluva-smashes-barrier-growing-organsstem-cells (04.10.2017).

Behr R., Heneweer C., Viebahn C., Denker H. W. & Thie M. (2005) Epithelial-mesenchymal transition in colonies of rhesus monkey embryonic stem cells: a model for processes involved in gastrulation. Stem Cells 23:805–816.

Beier H. M. (2001) Zur Problematik von Totipotenz und Pluripotenz. In: Humane Stammzellen (Bundesministerium für Bildung und Forschung, ed), pp 55–70. Stuttgart, New York: Schattauer.

Clevers H. (2016) Modeling Development and Disease with Organoids. Cell 165:1586–1597.

Deglincerti A., Croft G. F., Pietila L. N., Zernicka-Goetz M., Siggia E. D. & Brivanlou A. H. (2016a) Self-organization of the in vitro attached human embryo. Nature 533: 251–254.

Deglincerti A., Etoc F., Guerra M. C., Martyn I., Metzger J., Ruzo A., Simunovic M., Yoney A., Brivanlou A. H., Siggia E. & Warmflash A. (2016b) Self-organization of human embryonic stem cells on micropatterns. Nat Protoc 11:2223–2232.

Denker H.-W. (1999) Embryonic stem cells: An exciting field for basic research and tissue engineering, but also an ethical dilemma? Cells Tissues Organs 165:246–249.

Denker H.-W. (2002) Forschung an embryonalen Stammzellen: Eine Diskussion der Begriffe Totipotenz und Pluripotenz. In: Stammzellenforschung und therapeutisches Klonen (Oduncu F, Schroth U, Vossenkuhl W, eds), pp 19–35. Göttingen: Vandenhoeck und Ruprecht.

Denker H.-W. (2004a) Die Potenz von menschlichen ES-Zellen als Argument gegen ihre Patentierbarkeit. In: Jahrbuch für Wissenschaft und Ethik (Honnefelder L, Streffer C, eds), vol 9, pp 367–371. Berlin – New York: de Gruyter.

Denker H.-W. (2004b) Early human development: new data raise important embryological and ethical questions relevant for stem cell research. Naturwissenschaften 91:1–21.

Denker H.-W. (2006) Potentiality of embryonic stem cells: an ethical problem even with alternative stem cell sources. J Med Ethics 32:665–671.

Denker H.-W. (2008) Totipotency/pluripotency and patentability. Stem Cells 26:1656–1657.

Denker H.-W. (2009a) Ethical concerns over use of new cloning technique in humans. Nature 461:341.

Denker H.-W. (2009b) Induced pluripotent stem cells: how to deal with the developmental potential. Reprod Biomed Online 19 Suppl 1:34–37.

Denker H.-W. (2014) Stem cell terminology and ›synthetic‹ embryos: a new debate on totipotency, omnipotency, and pluripotency and how it relates to recent experimental data. Cells Tissues Organs 199:221–227.

Denker H.-W. (2015) Comment on G. Herranz: The timing of monozygotic twinning: a criticism of the common model. Zygote (2013). Zygote 23:312–314.

Denker H.-W. (2016) Self-Organization of Stem Cell Colonies and of Early Mammalian Embryos: Recent Experiments Shed New Light on the Role of Autonomy vs. External Instructions in Basic Body Plan Development. Cells 5:E39.

EMBO/EMBL (2016) Symposium ›Organoids: Modelling Organ Development and Disease in 3D Culture‹, Heidelberg, 12.–15. Oktober 2016. https://www.embo-embl-symposia.org/symposia/2016/EES16-07/programme1/index.html(04.10.2017).

Etoc F., Metzger J., Ruzo A., Kirst C., Yoney A., Ozair M. Z., Brivanlou A. H. & Siggia E. D. (2016) A Balance between Secreted Inhibitors and Edge Sensing Controls Gastruloid Self-Organization. Dev Cell39: 302–315.

Gilbert S. F. (2014) Developmental Biology, ed 10th. Sunderland, MA: Sinauer Associates, Inc.

Harrison S. E., Sozen B., Christodoulou N., Kyprianou C. & Zernicka-Goetz M. (2017) Assembly of embryonic and extra-embryonic stem cells to mimic embryogenesis in vitro. Science 356: pii: eaal1810.

Heinemann T., Dederer H.-G. & Cantz T. (2016) Totipotente Nicht-Embryonen und nicht-totipotente Embryonen. Normative Herausforderungen durch artifizielle Entitäten. In: ELSA-Forschungsverbundprojekt »Entwicklungsbiologische Totipotenz: Bestimmung als normatives Kriterium in Ethik und Recht unter Berücksichtigung neuer entwicklungsbiologischer Erkenntnisse« (Verlängerung). Interdisziplinäres Symposium, 12.–13. September 2016 in der Medizinischen Hochschule Hannover. https://www.google.de/url?sa=t&rct=j&q=&esrc=s&source=web&cd=1&ved=OahUKEwjHz9CystfWAhVOa1AKHXVOAI4QFggmMM&url=http%3A%2F%2Fwww.gscn.org%2FPortals%2FO%2FConferences%2F2016%2FDocuments%2FTotipotente%2520Embrvonen%25202016-End-fassung.pdf%3Fver%3D2016-09-08-105018-l140&usg=AOvVaw1xSpLl478z-GSeRFOS4nhxU (04.10.2017).
Hyun I., Wilkerson A. & Johnston J. (2016) Embryology policy: Revisit the 14-day rule. Nature 533:169–171.
Kempf H., Olmer R., Haase A., Franke A., Bolesani E., Schwanke K., Robles-Diaz D., Coffee M., Gohring G., Drager G., Potz O., Joos T., Martinez-Hackert E., Haverich A., Buettner F. F., Martin U. & Zweigerdt R. (2016) Bulk cell density and Wnt/TGFbeta signalling regulate mesendodermal patterning of human pluripotent stem cells. Nat Commun 7:13602.
Kojima J., Fukuda A., Taira H., Kawasaki T., Ito H., Kuji N., Isaka K., Umezawa A. & Akutsu H. (2017) Efficient production of trophoblast lineage cells from human induced pluripotent stem cells. Lab Invest 97: 1188–1200
Little M. H. (2016) Closing the circle: from organoids back to development. Development 143:905–906.
Little M. H. (ed) (2017) Organoids. Development 144(6; Special lssue). The Company of Biologists. http://dev.biologists.org/contenU144/6 (04.10.2017).
Littwin T. & Denker H.-W. (2011) Segregation during cleavage in the mammalian embryo? A critical comparison of whole-mount/CLSM and section immunohistochemistry casts doubts on segregation of axis-relevant leptin domains in the rabbit. Histochem Cell Biol 135:553–570.
Lo B., Parham L., Alvarez-Buylla A., Cedars M., Conklin B., Fisher S., Gates E., Giudice L., Halme D. G., Hershon W., Kriegstein A., Kwok P. Y. & Wagner R. (2010) Cloning mice and men: prohibiting the use of iPS cells for human reproductive cloning. Cell Stem Cell 6:16–20.
Maranca-Hüwel B. & Denker H.-W. (2010) Epithelial-mesenchymal transition in rhesus monkey embryonic stem cell colonies: the role of culturing conditions. In Vitro Cell Dev Biol Anim 46:516–528.
Matsunari H., Nagashima H., Watanabe M., Umeyama K., Nakano K., Nagaya M., Kobayashi T., Yamaguchi T., Sumazaki R., Herzenberg L. A. & Nakauchi H. (2013) Blastocyst complementation generates exogenic pancreas in vivo in apancreatic cloned pigs. Proc Natl Acad Sci U S A 110:4557–4562.
Nagy A., Gocza E., Diaz E. M., Prideaux V. R., Ivanyi E., Markkula M. & Rossant J. (1990) Embryonic stem cells alone are able to support fetal development in the mouse. Development 110:815–821.

Nagy A., Rossant, J., Nagy, R., Abramow-Newerly, W., Roder, J. C. (1993) Derivation of completely cell culture-derived mice from early-passage embryonic stem cells. Proc. Natl. Acad. Sci. USA 90, 90:8424–8428.

Pera M. F., de Wert G., Dondorp W., Lovell-Badge R., Mummery C. L., Munsie M. & Tam P. P. (2015) What if stem cells turn into embryos in a dish? Nat Methods 12:917–919.

Poh Y. C., Chen J., Hong Y., Yi H., Zhang S., Chen J., Wu D. C., Wang L., Jia Q., Singh R., Yao W., Tan Y., Tajik A., Tanaka T. S. & Wang N. (2014) Generation of organized germ layers from a single mouse embryonic stem cell. Nat Commun 5:4000.

Reardon S. (2016) Human embryos grown in lab for longest time ever. Embryos cultured for up to 13 days after fertilization open a window into early development. Nature 533:15–16.

Rossant J. (2016) Human embryology: Implantation barrier overcome. Nature 533: 182–183.

Seidel F. (1960) Körpergrundgestalt und Keimstruktur. Eine Erörterung über die Grundlagen der vergleichenden und experimentellen Embryologie und deren Gültigkeit bei phylogenetischen Überlegungen. Zool Anz 164:245–305.

Shahbazi M. N., Jedrusik A., Vuoristo S., Recher G., Hupalowska A., Bolton V., Fogarty N. M., Campbell A., Devito L. G., Ilic D., Khalaf Y., Niakan K. K., Fishel S. & Zernicka-Goetz M. (2016) Self-organization of the human embryo in the absence of maternal tissues. Nat Cell Biol 18: 700–708.

Shao Y., Taniguchi K., Townshend R.F., Miki T., Gumucio D.L., Fu J (2017) A pluripotent stem cell-based model for post-implantation human amniotic sac development. Nat Commun 8: 208.

Stern C. D. (2004) Gastrulation – From cells to embryo. Cold Spring Harbor, New York: Cold Spring Harbor Laboratory Press.

Stier M. & Schoene-Seifert B. (2013) The argument from potentiality in the embryo protection debate: finally »depotentialized«? Am J Bioeth 13:19–27.

ten Berge D., Koole W., Fuerer C., Fish M., Eroglu E. & Nusse R. (2008) Wnt signaling mediates self-organization and axis formation in embryoid bodies. Cell Stem Cell 3:508–518.

Thomson J. A., Itskovitz-Eldor, J., Shapiro, S. S., Waknitz, M. A., Swiergiel, J. J., Marshall, V. S., Jones, J. M. (1998) Embryonic Stem Cell Lines Derived From Human Blastocysts. Science 282:1145–1147.

Thomson J. A., Kalishman J., Golos T. G., Durning M., Harris C. P. & Hearn J. P. (1996) Pluripotent Cell Lines Derived from Common Marmoset (Callithrix jacchus) Blastocysts. Biol. Reprod. 55:254–259.

van den Brink S. C., Baillie-Johnson P., Balayo T., Hadjantonakis A. K., Nowotschin S., Turner D. A. & Martinez Arias A. (2014) Symmetry breaking, germ layer specification and axial organisation in aggregates of mouse embryonic stem cells. Development 141:4231–4242.

Warmflash A. (2014) Towards a synthetic embryo. In: The NODE – the community site for and by developmental biologists. (The Company of Biologists, ed.) http://thenode.biologists.com/towards-a-synthetic-embrvo/research/ (05.10.2017).

Warmflash A., Sorre B., Etoc F., Siggia E. D. & Brivanlou A. H. (2014) A method to recapitulate early embryonic spatial patterning in human embryonic stem cells. Nat Methods 11:847–854.

Warnock M. (2001) Anne McLaren as teacher. Int J Dev Biol 45:487–490.

Wiley L. M. & Pedersen R. A. (1977) Morphology of mouse egg cylinder development in vitro: a light and electron microscopic study. J Exp Zool 200:389–402.

Willyard C. (2015) Rise of the organoids. Biologists are building banks of mini-organs, and learning a lot about human development on the way. Nature 523:520–522.

Xu P. F., Houssin N., Ferri-Lagneau K. F., Thisse B. & Thisse C. (2014) Construction of a vertebrate embryo from two opposing morphogen gradients. Science 344:87–89.

Abkürzungsverzeichnis

BMP	Bone Morphogenetic Protein
EMT	Epithelial-Mesenchymal Transition
ESC	embryonale Stammzelle(n)
hESC	humane (menschliche) embryonale Stammzelle(n)
hiPSC	humane (menschliche) induzierte pluripotente Stammzelle(n)
ICM	innere Zellmasse (Embryoblast, inner cell mass)
iPSC	induzierte pluripotente Stammzelle(n)
mESC	murine embryonale Stammzelle(n) (Maus)
mTSC	murine Trophoblast-Stammzelle(n) (Maus)
PGC	primordiale Keimzelle(n) (primordial germ cells)
PPSC	pluripotente Stammzelle(n)
TK	tetraploide Komplementierung
TSC	Trophoblast-Stammzelle(n)

Marco Stier

KANN EINE STAMMZELLKOLONIE EINE PERSON SEIN?

Ein Kommentar zum Beitrag von Hans-Werner Denker

Wer sich an der Diskussion um den moralischen Status von Embryonen und Stammzellen beteiligen möchte, der kommt inzwischen mit Aristoteles-Kenntnissen allein nicht mehr aus. Will man nicht aus dem philosophischen Lehnstuhl heraus die biologische Wirklichkeit der Welt ignorieren, dann benötigt man zusätzlich wenigstens ein gewisses Maß an embryologischem Grundwissen. Das ist *a fortiori* notwendig, weil die zur Frage des Embryonenschutzes vorgetragenen Argumente einem Wissensfeld entstammen, welches sich vom Makrokosmos antiker Schriften bis in den molekularbiologischen Mikrokosmos gegenwärtiger Forschung erstreckt. Es ist daher ein Privileg, jemanden wie Hans-Werner Denker an seiner Seite zu haben, der ebenso geduldig wie fähig ist, dem Philosophen das so dringend benötigte biologische Wissen nicht nur zu vermitteln, sondern es überdies auch in den ethischen Kontext zu stellen.

Wenn in einer Debatte, die sich von der Metaphysik über die Biologie bis in die Biopolitik spannt, Begriffe mitunter nicht präzise genug verwendet und Schlüsse nicht konsequent genug gezogen werden, dann ist das natürlich. Nachlässigkeiten und Irrtümer sind – das sei betont – bei *allen* an der Diskussion Beteiligten zu finden. Bemerkt jemand aber derartige Schwachstellen, dann soll er den Finger heben und »Obacht!« rufen. Und genau darin besteht das Anliegen dieses Kommentars. Meine in diesem Sinne zu lesenden Anmerkungen richten sich auf a) den Begriff der Autonomie, b) die Folgen einer Interpretation der Morula als Organismus, c) den Zusammenhang von Potentialität und Wahrscheinlichkeit, d) die Lesarten des Potentialitätsarguments (PA) sowie letztlich in der Konsequenz e) eine neue »absurde Erweiterung«. Dabei möchte ich zeigen, dass Denkers ethische Argumentation dazu führt, dass wir Stammzellkolonien als Personen betrachten und behandeln müssen. Vielen anderen von Denker angesprochenen Punkten ist freilich zuzustimmen, etwa dass es angesichts der aktuellen biologischen Erkenntnisse und Möglichkeiten zunehmend schwierig wird, konkrete Forschungsrestriktionen zu definieren, oder dass es (zumindest in den Augen der Verfechter eines frühen Lebensrechtes von Embryonen) grandios unlogisch ist, die Schutzgrenze für embryonale Entitäten nicht über deren Entwicklungsfähigkeit, sondern den Grad ihrer Artifizialität zu definieren. Dass der Umgang mit frühen, entwicklungsfähigen embryonalen Entitäten geregelt werden muss, ist unstrittig; Denkers Argumentation macht aber – ob er es nun so intendiert oder nicht – schon die Stammzellkultur vollständig unantastbar.

a) Autonomie: Es wird festgestellt, dass »die Ontogenese der organismischen Autonomie des Individuums nicht außer Betracht bleiben« dürfe, da ja auch der Menschenwürdebegriff »in einer Reflexion über Autonomie des Individuums« gründe [21]. Das ist nun gewiss richtig. Gleichwohl lauert hinter der hier zumindest implizit angenommenen Analogie von organismischer und anthropologisch-ethischer Autonomie ein kapitaler Kategorienfehler. Wenn von organismischer oder entwicklungsbiologischer Autonomie die Rede ist, dann ist damit die Selbstorganisation einer Entität in dem Sinne gemeint, dass »von außerhalb des Zellbestands des zukünftigen Individuums« [18] keine essenziellen Zusatzinformationen hinzukommen müssen, damit ein Organismus entstehen kann. Die Autonomie, auf der das Nachdenken über die *Menschenwürde* gründet, besteht in etwas ganz anderem. Autonomie verweist hier nämlich auf den Menschen als – um es mit Kant zu sagen – »sittliches Wesen«. Als ein solches verfügt er über einen sittlichen Willen und kann sich als »Zweck an sich selbst« seine eigenen Gesetze geben. Im ersten Fall haben wir es also mit physischer Autonomie zu tun, im zweiten mit *meta*physischer. Nur am Rande erwähnt sei, dass »Autonomie« in der Ethik seither auch mit anderer Bedeutung verwendet wird, beispielsweise als die Handlungsautonomie des Individuums (die sich wiederum weiter aufschlüsseln ließe) oder als relationale Autonomie. Die Annahme, die entwicklungsbiologische Autonomie allein vermittle schon einen besonderen moralischen Status, ist nicht schlüssig; entwicklungsbiologisch autonom ist auch der Mausembryo. Anders verhält sich die Sache, wenn man das »Woraufhin« dieser Entwicklung – also den Menschen als Person – schon von Anfang an mitdenkt. Ich werde unten noch einmal darauf zu sprechen kommen. Festzuhalten bleibt: Entwicklungsbiologische Autonomie hat mit der sittlichen oder persönlichen Autonomie, wie sie Gegenstand der Ethik ist, nicht viel zu tun. Es ist nicht schlüssig, ersterer mit dem Verweis auf letztere ein besonderes normatives Gewicht zuzusprechen.

b) Morula als Organismus: Nicht wenige Philosophen nehmen an, die Morula könne aufgrund der Totipotenz der Blastomeren als eine Gemeinschaft von Individuen angesehen werden. Aus biologischer Sicht lässt sich dem entgegenhalten, dass »frühe Entwicklungsstadien, schon von der Zygote an, ganzheitliche Reaktionsweisen zeigen, d. h. als eine Art Organismus reagieren« [5]. Unter der Voraussetzung also, dass es sich bei der Morula bereits um eine Entität handelt, die als einen Organismus zu betrachten gerechtfertigt ist, lassen sich dann eventuell die im Zuge der Kritik an PA oft erhobenen Identitätseinwände zurückweisen. Damit ließe sich auch die Behauptung abwehren, in der embryonalen Frühphase sei überhaupt noch kein Individuum präsent, dem man Rechte zuerkennen oder vorenthalten könnte. Dazu ist zweierlei anzumerken. Erstens: Diese Organismus-These hindert nicht, auf die Totipotenz der (frühen) Blastomeren zu verweisen. Dass diese sich normalerweise nicht getrennt weiterentwickeln, ändert nichts daran, dass sie es unter geeigneten Manifestationsbedingungen *könnten* – und zwar *autonom*. Die darauf beruhenden Identitätseinwände des Philosophen gegen PA lassen sich mit dem Verweis auf die Organismusartigkeit der Morula also nicht so einfach aushebeln. Ob es sich bereits um ein in sich geschlossenes Individuum handelt, ist darum ebenfalls nicht entschieden. Zweitens: Sieht man die Morula aufgrund der schon präsenten Achseninformationen als Organismus an, dann ist es naheliegend, gegebenenfalls auch eine Kolonie pluripotenter Stammzellen als Organismus zu betrachten, denn auch in ihr können sich anscheinend die entsprechenden Asymmetrien ergeben [31]. Wenn sich die neuerdings in Stammzellkulturen zu erreichende »dramatische Steigerung der Morphogeneseleistung«, wie Denker selbst ausführt, »als Selbstorganisationsprozesse einstufen« lassen, also »als Ausdruck einer Autonomie, da sie nicht auf externe Instruktionen zurückzuführen sind« [37], dann sind diese Stammzellkolonien in *normativer* Hinsicht (freilich nicht in biologischer) der Morula und vermutlich auch der Zygote möglicherweise gleichzustellen. Das allerdings führt zu einer neuen »absurden Erweiterung«. Ich komme darauf unten im Abschnitt e) zurück. Zuvor sind zwei weitere Punkte anzusprechen.

c) Potentialität und Wahrscheinlichkeit: Es ließe sich vielleicht einwenden, die (prinzipielle) normative Gleichstellung von frühen Embryonen und Stammzellkulturen sei irreführend, weil eine spontane Morphogenese in letzteren ein äußerst seltenes Ereignis darstelle. Und in der Tat lässt sich vernünftigerweise wohl kaum in Frage stellen, dass Zygoten mit vermutlich astronomisch höherer Wahrscheinlichkeit eine Morphogenese starten als Stammzellkulturen. Das Potential, mit dem PA operiert, hebt aber auf die *prinzipielle Möglichkeit* (oder Fähigkeit) einer selbstgesteuerten Entwicklung ab und nicht auf die Wahrscheinlichkeit ihres tatsächlichen Zustandekommens. Anderenfalls müsste die Zygote wegen der letztlich noch immer eher geringen Wahrscheinlichkeit einer erfolgreichen Einnistung einen geringeren moralischen Status besitzen als der postimplantative Embryo. Zumindest diejenigen, die dem Embryo ein uneingeschränktes Lebensrecht von Anfang an zuerkennen, werden das zurückweisen. Man muss also fragen: Ist es *prinzipiell* möglich, dass Stammzellkulturen autonom eine Embryonalentwicklung starten? Wenn ja, dann besitzen sie auch das gleiche (metaphysische) Potential wie die Zygote. Dass in einem Fall die Manifestationsbedingungen seltener vorliegen als im anderen, ändert nichts am Potential.

d) Lesarten des Potentialitätsarguments: PA lässt sich bekanntlich auf unterschiedliche Weise interpretieren. Einer Lesart nach geht es dabei um »potentielle Personen«, nach einer anderen um »Personen mit Potential« [siehe meinen Beitrag in diesem Band]. Wie oben in a) angedeutet, lässt sich der entwicklungsbiologischen Autonomie gegebenenfalls dann unter Verweis auf die sittliche ein normativ hohes Gewicht zusprechen, wenn man schon die frühen Entwicklungsstadien eines Wesens als Person betrachtet. Dann besitzt es *qua* Person von Anfang an auch die sittliche Autonomie und zusammen damit ein starkes Recht auf Leben etc. Es ist also nur dann konsistent, der entwicklungsbiologischen Autonomie menschlicher embryonaler Entitäten ein hohes normatives Gewicht zu verleihen, wenn man diese bereits als Personen betrachtet. Die oben unter b) besprochene Organismus-These dient dabei als zusätzliches Argument. Wer hingegen nicht dazu bereit ist, der muss ein anderes Argument finden, mit dem er die normative Relevanz der (menschlichen) entwicklungsbiologischen Autonomie erklären kann. Das gesuchte Argument müsste es zudem ermöglichen, die gleiche Autonomie bei anderen Spezies geringer einzustufen. Wer frühe embryonalen Entitäten nicht bereits als Personen betrachtet, der kann sie bestenfalls als »potentielle Personen« ansehen und handelt sich alle nun wiederum damit verbundenen argumentativen Hürden ein.

e) Eine neue »absurde Erweiterung«? Die sogenannte »absurde Erweiterung« (absurd extension, AE) gibt es als Argument gegen die normative Relevanz der Potentialität von Embryonen schon eine ganze Weile. Ursprünglich bestand es darin, den Anwendungsbereich von PA auf Gameten zu erweitern, später wurde das Argument dann über die Gewinnung von induzierten pluripotenten Stammzellen (iPS) und die Tetraploide Komplementierung (TK) auch auf ausdifferenzierte Körperzellen bezogen. Ziel ist in allen Versionen, PA ad absurdum zu führen. Die absurde Erweiterung in der TK-Variante wird von Denker unter Verweis auf die Unabhängigkeit der frühen Embryonalentwicklung von Signalen aus dem Uterus zurückgewiesen. Diese Kritik ist vermutlich berechtigt, was hier aber nicht weiter diskutiert werden soll. Anzumerken ist hingegen dies: AE operiert in der TK-Variante grob gesagt mit der Annahme, dass die dabei verwendeten iPS-Zellen zwar auf strukturierende Signale aus den tetraploiden Hilfszellen angewiesen sind, dies aber bei der normalen embryonalen Entwicklung im Uterus nicht grundsätzlich anders sei. Letzteres ist nun offensichtlich nicht der Fall. Denker betont stattdessen gerade die Unabhängigkeit und damit den autonomen, selbstgesteuerten Start der Morphogenese von der Zygote an. Zugleich weist er darauf hin, dass auch in Stammzellkulturen der Beginn einer selbstgesteuerten Morphogenese möglich ist. Wenn es nun richtig ist, dass Stammzellkulturen prinzipiell eine solche Entwicklungsautonomie besitzen, und wenn es darüber hinaus nicht gänzlich unberechtigt ist, sie als Organismen zu betrachten (siehe oben unter b)), dann sollte sich PA auf Stammzellkulturen erweitern lassen. Weil es sich, wie unter d) angemerkt, in der von Denker vertretenen Variante von PA um »Personen mit Potential« wird handeln müssen, wären besagte Stammzellkulturen folglich als Personen im Sinne von PA zu betrachten. Vielleicht ist diese neue Erweiterung nicht »absurd«, gewiss ist sie aber geeignet, die ethischen Implikationen von PA wiederum inkonsistent erscheinen zu lassen.

Es konnte und sollte naturgemäß nicht das Anliegen dieses Kommentars sein, einem so weit ausgreifenden Aufsatz wie dem hier betrachteten vollständig gerecht zu werden. Vieles musste aus Platzgründen daher ungesagt bleiben, ethische Einsichten, denen zuzustimmen ist, wurden nicht angesprochen. Unbezweifelt ist, dass die Ausführungen von Hans-Werner Denker auch für den Philosophen – oder vielleicht gerade für ihn – ebenso wichtig wie faszinierend sind. Wollte ich versuchen, das von mir hier Vorgetragene in einem Statement zusammenzufassen, dann wäre es dies: Das Potentialitätsargument ist nicht geeignet, die von Denker hier vorgetragenen ethischen Einsichten und Forderungen zu stützen. Über diese Einsichten selbst sagt das gleichwohl noch nicht viel aus. Zumindest traditionell ist PA immer mit dem Anspruch vorgebracht worden, ein *umfassendes* und *starkes* Lebensrecht des Embryos schon von der Befruchtung an zu begründen. Dieser hohe moralische Status soll *nicht graduierbar* sein und in vollem Maße von Anfang an gelten. Diesen vollen Schutz müssten dann jedoch auch Stammzellkolonien genießen. *Eine Stammzellkolonie wäre demnach eine Person.* Das einzuräumen werden nicht viele bereit sein. Für eine abgestufte moralische Berücksichtigung lässt sich die Potentialität nicht verwenden.

Gesa Lindemann

DIE BESTIMMUNG DES MENSCHEN DURCH DAS ANTHROPOLOGISCHE QUADRAT

ABSTRACT

Lebendige Menschen gelten der Analyse von Vergesellschaftungsprozessen zumeist als deren natürliche Voraussetzung. Entsprechend ist es naheliegend, sich für die Diskussion der Speziesfrage an die Biologie zu wenden und nach biologischen Differenzkriterien zu suchen. In einer wissenssoziologischen Perspektive ist allerdings auch eine andere These möglich: Die »Grenzen der Sozialwelt« sind historisch variabel. Nicht nur lebende Menschen können soziale Personen sein, sondern auch andere Wesen: z. B. Pflanzen, Tiere, Dämonen. Eine gesellschaftstheoretische Entfaltung dieser These führt auf zwei für die Speziesfrage zentrale Probleme: Ist der »diesseitig lebendige Mensch« eine soziale Institution? Und: In welchem Verhältnis steht diese Institution zu den anderen Institutionen der Moderne – etwa den Institutionen Freiheit und Würde. Die Speziesfrage erhält damit einen anderen Zuschnitt. Es geht nicht mehr um die Frage nach den positiv feststellbaren Differenzen (genetisch, verhaltensbiologisch) zwischen der Spezies Mensch und nichtmenschlichen Arten, vielmehr ginge es um die Frage, ob die Notwendigkeit, zwischen lebenden Menschen und anderen Arten zu unterscheiden, eine unmittelbar gesellschaftliche Bedeutung zukommt.

Lebendige Menschen gelten der Analyse von Vergesellschaftungsprozessen zumeist als deren natürliche Voraussetzung. Dieser Prämisse entspricht ein normatives Argument. Danach kommt Menschen und nur Menschen eine normative Sonderstellung zu. Deshalb ist es auch von entscheidender Bedeutung kognitiv zwischen Menschen anderen Spezies unterscheiden zu können. Entsprechend ist es naheliegend, sich für die Diskussion der Speziesfrage an die Biologie zu wenden und nach biologischen Differenzkriterien zu suchen. Dieses Verständnis bildet auch die Grundlage der meisten anderen Beiträge dieses Bandes. In einer wissenssoziologischen Perspektive ist allerdings auch eine andere Frage möglich. Man kann in einem ersten Schritt versuchen, die Aussage einzuklammern, wonach der Mensch als natürliche Voraussetzung von Vergesellschaftung zu betrachten ist. Vielmehr würde diese Feststellung selbst als ein bemerkenswertes Phänomen betrachtet. Daraus resultiert die Frage, ob die »Grenzen der Sozialwelt« (Luckmann 1970/1980) nicht auch anders gezogen werden können als mit Bezug auf die Unterscheidung lebender Mensch andere Wesen? Könnten nicht auch andere Wesen dafür in Frage kommen, in Vergesellschaftungsprozesse involviert zu sein? Etwa: Pflanzen, Tiere, Dämonen? (vgl. Luckmann 1970/1980, Kelsen 1946/1982). Diese Fragerichtung lässt sich noch weiter entfalten – etwa zu der gesellschaftstheoretischen Frage danach, in welcher Beziehung die Einrichtung[1] »diesseitig lebendiger Mensch« zu den anderen Institutionen der Moderne steht. Anders gefragt: Welche Bedeutung kommt der Einrichtung »diesseitig lebendiger Mensch« unter den Institutionen der modernen Gesellschaft zu – etwa den Institutionen Freiheit und Würde? Auf diese Weise erhält die Speziesfrage einen anderen Zuschnitt. Es geht nicht mehr um die Frage nach den positiv feststellbaren Differenzen (genetisch, verhaltensbiologisch) zwischen der Spezies Mensch und nichtmenschlichen Arten, vielmehr ginge es um die Frage, ob die Notwendigkeit, zwischen lebenden Menschen und anderen Arten zu unterscheiden, eine gesellschaftstheoretische Bedeutung zukommt. Sehen wir also zu, wohin uns diese Frage führt.

Zu den zentralen Institutionen der Moderne gehören, hierbei folge ich Luhmann (1965), die Grund- bzw. Menschenrechte wie Freiheit und Würde sowie z. B. die Eigentumsgarantie. In diesem Verständnis stellen die Grundrechte kein System von Werten dar, das im Sinne zunehmender kategorialer Abstraktion die allgemeinen Werte Würde und Freiheit begründen würde. Die Grundrechte formulieren Luhmann (1965) zufolge in der Sprache des Rechts Institutionen der Moderne, die entweder in allgemeiner Weise, wie Würde und Freiheit, oder in spezifizierender Weise, wie die Eigentumsgarantie, funktionale Differenzierung ermöglichen. Von diesem Zusammenhang ausgehend wird man zu der Frage geführt, ob nur ein diesseitig lebendiger Mensch ohne allgemein verbindlichen Jenseitsbezug als institutioneller Referenzpunkt der Menschenrechte in Frage kommen kann. Wenn sich diese Frage positiv beantworten lässt, stellen die in den Grundrechten formulierten Institutionen und der diesseitige Mensch, der in einem biologischen Sinne lebendig ist, einen Institutionenkomplex dar, ohne den es die moderne Form sozialer Differenzierung, die funktionale Differenzierung, nicht geben kann. In diese Richtung gefragt, geht es bei der Speziesfrage nicht um eine biologische Frage, vielmehr wäre die biologische Frage nur deshalb für alle – also nicht nur für Biologen – so interessant, weil sie implizit für die Struktur unserer Vergesellschaftung von Bedeutung ist.

Ich entfalte mein Argument in folgenden Schritten. Zunächst expliziere ich die sozialtheoretischen Prämissen, die es überhaupt ermöglichen, die Grenzen des Sozialen kontingent zu setzen (1). Im zweiten Schritt skizziere

[1] Das Wort »Einrichtung« wird hier als Synonym für »Institution« verwendet (Claessens 1993).

ich die Struktur der modernen Grenzziehung zwischen legitimen sozialen Personen und anderen Wesen, diese nimmt die Form des anthropologischen Quadrats an (2). Im dritten Abschnitt werde ich herausarbeiten, wie sich in dieser Perspektive das Speziesargument darstellt (3).

1. Die sozialtheoretischen Prämissen

Die gesellschaftstheoretische Frageperspektive der Analyse der Grenzen der Sozialwelt baut auf einer an Plessner orientierten Sozialtheorie auf (vgl. Lindemann 2014). Insbesondere auf der von Plessner formulierten Theorie der Mitwelt. Hierbei nehme ich eine Neuinterpretation vor, die die Mitwelt von den Mitverhältnissen zentrischer Positionalität ausgehend entwickelt (vgl. Lindemann 2014; 2017).

Um die Mitverhältnisse zentrischer Positionalität von ihrem positionalen Gehalt her zu beschreiben, schließe ich an die Formel an, dass ein leibliches Selbst »aus seiner Mitte heraus, in seine Mitte hinein« lebt (Plessner 1928/1975, 288). Der zweite Teil dieser Formel beschreibt den Sachverhalt, dass einem leiblichen Selbst ein umgebendes Feld gegenübersteht, durch dessen Elemente das Selbst in differenzierter Weise berührt wird bzw. betroffen ist. Es fühlt sich durch Ereignisse im Umfeld in seinem Zustand betroffen und evtl. aufgefordert zu agieren. Andere leibliche Selbste bilden einen integralen Bestandteil der Leib-Umfeldbeziehung. Plessner benennt es nicht explizit, aber es erscheint mir zwingend, davon auszugehen, dass es zum Erleben eines zentrischen Selbst gehört, von den Grenzrealisierungen anderer leiblicher Selbste betroffen zu sein. Das leibliche Selbst merkt, dass und wie sich Artgenossen, Beutekonkurrenten oder Beutetiere auf die Umwelt richten und orientiert das eigene Verhalten daran (Lindemann 2014, 90–95). Es ist daher davon auszugehen, dass es sich überschneidende Konzentriken gibt (Krüger 2014, 238). Damit ist die Immanenz des konzentrischen Umfeldbezuges praktisch wirksam durchbrochen, aber dieser Sachverhalt ist den beteiligten leiblichen Selbsten nicht reflexiv gegeben und hebt sich für sie daher nicht als solcher ab.

Ein Beispiel soll dies verdeutlichen: Es gibt aus mehreren Arten bestehende Vogelgruppen, die in den Baumwipfeln des Amazonasurwalds leben. Sie ernähren sich von Insekten, die sie aufscheuchen. Bei der Nahrungssuche entstehen immer wieder Konkurrenzsituationen zwischen Vögeln, die versuchen, dasselbe Insekt zu schnappen. Hierbei verschaffen sich einige Vögel einen taktischen Vorteil, indem sie den Ruf ausstoßen, der ansonsten vor nahenden Raubvögeln warnt. Durch den Warnruf wird der andere Vogel kurz abgelenkt und der täuschende Vogel fängt das Insekt (Sommer 1992, 38f). Um diese Situation zu deuten, ist es nicht erforderlich, anzunehmen, dass die konkurrierenden Vögel, die Intentionen des anderen Vogels deuten oder dass es sich um Subjekte handelt, die einander als Subjekte verstehen. Es erscheint mir aber unabdingbar anzunehmen, dass die positionalen Vollzüge der Vögel aufeinander bezogen sind, denn sie erfassen den Richtungssinn der Bewegung des Konkurrenten.

Dieses Beispiel soll anschaulich zeigen, dass es sinnvoll ist, auf der Ebene zentrischer Positionalität Mitverhältnisse im Sinne eines leiblichen Erlebens anderer leiblicher Selbste anzunehmen. Die beteiligten Selbste erleben, dass andere sich auf das Umfeld richten und beziehen dies in die Gestaltung der eigenen Umfeldbeziehung ein. Die konzentrische Leib-Umfeldbeziehung wird dadurch praktisch wirksam durch die Konzentrik anderer leiblicher Selbste aufgebrochen. Leibliche Selbste, deren konzentrische Leib-Umfeldbeziehung derart durch Mitverhältnisse durchbrochen ist, müssen nicht dergleichen Art angehören. Denn Raub- und Beutetiere stehen ebenfalls in einem derartigen Mitverhältnis. Die Gestaltung von Mitverhältnissen ist wie die gesamte Gestaltung von Leib-Umfeldbeziehungen durch instinktive Vorgaben strukturiert, die festlegen, wie leibliche Selbste mit welchen anderen Selbsten in einem Mitverhältnis stehen. Auf dieser Grundlage kann gelernt werden, wie Mitverhältnisse im Einzelnen zu gestalten sind, z. B. wann vor wem zu fliehen ist, wie zu warnen ist usw.

Auf der Stufe exzentrischer Positionalität werden Mitverhältnisse in spezifischer Weise fraglich und damit zur Mitwelt. Auf der Stufe zentrischer Positionalität heben sich die Mitverhältnisse nicht als solche für die beteiligten leiblichen Selbste ab, sie durchbrechen zwar praktisch die Konzentrik der Leib-Umfeldbeziehung, dies hebt sich aber für die leiblichen Selbste nicht als ein Sachverhalt ab. Wenn die Struktur der zentrischen Positionalität selbst reflexiv wird, heben sich deren Elemente auch für die beteiligte Selbste voneinander ab und es wird fraglich, wie der Kreis derjenigen zu begrenzen ist, die einander als andere personale Selbste berühren. Auf der Stufe exzentrischer Positionalität finden sich Personen in Beziehungen zu anderen personalen Selbsten und davon unterschieden in Beziehung zu Gegenständen.

1.1 Grenzen der Mitwelt

Bei der Annahme der Existenz anderer Iche handelt es sich nicht um die Übertragung der eigenen Daseinsweise, in der ein Mensch für sich lebt, auf andere ihm nur körperhaft gegenwärtige Dinge, also um eine Ausdehnung des personalen Seinskreises, sondern um eine Einengung und Beschränkung dieses ursprünglich gerade nicht lokalisierten und seiner Lokalisierung Widerstände entgegensetzenden Seinskreises auf die ›Menschen‹. Das Verfahren der Beschränkung, wie es sich in der Deutung leibhaft erscheinender fremder Lebenszentren abspielt, muss streng getrennt werden von der Voraussetzung,

> dass fremde Personen möglich sind, dass es eine personale Welt überhaupt gibt. (301, Hervorhebungen im Original)

Wenn das Eingebundensein in Mitverhältnisse leiblichen Selbsten reflexiv zugänglich ist, wird die Umweltbeziehung durch Negativität bestimmt und es verlieren Strukturvorgaben für die Gestaltung von Mitverhältnissen ihre Wirksamkeit. Es wird daher in einer grundlegenden Weise fraglich, wie die Sensibilität für die Berührung durch andere personale Selbste gestaltet sein soll. Denn Personen müssen in aktuellen Vollzügen selbst festlegen, wie zwischen Personen und anderem unterschieden wird. Ohne Strukturvorgabe finden sich Personen in einer ungegliederten Sphäre möglicher Begegnungen mit anderen. Jede Begrenzung ist immer nur vorläufig und kann verändert werden.

Wenn man die Beispiele ernst nimmt, die Plessner anführt, kann als Glied des personalen Seinskreises alles Begegnende erfahren werden, das gegenwärtig, also hier/jetzt eine Präsenz entfaltet und sich aus dieser heraus auf anderes richtet (Plessner 1928/1975, 300f.). Ein jeweiliges leibliches Selbst findet sich also immer schon in einer Mitwelt, durch deren Glieder es berührt wird. Personen nehmen nicht etwas für andere in Anspruch, was möglicherweise nicht zutrifft, sondern sie erleben sich als eingegliedert in eine Mitwelt, deren Zuschnitt sie allerdings aufgrund der strukturellen Negativität exzentrischer Positionalität widersprechen können. Jede konkrete Mitwelt steht als solche in Frage. In diesem Sinne kann sich ein Selbst je nach Ordnung einer Mitwelt durch unbelebte Gegenstände, Bäume, Geister oder verstorbene Ahnen als möglichen Gliedern einer Mitwelt als berührt erleben.

1.2 Strukturen der Mitwelt: In-Dividualisierung

Wenn man einbezieht, dass die Mitwelt als Reflexion systematisch vorgängiger Mitverhältnisse (zentrische Positionalität) zu begreifen ist, finden sich die beteiligten leiblichen Selbste in Berührungsbeziehungen mit anderen. Die Mitwelt wird eine Welt, weil auf der Ebene exzentrischer Positionalität Mitverhältnisse in Frage stehen. Für die Gestaltung durch die beteiligten personalen Selbste eröffnen sich dadurch zwei Möglichkeiten.

Wenn in der reflexiven Wendung darauf, sich in Beziehungen zu finden, der Sachverhalt akzentuiert wird, dass es eine je individuelle Person ist, die sich in einer Beziehung befindet, kann dies auf die uns geläufige Formel gebracht werden »Ich erlebe mich als ein dauerndes individuelles Ich, das in Beziehungen eintreten kann.« In diesem Fall wird durch den aktuellen Vollzug der Sachverhalt realisiert, dass es sich um eine individuelle Person handelt, die in Beziehungen eintreten kann. Es wird eine auf das Ich bezogene Form der Mitwelt realisiert.

Die reflexive Wendung auf den Sachverhalt, sich in Beziehungen zu finden, kann allerdings auch in anderer Weise erfolgen, nämlich so, dass die beteiligten Personen sich primär als eingebunden in Berührungsbeziehungen erleben. In diesem Fall steht nicht im Vordergrund, dass es sich um individuelle Personen, d. h. um Iche, handelt. Vielmehr steht der Aspekt im Vordergrund, dass die beteiligten Personen in Beziehungen existieren. Die Personen werden dabei als Glieder von zeitlich dauernden Beziehungen verstanden. Es gibt kein Ich, sondern dauernde personale Beziehungen, die durch leibliche Operationen hier/jetzt aufrechterhalten werden. Diesen Sachverhalt bezeichne ich im Anschluss an die ethnologische Forschung als »Dividualisierung« (Lindemann 2014, 97, Kap. 5.1, weitere Literatur dort). »In diesem Fall muss die Formel ›ich erlebe mich‹ ersetzt werden durch die Formel ›es gibt das Erleben des Vollzugs der Vermittlung dauernder sozialer Bindungen‹.« (Lindemann 2014, 97)

Entsprechend der Realisierung der Mitwelt im Sinne der Dividualisierung oder Individualisierung ergibt sich ein neuartiges Verständnis dessen, was Plessner als Innenwelt bezeichnet. Im Fall der Individualisierung kommt es zu einer je individuellen Innenwelt, die im Sinne der Wir-Form des eigenen Ichs überschritten wird. Im Fall der Dividualisierung dagegen wäre das Innere von Dividuen über die umgebende Welt verteilt. Es ist das Innere der Beziehungen zwischen Personen, aber es steckt nicht »in« einer je individuellen Person bzw. deren Körper (Lindemann 2014, 303).

1.3 Gesellschaftstheoretische Frage

Entsprechend der unbestimmten Grenzen der Mitwelt unterscheidet Plessner die Mitwelt im Allgemeinen, die »Wirsphäre«, und eine je historisch aus der »Wirsphäre ausgesonderte Gruppe oder Gemeinschaft, die zu sich Wir sagen kann« (Plessner 1975, 303). Die Mitwelt als Wirsphäre im Allgemeinen ist die Bedingung dafür, sich als Glied einer Mitwelt in seiner Stellung erfassen zu können (vgl. Plessner 1928/1975, 303). Davon zu unterscheiden ist der Sachverhalt, dass Personen sich als Glied einer bestimmten historisch ausdifferenzierten Mitwelt erfassen. Entsprechend gilt es als Charakteristikum einer je historischen Mitwelt, wie die Mitwelt konkret beschränkt und der Kreis möglicher Personen begrenzt wird und ob Dividualisierung bzw. Individualisierung als dominante Strukturform institutionalisiert wird. Damit eröffnet die Mitwelttheorie die Möglichkeit, die Analyse der Grenzen der Sozialwelt um eine gesellschaftstheoretische Perspektive zu erweitern. Denn sie führt zu der Frage, ob sich Gesellschaften danach unterscheiden lassen, wie die je konkrete Mitwelt begrenzt wird und welche in-dividualisierenden Institutionen sie ausbilden.

Ausgehend von Plessner lässt sich auf der Ebene der allgemeinen Sozialtheorie nur eine Aussage darüber machen, dass die Notwendigkeit besteht, zwischen Personen und anderen Entitäten eine Grenze zu ziehen. Es müssen Grenzinstitutionen geschaffen werden. Es ist aber nicht möglich, auf der Ebene der allgemeinen Sozialtheorie eine Aussage darüber zu machen, wie der Prozess konkret gestaltet ist. Es ist offen, wie die Grenzen der Mitwelt gezogen werden und ob eine historische Mitwelt eher durch die Institutionalisierung von Individualisierung oder Dividualisierung gekennzeichnet. Solche Aussagen können nur mit Bezug auf die je historischen gesellschaftlichen Grenzinstitutionen gemacht werden.

Diese Perspektive erlaubt es, die moderne Praxis der Begrenzung des Kreises sozialer Personen anhand der individualisierenden Unterscheidung lebender Mensch/anderes als eine historisch spezifische Form der Grenzziehung in den Blick zu nehmen. Damit wird der diesseitig lebendige Mensch selbst als eine gesellschaftlich geschaffene Einrichtung begriffen, die auf elementare Weise den Vergesellschaftungsprozess strukturiert.

2. Das anthropologische Quadrat der funktionalen Differenzierung

In der Perspektive der Analyse gesellschaftlicher Grenzregime ergibt sich, dass der Sachverhalt »diesseitig in einem biologischen Sinn lebendiger Mensch« als das Resultat eines historischen Institutionalisierungsprozesses zu verstehen ist. Der moderne Mensch wird im Rahmen einer vierfachen Abgrenzung begriffen, dem »anthropologischen Quadrat«. Dessen vierfache Differenzierung bezieht sich auf die Grenzen am Lebensanfang und am Lebensende sowie auf die Grenzen zwischen Mensch und Maschine bzw. zwischen Mensch und Tier.

2.1. Das anthropologische Quadrat

Die Institutionalisierung des diesseitig lebendigen Menschen hat sich im 18. Jahrhundert zunehmend durchgesetzt. Dabei ist es wichtig festzuhalten, dass es sich nicht um eindeutig fixierte Grenzziehungen handele, sondern von Anfang an um umkämpfte Grenzen. Das anthropologische Quadrat beschreibt keine festgezogenen Grenzen, sondern legt die Dimensionen fest, in denen die Grenzen des Menschlich-Lebendigen gezogen und bestritten werden. Der Mensch ist ein diesseitig-lebendiges Wesen, das ab einem identifizierbaren Zeitpunkt für einen begrenzten Zeitraum lebt, das als lebendiges Wesen nicht mit dem Tier auf einer Stufe steht und keine Maschine ist. Andere Unterscheidungen werden für das allgemein verbindliche Verständnis des Menschen bedeutungslos, etwa die Differenz Mensch-Gott oder Mensch-Dämon usw. Die so verstandene anthropologische Differenz ist eine für die Moderne entscheidende Einrichtung, durch die die für die moderne Gesellschaft verbindlichen Grenzen des Sozialen gebildet werden.

Entscheidend für das moderne Individuum ist, dass es verkörpert ist. D. h., es ist ein natürliches Körperindividuum mit einem freien Willen, der es moralfähig und kulturell produktiv macht. Diese dreifache Bestimmung ist nicht als ein universelles Merkmal zu verstehen. Um das zu plausibilisieren, führe ich ein ausführliches Zitat aus der Ethnographie des Ethnologen und Missionars Maurice Leenhardt an, der ca. 25 Jahre auf Neukaledonien verbracht hat.

> Als ich einmal den im Denken der Kanaken, die ich lange Jahre unterrichtet hatte, erreichten Fortschritt ermessen wollte, wagte ich eine Suggestivfrage:
> – Im großen und ganzen ist es doch die Vorstellung vom Geist, die wir in euer Denken getragen haben?
> Und er erwiderte:
> – Der Geist? Bah! Ihr habt uns nicht den Geist gebracht. Wir kannten schon das Vorhandensein des Geistes. Wir verfahren nach dem Geist. Aber was ihr uns gebracht habt, das ist der Körper.« (Leenhardt 1947/1983: 215f)

Dieser Dialog bezieht sich darauf, wie die Person in Neukaledonien verstanden und gelebt wird bzw. wurde. Leenhardt zufolge gab es auf Neukaledonien vor der französischen Missionierung und Beschulung keine individuelle Person in einem modernen Verständnis. Vielmehr waren die leiblichen Akteure in ein Geflecht von Beziehungen eingebunden, in dem nicht Einzelne miteinander in Kontakt traten, sondern Replikate von Gruppenelementen,die mit den Replikaten von anderen Gruppen in Beziehung traten. Die Gruppe der Vettern steht etwa mit der Gruppe der Basen in einer durch die Gruppenzugehörigkeit definierten Beziehung. Demzufolge identifizieren sich leibliche Akteure mit der Struktur von Beziehungen, in die sie durch ihre Gruppenzugehörigkeit gehören.

Diese Ordnung erfährt einen dramatischen Wandel durch Missionierung und Beschulung, d. h. die Konfrontation mit einem modernen Wissen über die kontinuierlich dreidimensionale Ausdehnung des Raums, die Ordnung der messbaren Zeit und damit zusammenhängend über den europäisch-natürlichen dreidimensional ausgedehnten Körper. Das neue Wissen eröffnet für leibliche Akteure eine neue Identifikationsmöglichkeit. Statt die leiblichen Vollzüge als Vollzüge von dauernden Beziehungen zu erleben (Dividualisierung), können sie nun als Vollzüge eines individuellen Körpers erlebt werden (Individualisierung). Wenn leibliche Akteure beginnen, sich mit ihrem Körper zu identifizieren, identifizieren sie sich bzw. werden identifiziert mit einem isolierten Gegenstand im Raum. Damit geht die Möglichkeit verloren, sich als

Teil von Beziehungen zu erleben. Vielmehr werden die leiblichen Akteure zu solchen, die einen Körper haben und deshalb ein Individuum sind. Leenhardt (1947/1983, Kap. 11) zufolge war die Identifikation mit dem dreidimensional ausgedehnten Körper, der isoliert eine Stelle im Raum einnimmt, die Bedingung der Individualisierung leiblicher Operatoren auf Neukaledonien. In seiner Analyse beschreibt Leenhardt den Übergang von einer dividualisierenden Vergesellschaftung, die die Beziehungen unter Einschluss der Verstorbenen und anderer Geister zentral stellt, zu einer individualisierenden Vergesellschaftung, die zunehmend auf die lebenden Menschen beschränkt wird.

Im Anschluss an Leenhardts Darstellung lässt sich annehmen, dass man nicht davon ausgehen kann, dass ein leibliches Selbst grundsätzlich ein verkörpertes Selbst ist. Vielmehr ist davon ausgehen, dass die Verkörperung des Selbst das Ergebnis eines Prozesses ist, dessen Phasen und Impulse sich beschreiben lassen.

Von dieser Einsicht ausgehend formuliere ich eine Hypothese für die sich entwickelnde europäische Moderne. Es ist plausibel anzunehmen, dass das vormoderne Europa in einer vergleichbaren Weise durch Dividualisierung gekennzeichnet war, die durch eine langwierige Institutionalisierung der Individualisierung abgelöst wird.

Bei der Entwicklung des Rechts lässt sich etwa um 1200 eine Veränderung ausmachen. Das bis dahin existierende Recht setzte primär Gruppen miteinander in Beziehung, die miteinander einen Ausgleich finden mussten. Individuelle Schuld gab es nicht, sondern nur die Verpflichtung zum Ausgleich (Achter 1951). Im 13. Jahrhundert setzt dann ein Schritt in Richtung Individualisierung ein. Dieser Prozess basiert u. a. auf der militärischen Konkurrenz zwischen den Territorialherren, in dem sich zunehmend größere Territorialherrschaften durchsetzen. Die Territorialherren können gestützt auf ihre Gewaltmittel Recht setzen und dieses Recht kann durch Richter durchgesetzt werden. Hiermit wurde der Sachverhalt, individueller Schuld, die durch einen Richter festgestellt wird, in das säkulare Rechte eingeführt (Achter 1951). Zeitlich parallel entwickelt sich eine weitere individualisierende Dynamik. Die sich entwickelnden Territorialherrschaften werden von der Kirche organisatorisch darin unterstützt, die Untertanen als Individuen aus der Familie herauszulösen.

Der Akt Namensgebung und die Inklusion in die Gemeinschaft war zuvor Sache der Familie, d. h. Sache der freien Herren. Diese mussten die Neugeborenen als Glied der Familie anerkennen (Grimm Rechtsalterthümer, 455). Dies war in der Regel damit verbunden, dass die Kinder auch einen Namen erhielten. Neugeborene, die noch keinen Namen hatten, waren den Ungeborenen gleichgestellt (Meyer 2013, 98ff.). Sie existierten noch nicht innerhalb des Rechts, konnten deshalb auch nicht erben und ihre Tötung war innerhalb des Familienzusammenhangs wahrscheinlich erlaubt. Zumindest die ältere Rechtsgeschichtsschreibung geht davon aus, dass der freie Herr das Neugeborene aussetzen konnte (Grimm Rechtsalterthümer, 455) und einigen germanischen Rechten, etwa dem friesischen Recht, zufolge konnte die Mutter das Neugeborene bußfrei töten. Ein fränkisches Bußbuch macht dabei die Einschränkung, dass die Mutter dem Neugeborenen noch nicht die Brust gegeben und damit angenommen haben dürfe (Meyer 2013, 101). Damit war die Bildung der Identität bestimmt durch die Zugehörigkeit zu einer Gruppe. Die Rechtsstellung hing von der Position und Funktion innerhalb der Gemeinschaft ab und war sehr stark bestimmt durch die körperliche Leistungsfähigkeit. Diese Form der Integration in die Gruppe entspricht einer dividualisierenden Struktur. Ein jeweiliges leibliches Selbst ist identifiziert mit den Bindungen in die Familiengruppe und den sich daraus ergebenden Verpflichtungen.

Diese Form von Identität wurde durch die Einführung des Sakraments der Taufe als Beginn der Rechtsfähigkeit in Frage gestellt. Der grundsätzliche Gehalt dieser Neuerung wurde bereits im frühen Mittelalter herausgearbeitet. Durch die Taufe war vorgeschrieben, dass jedes Neugeborene seinen Namen im Rahmen der Taufe erhalten soll. Erst dadurch würde es zu einem vollgültigen Mitglied der christlichen Gemeinschaft. Das Neugeborene ist also einerseits Kind seiner Eltern, andererseits ist es aber erst dann wirklich ein lebendes Kind, wenn es getauft ist. Erste Ansätze die Taufe allgemein verbindlich durchzusetzen gab es bereits unter Karl dem Großen und unter dem englischen König Ine (688–726). Sie erließen Bußnormen, die es unter strenge Strafen stellten, wenn Väter ihre Neugeborenen nicht taufen ließen (Meyer 2013, 102).

Von Seiten der Kirche und damit im gesamten Gebiet der katholischen Christenheit wurde die Taufpflicht für Neugeborene im Rahmen der Beschlüsse des vierten Laterankonzils 1215 nicht nur festgeschrieben, sondern es wurde zugleich festgelegt, dass der Priester, der dem Kind das Taufsakrament gespendet hat, die Taufe auch dokumentieren soll durch einen Eintrag in das Taufbuch. Damit wird ein neuer Kontrollmechanismus erfunden, um die Taufe praktisch durchzusetzen. Die dokumentierte Taufe macht aus einem Neugeborenen ein anerkanntes Glied der christlichen Gemeinschaft, welches soweit in diese integriert ist, dass es auf eine christliche Weise sterben, d. h., beerdigt werden kann. Die sich entwickelnden Territorialherren erhielten auf diese Weise zumindest im Ansatz Untertanenindividuen.

Die Individualisierung bezog sich zunächst auf die Seele, die durch die Taufe in ein Verhältnis zu Gott gesetzt wurde. Die Seelenindividuen waren allerdings noch in übergreifende Zusammenhänge eingebunden. Sie standen in einem unmittelbaren Verhältnis zu Gott, durch den sie an eine bestimmte Position in Relation zu anderen gestellt waren. Seelenindividualität war eine Individualisierung im Ansatz. Die entscheidende Radikalisierung des Individualitätsverständnisses erfolgte erst, als das Individuum als ein rein verkörpertes Individuum begriffen wurde (vgl. Lindemann – i.V.). Mit der Institutionalisierung des diesseitigen menschlichen Körperindividuums, die sich im 18. Jahrhundert vollzogen hat, ist es zur Grundbedingung der Vergesellschaftung geworden, dass alle Menschen soziale Personen sind – aber auch nur diese –, dass es keine Jenseitsakteure gibt, die in einem allgemein anerkannten Sinn Akteure seien, dass der Mensch ein diesseitiges Wesen ist, dessen freier Wille im Körper steckt und nicht mehr durch den Bezug auf eine unsterbliche Seele verbürgt wird.

Die stratifizierte Ordnung der europäischen Vormoderne zeichnet sich durch zwei Merkmale aus. Wie an anderer Stelle gezeigt, wird die Grenze zwischen Personen und anderen Wesen nicht anhand der Unterscheidung lebender Mensch – anderes getroffen (Lindemann 2009; 2014; i.V). Vielmehr können auch Dämonen und Tiere situativ als soziale Personen anerkannt werden. Es gab also kein sachliches translokal und überzeitlich gültiges Kriterium, anhand dessen zwischen Personen und Nichtpersonen unterschieden wurde. Weiterhin können die Seelenindividuen nicht vollständig als Individuen begriffen werden, denn sie sind eingeordnet in die Beziehung zu Gott, durch den sie an eine bestimmte soziale Position gestellt sind, die sie in beziehungsorientierte Verpflichtungen bindet. Das Seelenindividuum ist nicht durch den Bezug zu sich als einem individuellem Selbst definiert, sondern es ist als individuelles Selbst definiert durch seine Verpflichtungen gegenüber Gott und denjenigen, zu denen Gott das Selbst in ein Verhältnis gesetzt hat.

Dieses Verständnis der Moderne fügt dem von Durkheim und Luhmann entwickelten eine wichtige Nuance hinzu. Diese setzen ein menschliches Körperindividuum sozusagen als Leib-Seele-Einheit voraus (vgl. Teubner 2006) und fragen danach, wie dieses aus übergreifenden Zusammenhängen herausgelöst wurde. Statt das Körperindividuum vorauszusetzen, muss man Individualisierung als etwas verstehen, dass leibliche Selbste durch diesseitige Verkörperung erfahren. Für Durkheim (1950/1999) und Luhmann (1965) steht die normativ abgestützte Individualisierung im Mittelpunkt, durch die der Mensch aus sozialen Zusammenhängen herausgelöst wird und damit frei wird, sich gemäß unterschiedlicher Sachlogiken zu vergesellschaften. Dies wird nun ersetzt durch die Annahme der diesseitigen Verkörperung. Nicht die individuelle Persönlichkeit oder die handelnde sakralisierte Person, sondern das menschliche Individuum als diesseitig lebendiges, als verkörpertes Individuum bildet den kognitiv-normativen Bezugspunkt für die gesellschaftliche Ordnung der Moderne. Dieser Aspekt erweist sich gerade für die Behandlung bioethischer Fragen als relevant.

2.2 Funktionale Differenzierung

Zwischen der neuen Form der Grenzziehung und der Entwicklung zur funktionalen Differenzierung gibt es einen wechselseitigen Bedingungszusammenhang. Dieser stellt sich für die moderne Gesellschaft folgendermaßen dar. Der diesseitig lebendige Mensch und die Menschenrechte bildeten einen Institutionenkomplex, an dem sich die Praxis der Unterscheidung soziale Person / anderes orientiert. Zugleich bildet dieser Institutionenkomplex die strukturelle Bedingung der modernen Differenzierungsform, der funktionalen Differenzierung. Ebenso scheint umgekehrt der Institutionenkomplex Mensch / Menschenrechte nicht ohne funktionale Differenzierung bestehen zu können.

Als institutionalisierte Einheiten gelten lebende Menschen in gleicher Weise als Elemente der modernen Gesellschaft. Da diese Elemente als solche ohne ständische, transzendente oder sonstige Bindungen sich in gleicher Weise aufeinander beziehen könnten, können sie in gleicher Weise für beliebige Interaktionen – im Prinzip weltweit – mobilisiert werden. Die Durchsetzung des Institutionenkomplexes Mensch / Menschenrechte eröffnet somit die Chance zu einer Mobilisierung der Elemente des Sozialen, die eine Form gesellschaftlicher Differenzierung ermöglicht, welche sich an der Sachlogik unterschiedlicher funktionaler Bereiche orientiert.

Der Unterschied zu Luhmann wird deutlich, wenn es um das Zugehörigkeitskriterium selbst geht. Dessen Spezifität liegt darin, dass es zwar gesellschaftlich erzeugt ist, aber letztlich als ein unpolitisch genau genommen sogar als ungesellschaftlich geltendes Kriterium funktioniert. Es geht einzig darum, ob bei einem menschlichen Körper der Vollzug einer inneren Zweckmäßigkeit, nämlich der Vollzug des eigenen Lebens, beobachtet werden kann (Lindemann 2002; 2003). Ein menschlicher Körper ist solange eine soziale Person, wie er sich in einer triadischen Konstellation als ein lebendiger Körper zeigen kann.

Mit der Frage des Kriteriums der Zuerkennung des Status einer sozialen Person ist aber noch nicht die Frage beantwortet, ob einer solchen auch Menschenwürde zukommt. Die Unterscheidung zwischen sozialen Personen und anderen Entitäten ist ein Problem, dessen Lösung die Grundlage jeder Form von Vergesellschaftung bildet. Nur in der Moderne nimmt diese Grenzziehung die Form an, dass sie anhand der Unterscheidung lebender Mensch anderes erfolgt. Nun stellt sich die Frage, ob den sozialen Personen der funktional differenzierten Gesellschaft Würde zukommt.

Diese Frage lässt sich mit Bezug auf die doppelte kommunikative Referenz auf den Menschen beantworten. Soziale Personen werden einmal als Mensch adressiert und zum anderen gemäß der Zwecksetzungen und der Sachlogik eines Funktionsbereichs. Damit der Mensch kontinuierlich für beliebige Kommunikationen adressierbar bleibt, muss es ausgeschlossen werden, dass er von der Sachlogik eines einzelnen Funktionsbereichs vollständig vereinnahmt wird. Diese Argumentation ähnelt derjenigen Durkheims und Luhmanns. Durkheim (1950/1999) hatte es als notwendig erachtet, dass das Individuum vor der Vereinnahmung durch einzelne Sekundärgruppen bewahrt wird. Dabei war die Vereinnahmung durch konkrete Personengruppen gemeint. Luhmann fasst das Argument abstrakter, wenn er auf die Gefahr abhebt, dass der gesamte Erlebnishorizont eines Menschen durch die Sachlogik eines Funktionsbereichs besetzt werden könne, dass der Mensch aber letztlich jede Systembildung transzendiere. Mit Bezug auf die formale Charakteristik des triadisch strukturierten Vergesellschaftungsprozesses lässt sich das Problem so beschreiben. Ego-Alter-Tertius beziehen sich in konkreten Kommunikationen so aufeinander, dass sie einander gemäß der Relevanzen und Zwecksetzungen eines funktionalen Teilbereichs behandeln; d. h., sie behandeln einander etwa als Handelspartner, von denen Leistungen bzw. Zahlungen zu erwarten sind, oder als Arzt und Patient, die voneinander erwarten, dass kranke Körper zum Heilungshandeln auffordern usw. In jede dieser Kommunikationen muss zugleich eine Grenze eingebaut werden, denn keine dieser Kommunikationen darf den Erlebnishorizont der Beteiligten vollständig vereinnahmen. Da Luhmann sich auf eine Theorie der Würde festgelegt hat, die auf Selbstdarstellungsleistungen abhebt, kann er nicht mehr sehen, dass die soziologische Forschung an diesem Punkt einen Sachverhalt freilegt, der von der Sache mit der Kantischen Würdeformel eine enge Verwandtschaft aufweist.

Der Doppelbezug auf den Menschen, der in der Kommunikation funktional differenzierter Gesellschaften zufolge immer vorhanden sein muss, weist eine normative Strukturvorgabe auf. Die Beteiligten dürfen sich nicht nur anhand aktueller funktionsgebundener Zwecksetzungen aufeinander beziehen, sondern müssen immer zugleich anerkennen, dass das Gegenüber ein Mensch ist, der als solcher in beliebige andere Kommunikationen involviert sein kann. Diese jedem kommunikativen Vollzug immanente Grenze weist eine Ähnlichkeit mit dem Objektivierungsverbot auf, das Kant im kategorischen Imperativ formuliert. Der diesseitige Mensch wird in der funktional differenzierten Gesellschaft zu einer alle Einzelzwecke übersteigenden Größe, weil er die Bedingung der Ausdifferenzierung einzelner Zweckordnungen ist. Insofern kann der Mensch unter den Bedingungen funktionaler Differenzierung nicht zu einem Zweck unter anderem werden. Vielmehr ist der Mensch selbst als der Zweck der kommunikativen Ordnung insgesamt zu verstehen; denn der Mensch bzw. die Menschheit bildet die stets zu reproduzierende Bedingung funktionaler Differenzierung. Diesen Sachverhalt bezeichne ich mit dem Wort Menschenwürde. Jeder sozialen Person der funktional differenzierten Gesellschaft kommt Menschenwürde zu, insofern sie ein Mensch ist. Eine menschliche soziale Person ist ein Glied einer aus prinzipiell gleichartigen Individuen bestehenden Menschheit. Da jeder sozialen Person in diesem Sinn Würde zukommt, ist das Kriterium für die Zuerkennung von Würde das gleiche wie das Kriterium für die Zuerkennung des Status der sozialen Person. Es reicht aus, in einem gesellschaftlich anerkannten Sinn ein lebendiger Körper zu sein.

Der Bezug auf den lebendigen Körper als entscheidendes Kriterium der Zugehörigkeit zum Kreis sozialer Personen und zum Kreis derjenigen, denen menschliche Würde zukommt, ist empirisch belegt. Gesellschaftstheoretisch kann man aber auch die Frage stellen, ob hierin eine strukturelle Notwendigkeit funktionaler Differenzierung liegt. D. h., erlaubt es, diese soziologische Theorie menschlicher Würde Gründe dafür anzugeben, warum menschliche Würde nicht an personale Leistungen gebunden ist? Hier kann folgende Überlegung weiterhelfen. Leistungen werden in einer funktional differenzierten Gesellschaft in spezialisierten Teilbereichen erbracht. Wissen wird in der Wissenschaft erzeugt, Krankenbehandlung in der Medizin, verbindliche Entscheidungen in der Politik, Güter und geldwerte Dienstleistungen in der Wirtschaft usw. Diese Leistungserbringung ist jeweils an eine bestimmte Logik der Interaktion bzw. Kommunikation gebunden. Solche Leistungen erscheinen, wenn sie als Leistungen einem Individuum zugerechnet werden, als personale Leistungen. Solche Zurechnungen als personale Leistungen gelten etwa für das Wirtschaftssystem, in dem Nutzenorientierung und eine rational kalkulierende Stellungnahme zu sich und zu anderen gefordert wird. Ähnliche Modi des Rational-zu-sich-Stellungnehmens werden auch in der Politik gefordert.

Wenn man einen derart anspruchsvollen personalen Vollzug zum Kriterium für die Anerkennung als soziale Person einführt, wird ein leistungsgebundenes Kriterium institutionalisiert, das zwar für die Ausdifferenzierung eines Funktionsbereichs relevant ist, bzw. vielleicht in abstrakter Form als Bedingung einiger Funktionsbereiche gelten kann. Es ist aber unwahrscheinlich, dass solche anspruchsvollen Kriterien alle Funktionsbereiche umfassen. Der zentrale Grund hierfür ist die Offenheit funktionaler Differenzierung. Auch Luhmann geht davon aus, dass es nicht möglich ist, einen festen Satz von Funktionen festzulegen, die in einer funktional differenzierten Gesellschaft erfüllt sein müssen. Vielmehr können sich immer neue Funktionen und entsprechende Teilbereiche ausdifferenzieren. Der Prozess funktionaler Differenzierung ist prinzipiell als ein offener Prozess zu denken. Mit der Einführung eines Kriteriums, das eine bestimmte Form personaler Existenz voraussetzt, wird diese Offenheit gefährdet.

Die Institutionalisierung eines anspruchsvolleren Kriteriums – also etwa der Rekurs auf den aktuellen Vollzug anspruchsvoller personaler Eigenschaften (wie z. B. selbstbewusst zu sich Stellung zu nehmen, Vernünftigkeit, intentional zu handeln) – wäre für eine moderne Gesellschaft problematisch und aller Wahrscheinlichkeit nach dysfunktional. Um sich die Probleme zu vergegenwärtigen, ist es sinnvoll ein Gedankenexperiment durchzuführen. Wenn das aktuelle Kriterium der Zuerkennung des Status einer sozialen Person, nämlich lebendig zu sein, durch das Kriterium ersetzt würde, aktuell die Fähigkeit zu zeigen, rational zu sich Stellung zu nehmen und intentional handeln zu können, müssten alle diejenigen, die diese Merkmale nicht aufwiesen, aus dem Kreis der Personen ausgeschlossen werden. Dies müsste politisch-rechtlich in der gleichen Weise strikt durchgesetzt werden, wie gegenwärtig die Gültigkeit des Kriteriums lebendiger Körper.

Darüber hinaus müssten solche gesellschaftlichen Bereiche, in denen es geradezu geboten ist, sich von einer äußeren Gewalt überwältigen zu lassen, ohne dazu rational Stellung zu nehmen, negativ sanktioniert werden. Wenn einem Körper der Personenstatus und damit Würde nur zukommt, insofern er das Niveau personaler Leistung erfüllt, muss die Ausdifferenzierung von Funktionsbereichen, in denen dieses Niveau systematisch unterschritten wird, als eine Verletzung menschlicher Würde gelten. Unter solchen Bedingungen müsste die Ausdifferenzierung etwa des Funktionsbereichs Religion durch den politisch-rechtlichen Bereich negativ sanktioniert werden. D. h., der Prozess der Ausdifferenzierung unterschiedlicher Funktionsbereiche müsste unter politische Kontrolle gestellt werden. Denn es müsste verhindert werden, dass sich Bereiche herausbilden, deren kommunikativer Logik es widerspräche, dass Akteure sich als rational zu sich Stellungnehmende begreifen. Damit wäre der Prozess gesellschaftlicher Differenzierung partiell blockiert. Ein solcher Vorgang wäre für die moderne Gesellschaft dysfunktional. Gläubige Menschen, deren Leben dem eigenen Selbstverständnis nach durch eine Offenbarung bestimmt wird, wären entweder als pathologische Fälle einzustufen, denen im strengen Sinn kein Personenstatus und keine Würde mehr zukommen kann.

Die von mir vorgeschlagene Theorie menschlicher Würde kann also darlegen, warum menschliche Würde nicht an personale Leistungen gebunden ist. Leistungen werden in der Moderne in spezialisierten Teilbereichen erbracht. Wissen wird in der Wissenschaft erzeugt, Krankenbehandlung in der Medizin, verbindliche Entscheidungen in der Politik usw. Menschenwürde ist die institutionelle Garantie dafür, dass der Mensch von solchen Leistungsanforderungen nicht vereinnahmt wird. Nur unter dieser Voraussetzung wird die Offenheit des Differenzierungsprozesses dauerhaft gewährleistet.

Freiheit lässt sich ebenso als funktionales Erfordernis moderner Gesellschaften verstehen. Sie bezeichnet den Anspruch, sich im Prinzip in alle Kommunikationen funktionaler Teilbereiche involvieren zu können. Die einzige Vorbedingung besteht darin, die Erfordernisse, die durch die Sachlogik des jeweiligen Teilbereichs vorgegebenen Erfordernisse erfüllen zu können. An der Wirtschaft kann jeder teilnehmen, sofern er/sie etwas zu verkaufen hat oder etwas kaufen kann. An der Wissenschaft kann jeder teilnehmen, sofern er/sie die erforderlichen Qualifikationen mitbringt. An der Medizin kann jeder teilnehmen, wenn er/sie krank oder heilbefugt im Sinne des Systems ist usw.

Diese Theorie menschlicher Würde und Freiheit erweitert das Szenario für mögliche Selbstgefährdungen funktionaler Differenzierung. Durkheim (1950/1999) folgte noch einem grundsätzlichen Optimismus bezogen auf die historische Entwicklung. Luhmann (1995) thematisiert vor allem die Selbstgefährdung funktionaler Differenzierung durch das politische System. Wenn man die Offenheit funktionaler Differenzierung und die Würde des Menschen als eines biologisch-lebendigen Wesens in den Mittelpunkt stellt, wird auch die Gefährdung etwa durch eine liberal-ökonomische oder szientifische Orientierung deutlich. Denn auch wenn ein anspruchsvoller personaler Vollzug zum Kriterium für die Zugehörigkeit zum Kreis sozialer Personen gemacht wird, gefährdet dies die Offenheit funktionaler Differenzierung.

3. Das anthropologische Quadrat und die Speziesfrage

Für die Diskussion der Speziesfrage ist vor allem die Mensch-Tier-Grenze des anthropologischen Quadrats von Bedeutung. Dass es sich hierbei um eine moderne Grenzziehung handelt, mag vielleicht nicht auf den ersten Blick einleuchten wird aber verständlich, wenn man sich vergegenwärtigt, wie in der europäischen Vormoderne zwischen Menschen und Tieren unterschieden wurde. Die moderne Grenzziehung beinhaltet, dass die Mensch-Tier-Grenze zugleich die Grenze zwischen sozialen Personen und anderen Wesen meint. Dies trifft auf die Mensch-Tier-Grenze der europäischen Vormoderne nicht in dieser Weise zu. Die Entwicklung des vormodernen europäischen Rechts zeigt eine Entwicklung, die von einem Recht ausgeht, das auf Ausgleich zwischen Familienverbänden angelegt war. In diesem Recht hatten primär die freien Herren Zugang zum Recht. Sie waren verpflichtet, einen Ausgleich herzustellen. Die unfreien lebendigen Entitäten (Knechte, Mägde, Schweine Rinder usw.) hatten keinen direkten Zugang zum Recht, ihre Schädigung erforderte aber einen Ausgleich. Dieser war geringer als der Ausgleich, der für die Schädigung eines freien Herren zu zahlen war, aber auch die Schädigung der unfreien lebendigen Entitäten war ausgleichspflichtig. Der abgehauene Arm eines Herrn war mit einer höheren Summe auszugleichen als ein abgehauener Knechtsarm oder ein Schweinebein. Im Ausgleichsprinzip liegt keine Personalisierung von Tieren, sondern eher eine Gleichstellung von unfreien Tieren und Menschen auf einem nichtpersonalen Status (Schumann 2009,

206 ff.). Im dreizehnten Jahrhundert setzte die Ethisierung des Rechts ein. Es ging nicht mehr um den Ausgleich, sondern um die Bestrafung des Täters. Diese Veränderung dokumentierte sich in der Entstehung des Strafrechts (s. o., Achter 1951). Letzteres hob darauf ab, dass die Tat, die aus einem bösen Willen heraus begangen worden war, von einem Richter als solche erkannt und bestraft werden sollte.

3.1 *Der Mensch in der großen Kette der Wesen*

Die auf den individuellen Willen abhebende Rechtsentwicklung erfolgte zeitgleich mit der ersten Welle der organisatorischen Durchsetzung der Taufpflicht (Viertes Laterankonzil 1215). Dies war ein erster Schritt auf dem Weg, die individuelle Seele aus dem Familienzusammenhang zu isolieren (Lindemann i.V.). Es finden also zeitgleich zwei Organisationsleistungen statt, die eine zweifache Unterscheidung in der Sozialdimension wirksam werden lassen. Beide Unterscheidungen waren in der zuvor vorhandenen Ordnung des Rechts nicht relevant gewesen: nämlich einerseits die Unterscheidung zwischen tauffähigen Seelen und anderen Gliedern des Familienzusammenhangs und andererseits die Unterscheidung zwischen schuldfähigen Entitäten und solchen Entitäten, die eine Wirkung haben, ohne dass ein zu bestrafender böser Wille unterstellt werden kann. Die erste Unterscheidung wurde mit der Differenz menschliche versus andere Glieder des Familienzusammenhangs identifiziert. Für die Taufe kamen nur die neugeborenen Menschen in Betracht. Die übergreifende Legitimationstheorie, aus der sich diese Konsequenz ergab, wurde von Lovejoy in seinem Buch »Die große Kette der Wesen« (Lovejoy 1936/1993) analysiert. Diese Theorie ordnete alle Wesen gemäß dem Grad ihrer Vollkommenheit bzw. ihrer hierarchisch geordneten Nähe bzw. Ferne zu Gott ein. Die Besonderheit des Menschen in dieser Kette bestand darin, dass er ein vernünftiges Wesen ist und zugleich seine Bestimmung nicht festgelegt ist (Lovejoy 1936/1993, 127). Er kann selbst zwischen Gut und Böse unterscheiden. Er kann sich von Gott entfernen oder sich ihm nähern. Deshalb steht auf der Erde wegen der Menschen »der Erfolg des göttlichen Schöpfungsplans auf dem Spiel« (Lovejoy 1936/1993, 127).

Die jenseitsbezogene Gleichbehandlung der Christenmenschen darf allerdings nicht darüber hinwegtäuschen, dass es noch kein einheitliches Menschengeschlecht gab. Es waren alle Wesen in einer hierarchisch strukturierten Kette miteinander verbunden, weshalb es auch kein einheitliches Menschengeschlecht gab, sondern Menschen mit unterschiedlichen Positionen mit Bezug auf den Grad ihrer Annäherung an Vollkommenheit. In dieser Weise unterschieden sich Männer und Frauen, sowie Bewohner der verschiedenen Erdgegenden – sie alle waren verschieden hinsichtlich ihres Grades der Annäherung an die Vollendung. Entsprechend musste es auch Wesen geben, die irgendwie den Menschen ähneln, aber deren Position in der Kette der Wesen dennoch soweit von Gott entfernt war, dass sie nicht getauft werden konnten. Hierzu wären etwa die »Rassen des Plinius« (Prosperi 2007, 188) zu zählen, die sich durch ihre Monströsität auszeichnen würden.

Die Tauffähigkeit wurde einerseits außereuropäisch und andererseits innereuropäisch problematisiert. Außereuropäisch rechneten etwa die spanischen Eroberer Amerikas damit, den monströsen Rassen zu begegnen. Innereuropäisch wurde – getragen von den Missionsorden – die Monstren in den Bäuchen der Schwangeren vermutet. Verstärkt durch die innereuropäische Rückwirkung der Mission in den Amerikas wurde deshalb in die Organisationspraxis der Taufe auch eine Prüfung einbezogen, ob es sich bei dem potentiellen Täufling überhaupt um einen Menschen mit einer tauffähigen Seele handelte. Die Prüfung bestand aus einer Begutachtung auf die körperliche Vollständigkeit des Kindes. D. h., das Kind sollte in seiner Gestalt wohlgeformt, d. h. kein Monstrum, sein, sonst konnte es nicht in die Christengemeinschaft aufgenommen werden. Es wurde ausgestoßen und getötet (Prosperi 2007, 193).

Auch für die getauften Christenmenschen galt, dass sie im Rahmen der Theorie der Kette der Wesen in eine legitime hierarchische Ordnung eingefügt waren im Sinne der ständischen Hierarchie bzw. im Sinne der Hierarchie zwischen Männern und Frauen. Dennoch wurde aber allen Seelen im christlichen Europa ausreichend Vernunft zuerkannt, um getauft werden zu können. Die Annahme der grundsätzlichen Gleichheit der Christenmenschen ist auch die praktische Bedingung der Möglichkeit für das sich entwickelnde Strafrecht. Damit entsteht im Recht des christlichen Europa eine Spannung zwischen dem Prinzip der ausgleichenden Buße und der Annahme der Gleichheit aller Seelenindividuen mit einem freien Willen, der sich auch zum Bösen entschließen kann. Mit Bezug auf diese Spannung entwickelte sich im säkularen Strafrecht eine semantische Unsicherheit. Das alte Recht unterschied zwischen Freien und Unfreien. Zugang zum Recht haben nur diejenigen, die einen Status als Freie haben. Nur sie sind für einen Ausgleich verantwortlich. Das neue aus dem Christentum stammende Verständnis von Freiheit spricht diese sowohl denjenigen zu, deren sozialer Status sie zu den Freien rechnet, als auch denjenigen, die im Sinne des Status unfrei sind. Beide Gruppen erhalten Zugang zum Recht, denn beide gelten im Sinne des neuen Freiheitsverständnisses als frei und deshalb als fähig aus einem bösen Willen heraus eine Straftat zu begehen. Dies führt zu der Frage, was es mit denjenigen auf sich hat, die den Status der Unfreien haben: Sollen nur die unfreien menschlichen Entitäten individuell strafrechtlich verantwortlich sein oder soll dies auch für die unfreien Tiere gelten? Im Verlauf des 13. Jahrhunderts bis in das 17. Jahrhundert hinein entstehen Dokumente, die auf eine entsprechende Unsicherheit hinweisen. Es handelt sich um Darstellungen von Strafverfahren gegen Tiere und zwar sowohl im säkularen Strafrecht als auch im Kirchenrecht.

Mit der Durchsetzung des verkörperten Menschen im 18. Jahrhundert, dessen freier Wille, ihn rational moralfähig und kulturell schöpferisch macht, entsteht eine neue Grenze zwischen Mensch und Tier. Als kulturschaffendes, moralfähiges und natürliches Wesen gerät der Mensch in die Position einer »empirisch-transzendentalen Doublette« (Foucault 1966/1978, 388). Denn er ist der Schöpfer kultureller und moralischer Ordnungen und zugleich sind diese Ordnungen und der Mensch als natürliches Wesen der Gegenstand empirischer Forschung. Das neue Verständnis des Menschen schafft neue Grenzprobleme. Gemäß der Theorie der großen Kette der Wesen grenzten die menschlichen Seelenindividuen einerseits an die Tiere, die zwar auch eine Seele hatten, aber keine vernünftigen Geistwesen waren, andererseits grenzten die Seelenindividuen an die reinen Geistwesen (Lovejoy 1936/1993, 101 f.), seien diese nun gut, wie die Engel, oder böse, wie die Teufel. Die letztere Unterscheidung wurde im Übergang zur Moderne irrelevant, um die Stellung des Menschen zu begreifen. Ab ca. 1800 ging es in allgemein anerkannter Weise zunehmend nur noch um die Differenzen des anthropologischen Quadrats: Ab wann beginnt das natürlich personale Leben? Wann endet es? Wie unterscheidet sich der Mensch vom Tier bzw. von der Maschine?

3.2 *Die Dramatisierungen der Tier-Mensch-Grenze*

Mit Bezug auf die Differenz zwischen Mensch und Tier entstand eine Debatte darum, wie dieser Unterschied zu begreifen sei bzw., ob er tatsächlich als ein grundsätzlicher Unterschied zu begreifen wäre. Im Mittelpunkt stand dabei seit der zweiten Hälfte des 19. Jahrhunderts die Auseinandersetzung um Darwins Werk. Dabei ging es zentral um die Frage, ob nicht die Moralfähigkeit des Menschen grob missverstanden wäre, wenn der Mensch im Darwinschen Sinne als ein durch die Evolution entstandenes rein natürliches Wesen begriffen werden muss. Darwin selbst räumte der Moralfähigkeit eine besondere Bedeutung bei der Unterscheidung zwischen Menschen und Tieren ein, besteht aber darauf, dass auch diese als ein Ergebnis der natürlichen Evolution zu begreifen sei (Darwin 1871, Bd. 2, 345).

Trotz ihrer Unüberschreitbarkeit gibt es eine Ähnlichkeit zwischen der Grenze Mensch/Tier und den Grenzen am Lebensanfang und am Lebensende. Es handelt sich nicht um eine einmalig fixierte Grenze, vielmehr wird diese Grenze immer wieder diskursiv dramatisiert. In der diskursiven Dramatisierung lässt sich eine in sich widersprüchliche normative Struktur identifizieren, denn die Unterscheidung zwischen Mensch und Tier kann in zwei Richtungen problematisiert werden. Zum einen kann es heißen, dass Tiere wie Menschen sind, weshalb ihnen entsprechende Rechte zuerkannt werden müssen und zum anderen kann es heißen, dass Menschen wie Tiere sind, die sich zivilisieren müssen oder anders herum gedacht: Menschen können zu tierähnlichen Wesen gemacht werden. Aus beiden Orientierungen ergeben sich unterschiedliche normative Schlussfolgerungen.

1. Tiere sind wie Menschen bzw. es gibt zumindest einige Tiere, die wie Menschen sind.

   Wenn es Tiere gibt, die wie Menschen sind, müssen sie einen den Menschen ähnlichen normativen Status haben.
2. Menschen sind (noch) wie Tiere und müssen sich erst zu Menschen entwickeln bzw. Menschen können zu tierähnlichen Wesen gemacht werden.

Hier ergeben sich zwei unterschiedliche moralische Schlußfolgerungen:

a) Es muss verhindert werden, dass Menschen zu Tieren gemacht bzw. degradiert werden.
b) Wenn Menschen wie Tiere sind, bzw. solange sie sich in einem tierähnlichen Zustand befinden, erübrigt sich die Orientierung am Ethos der Menschenrechte. Dies gilt zumindest für diejenigen Menschengruppen, die (noch) wie Tiere sind.

Die erste Frage bezieht sich auf das Problem, ob höher entwickelte Tiere nicht auch die Fähigkeiten haben, die den Menschen zum Menschen machen. Dazu gehört der Werkzeuggebrauch bei Schimpansen, der relativ früh etwa von Köhler nachgewiesen wurde. Ob Affen die Fähigkeit besitzen, sprachliche Symbole zu verstehen und zu benutzen wird seit den 1960er Jahren diskutiert und erfreut sich auch großer medialer Beliebtheit. Für Frans de Waal (2015) finden sich Belege für moralisches Verhalten, das Darwin für den Menschen reservierte, bereits bei den Bonobos. Dies führte insgesamt zu der Forderung danach, auch großen Menschenaffen Menschenrechte zuzuerkennen (vgl. Cavalieri/Singer 1993/1996). Im Sinne dieser Forderungen sind auch konkrete Initiativen entstanden, in denen es darum geht, vor allem für die großen Menschenaffen juristisch einen Personenstatus durchzusetzen. Einen guten Überblick über diese Versuche bietet die Netzseite des »Great Ape Project«.

Die sich entwickelnde Biotechnologie hat zu einer Möglichkeit im Sinne von 2a) geführt, die Mensch-Tier-Grenze zu dramatisieren. Hier geht es um die Frage, ob Menschen zu Tieren werden, bzw. was es für die Frage der Tier-Mensch-Unterscheidung bedeutet, wenn Zellen oder Teile von tierischen Zellen zu Heilungszwecken in menschliches Gewebe bzw. Zellen eingebracht werden. In diesem Kontext werden Probleme wie die folgenden aufgeworfen: Ist ein Mensch, der eine Herzklappe aus Schweinegewebe hat, noch ein Mensch? Oder es geht hinsichtlich der Differenz Mensch-Tier, d. h., »hinsichtlich der Speziesproblematik« um die Vermischung des Erbgutes. Dies findet sich in der Schöpfung solcher »Lebewesen …, die durch Einbringung somatischer menschlicher Zellkerne in entkernte tierische Eizellen … die aufgrund der im Plasma verbleibenden mitochondrialen DNA dementsprechend einen geringen Anteil des tierischen Genoms aufweisen …« (Rothhaar 2016, Projektantrag, S. 4). Hier geht die Vermischung von menschlichem und tierischem Erbgut für einige soweit, dass auf diese Weise die Mensch-Tier-grenze in Frage gestellt wird. Ein Vorgang, den es auf jeden Fall zu verhindern gälte.

Insgesamt stellt es sich so dar, dass solche Technologien zwar zu intensiven Debatten führen, ohne dass dadurch die Tier-Mensch-Grenze ernsthaft in Frage gestellt würde. Die Funktion von Diskursen über die Differenzen von Menschen und Affen und deren Rechte bzw. um die Biotechnologie besteht eher darin, durch die dramatische Infragestellung die Bedeutung dieser Grenze zu aktualisieren.

Die Thematisierung der Mensch-Tier-Grenze im Sinne der Orientierung von 2b) prägte auch die Diskussion um das Verhältnis von Naturzustand und dem Grad von Zivilisation, den Menschengruppen erreicht haben. Danach entwickeln sich Menschen von einem den Tieren ähnlichen Naturzustand weg hin zu einem immer höher zivilisierten wahrhaft menschlichen Zustand. Dieses Verständnis wird von Edward B. Tylor in die Ethnologie eingeführt (Kroeber/Kluckholm 1952, 19). »Culture or Civilization, taken in its wide ethnographic sense is that complex whole which includes knowledge, belief, art, law, morals, custom, and any other capabilities and habits acquired by man as a member of society« (Tylor 1871, 1). Kultur in diesem Verständnis sei eine kollektive Schöpfung des Menschen, »die einer fortschreitenden Bewegung zur Vervollkommnung unterliegt« (Descola 2011, 121). In dieser Perspektive werden Gesellschaften daraufhin untersucht, wie sie sich vom Naturzustand entfernen und inwiefern ihre jeweiligen kulturellen Institutionen eine zunehmende Vervollkommnung zeigen.

Als am weitesten entwickelt begriffen sich im ausgehenden 18. und im 19. Jahrhundert die Europäer. Entsprechend fällt ihnen die Verantwortung zu, die Entwicklung der anderen zur Kultivierung fähigen Menschengruppen voranzutreiben. Der Göttinger Philosoph und Völkerkundler Christoph Meiners entwickelte in der zweiten Hälfte des 18. Jahrhunderts eine Anthropologie, in der er körperliche, moralische und auf die Sozialstruktur bezogene Merkmale unterschiedlicher Menschengruppen systematisch miteinander verglich und zu dem Ergebnis kam, dass es zwar im Prinzip eine einheitliche Menschheit gäbe, diese aber in sich heterogen wären, denn es gäbe »Stämme«, »Racen« und »Varietäten« (Meiners zit. nach Lotter 1987, 47). Die unterschiedlichen Stämme und Racen untersucht Meiners mit Bezug auf eine Reihe unterschiedlicher Vergleichshinsichten.

> Die Liste der Merkmale umfaßt bei Meiners etwa Körpergröße, Gliederbau, Beleibtheit, Körperkraft, körperliche Beweglichkeit, Schönheit von Körper und Gesicht, Farbe und Beschaffenheit der Haut, Haarwuchs, Kopf- bzw. Schädelform, Gesichtsausdruck, Form von Ohren, Stirn, Augen, ßackenknochcn, Nase, Mund, Lippen, Zähnen, Kinn, Hals, Schultern, Taille, Bauch, Hüfte, Geschlechtsorgan, Beinen, Füßen, schließlich Körperhaltung, Sinne, Gedächtnis, Einbildungskraft, Verstand, Anlagen für Kunst und Wissenschaft, Sprachbegabung, Neigungen und Triebe, Sittliches Gefühl, Gefühl für Ehre. (Lotter 1987, 47)

Bei seinen Vergleichen der Stämme und Racen der Menschen unter all diesen Gesichtspunkten kam Meiners zu dem Ergebnis, dass die Kelten und insbesondere die Germanen am höchsten entwickelt wären (Lotter 1987, 48). Demgegenüber nähmen die Völker mongolischen Ursprungs, dem zweiten großen Stamm der Menschheit, eher eine Position zwischen Mensch und Tier ein und ähneln vielfach mehr den Tieren als den zivilisierten Europäern (Lotter 1987, 50). Dies wird insbesondere an der schlechten Position deutlich, die den Frauen in diesen Menschengruppen aufgezwungen würde (Lotter 1987, 5).

Meiners systematisiert mit seiner Argumentation eine Position, die der Rechtfertigung der Sklaverei und der Kolonialherrschaft dient. Sie wurde zu seiner Zeit von einer Reihe von Autoren vertreten. »Von den in seinem Literaturverzeichnis erwähnten Autoren dürfte L. G. L. Buffon (gest. 1788) mit seiner weitverbreiteten ›Histoire Naturelle‹ (seit 1749) Meiners am ehesten beeinflusst haben. Trotz grundsätzlicher Ablehnung einer scharfen Rassentrennung und der Theorie der Polygenese hat Buffon bei seiner Unterscheidung der Menschenarten (Weiße, Neger, Lappen, Hottentotten) schon nachdrücklich physische Merkmale wie körperliehe Größe und Schönheit mit charakterlichen und geistigen Gaben verbunden. Neben Buffon wäre auch David Hume (gest. 1776) zu nennen, der schon 1754 vom konstanten Unterschied der Begabung bei verschiedenen Menschenrassen sprach. Schließlich könnten auch kein geringerer als Voltaire mit seinem ›Essay sur les moeur‹ und E. Lang mit den Thesen der ebenfalls weitverbreiteten ›History of Jamaica‹ Meiners beeinflusst haben, obwohl er diese Autoren nicht zitiert hat. Während Voltaire die Negersklaverei mit den von Natur aus verschiedenen Graden von Intelligenz und Charakter der Menschenrassen erklärte, gliederte Long die Menschheit in drei Arten, Weiße, Neger und Orang-Utans (sic!), wobei die Neger letzteren näher stünden als den Weißen.« (Lotter 1987, 59)

Demnach gibt es eine natürliche Ungleichheit zwischen den Menschen, die eine unterschiedliche moralische Wertigkeit begründet und eine natürliche Begründung für Herrschaft und Sklaverei darstellt.

Die Theorie der bio-psycho-sozialen Unterschiedlichkeit bzw. unterschiedlichen Wertigkeit war allerdings im engeren wissenschaftlichen Diskurs bereits in der zweiten Hälfte des 18. Jahrhunderts umstritten. Stilbildend für die sich daraus ergebenden Diskussion zwischen denen die auch in normativer Hinsicht die Einheit des Menschengeschlechts und denjenigen, die die unterschiedliche Wertigkeit von Menschengruppen vertraten, war die Debatte zwischen Meiners und dem Mainzer Völkerkundler und Forschungsreisenden Georg Forster. Beide waren angesehene Wissenschaftler und Mitglieder der Göttinger Akademie der Wissenschaften. Forster war ein entschiedener Verfechter der Annahme der Gleichheit aller Menschen und hielt es für unsinnig mit Bezug auf physische Merkmale moralische Urteile zu fällen (Bödeker 2010). Die Debatte fand in den 1770er und 1780er Jahren in verschiedenen Zeitschriften statt in Form von Rezensionen und Repliken (Lotter 1987, 60ff). Aus solchen Debatten entwickelte sich seit der Sattelzeit die Idee einer einheitlichen Menschheit, deren Glieder als gleichwertig anzusehen sind (Bödeker 1982).

Politisch dominierte auch im 19. Jahrhundert die Doktrin, wonach die weißen Europäer eine besonders weit zivilisierte Menschengruppe wären, woraus praktisch ein Erziehungsauftrag resultierte. Literarisch setzt Rudyard Kipling (1899) diesem Auftrag ein Denkmal mit dem Gedicht »The white man's burden«. Dieses ruft dazu auf, die »sullen peoples, half-devil and half-child« durch eine angemessene Erziehung in den Zustand der Zivilisation zu führen. Es gibt also Menschengruppen, bei denen es sich um minderwertige Rassen handelt, für die nicht bzw. noch nicht in einem gleichen Sinne das Ethos der Menschenrechte gelten kann, weil sie sich noch in einem Zustand befänden, der zu stark einem natürlichen tierähnlichen Zustand gleicht. In der Praxis des Kolonialismus und in der Praxis der Erziehung der Unterschichten zur zivilisierten Disziplin (vgl. Foucault 1975/1979: Kap. III, ›Disziplin‹) zeigte sich, dass dazu auch Mittel erforderlich sind, die gegenüber bereits zivilisierten Menschen nicht mehr angewendet werden dürften. Jedenfalls würde eine übertriebene Orientierung am Ethos der Gleichheit aller Menschen die Zivilisierung der sich noch im Naturzustand befindenden also eher noch tierähnlichen Menschen nur behindern.

Das Fortschrittsmodell der Kultivierung und der daraus resultierende Zivilisationsauftrag geriet denn auch in die Kritik, weil es dazu gedient habe und dienen würde, den Anspruch auf Überlegenheit und Führung von weißen Europäern und Amerikanern gegenüber den kolonisierten Ländern Afrikas und Asiens zu legitimieren und durchzusetzen (Said 1978/1981).

In der Zeit nach dem zweiten Weltkrieg verlor der Diskursstrang 2b), wonach Menschen bzw. Menschengruppen zumindest vorübergehend wie Tiere sind und erst zu Menschen gemacht werden müssen, zunehmend an Bedeutung, während die beiden anderen Diskursstränge an Bedeutung gewinnen, wonach Tiere bzw. einige Tiere wie Menschen sind (Diskurstrang 1) bzw. wonach Menschen durch medizinische oder biotechnologische Eingriffe nicht den Tieren angeähnelt werden dürfen (Diskursstrang 2a).

Da der Strang 2b) aber grundsätzlich einen Bestandteil der möglichen diskursiven Dramatisierungen des anthropologischen Quadrats bildet, kann an diesen vermutlich immer wieder angeschlossen werden. Eine technisch eröffnete Möglichkeit, dies zu tun, besteht in den Debatten um den sogenannten Transhumanismus bzw. um die genetische Verbesserung des Menschen. Gemäß diesen Debatten hat die Menschheit einen Grad der Zivilisierung erreicht, der es ermöglicht und erforderlich macht, die Zivilisierung technisch voranzutreiben durch entsprechende Eingriffe in das Erbgut des Menschen. Wenn man die normative Perspektive des durch das Ethos der Menschenrechte geschützten Menschen des anthropologischen Quadrats anlegt, wäre dies ein Anschlag auf die Einheitlichkeit des Menschengeschlechts und damit auf die Strukturbedingung funktionaler Differenzierung.

Aus einer soziologischen Beobachterperspektive stellt sich die Sachlage so dar: Solange derartige Technologien ohne praktischen Konsequenzen bleiben, handelt es sich um eine weitere Dramatisierung der Grenzen des anthropologischen Quadrats, die aber eine neue Wendung enthält, denn es geht um die Möglichkeit des Übermenschen, im Verhältnis zu dem der gegenwärtige Mensch als tierhafte zu zivilisierende Stufe der anthropologischen Entwicklung erscheinen würde.

Wenn tatsächlich eine technisch veränderte und in relevanten Hinsichten (etwa militärische Gewaltanwendung) leistungsfähigere Variante des Menschen entstünde, würden sich andere Fragen ergeben. Würden die technisch verbesserten Menschen es analog zur Bürde des weißen Mannes des 19. Jahrhunderts als ihre Aufgabe betrachten, auch die technisch zurückgebliebenen Menschen auf ihre Stufe zu heben oder würden sie eine Zweiteilung des Menschengeschlechts anstreben? Würde sich mit dem Übergang zum neuen Menschen eine Veränderung vollziehen, die eher einer dividualisierenden Vergesellschaftung entspräche? Wenn auf diese Weise die normative Strukturvorgabe funktionaler Differenzierung zerstört würde, hieße das, dass die Orientierung am individualisierenden Körperindividuum und dem Ethos der Menschenrechte aufgegeben wäre. Dann würden wir im Weiteren in einer anderen Gesellschaft leben als die, die wir bisher kannten.

4. Schluss

Die Soziologie kann sich nicht direkt in die normativ aufgeladene Speziesfrage einlassen. Vielmehr stellt sie die Frage in den Vordergrund, worin der Sinn der Speziesfrage für die moderne Vergesellschaftung liegt. Die Grundlage für diese Fragestellung ist das Konzept gesellschaftlicher Grenzregime. Diese bezeichnen das Insgesamt der Institutionen und Legitimationen, durch die die Grenze zwischen sozialen Personen und anderem gezogen wird. Historisch zeigt sich, dass die Speziesfrage als Frage nach der Differenz biologisch unterschiedlicher Arten eine moderne Frage ist, die sich an der modernen Unterscheidung zwischen sozialen Personen und anderem orientiert, dem anthropologischen Quadrat. Danach ist der zweigeschlechtlich verkörperte Mensch die leere Mitte einer vierfachen Abgrenzung: Grenze am Lebensanfang, Grenze am Lebensende, Grenze zwischen Mensch und Tier sowie Mensch und Maschine.

Für die Speziesfrage ist sachlich die die Mensch-Tier-Unterscheidung zentral. Entsprechend habe ich mich in diesem Aufsatz auf diese fokussiert und die normativ aufgeladenen Differenzierungen der Mensch-Tier-Grenze herausgearbeitet.

Literatur

Achter, Victor (1951) Geburt der Strafe. Frankfurt/M.: Klostermann.

Bödeker, Hans Erich (1982) Menschheit, Humanität, Humanismus, S. 1063–1128, in Otto Brunner, Werner Conze & Reinhart Koselleck (Hg.), Geschichtliche Grundbegriffe, Bd. 3. Stuttgart: Klett-Cotta

Bödeker, Hans Erich (2010) Georg Forsters Entwurf einer »Wissenschaft vom Menschen«, in: NTM Zeitschrift für Geschichte der Wissenschaften, Technik und Medizin 18: 137–167

Cavalieri, Paola; Singer, Peter (Hg.) (1993/1996) Menschenrechte für die großen Menschenaffen, München: Goldmann

Darwin, Charles (1871) Die Abstammung des Menschen und die geschlechtliche Zuchtwahl, 2 Bde., Stuttart: Schweizerbart'sche Verlagsbuchhandlung

Descola, Philippe (2005/2011) Jenseits von Natur und Kultur, Frankfurt/M.: Suhrkamp

Durkheim, Emile (1950/1999) Physik der Sitten und des Rechts. Frankfurt/M.: Suhrkamp

Fischer, Norbert (1996) Vom Gottesacker zum Krematorium – Eine Sozialgeschichte der Friedhöfe in Deutschland seit dem 18. Jahrhundert, Dissertation Uni-Hamburg, online: http://ediss.sub.uni-hamburg.de/volltexte/1996/37/html/inhalt.html (zugriff am 13.3.2017)

Fischer, Norbert (o. J.) Geschichte des Todes, Kapitel 2: Verlagerung der Toten. Vom späten Mittelalter zur frühen Neuzeit, online: http://www.n-fischer.de/tod_geschichte_2.html (Zugriff am 15.3.2017)

Foucault, Michel (1966/1971) Die Ordnung der Dinge, Frankfurt/M.: Suhrkamp

Foucault, Michel (1975/1979) Überwachen und Strafen. Die Geburt des Gefängnisses, Frankfurt/M.: Suhrkamp

Grimm, Jacob (1828) Deutsche Rechtsalthertümer, Göttingen: Dieterichsche Buchhandlung

Jellinek, Georg (1919) Die Erklärung der Menschen- und Bürgerrechte. München, Leipzig: Duncker und Humblot

Kant, Immanuel (1785/1974) Grundlegung der Metaphysik der Sitten, in: Weischedel, Wilhelm (Hg.) (1974) Werkausgabe VII: Kritik der praktischen Vernunft, Frankfurt/M.: Suhrkamp

Kelsen, Hans (1946/1982), Vergeltung und Kausalität, Wien, Köln, Graz: Böhlau, zuerst 1941

Kroeber, Alfred; Kluckhohn, Clyde (1952) Culture. A Critical Review of Concepts and Definitions, Papers of the Peabody Museum of American Archeology and Ethnology, Harvard University, Cambridge (Mass.)., Vol. XLVII – NO. 1,

Krüger, Hans Peter (2014) Mitmachen, Nachmachen und Nachahmen. Philosophische Anthropologie als Rahmen für die heutige Hirn- und Verhaltensforschung, in: Mitscherlich-Schönherr, Olivia/Schlossberger, Matthias (Hrsg.), Das Glück des Glücks. Philosophische Anthropologie des guten Lebens, Berlin: De Gruyter Verlag 2014, S. 225–243

Lauer, Gerhard (2014). Über Menschen, Schweine und andere Rassen. Die Varietäten der Menschen und ihre zoologische Kritik in der gelehrten Literatur des 18. Jahrhunderts, S. 221–232, in: Gantet, C.; Schock, F. (Hg.). Zeitschriften, Journalismus und gelehrte Kommunikation im 18. Jahrhundert. FS für Thomas Habel. Bremen

Leenhardt, Maurice (1947/1983) Do kamo. Die Person und der Mythos in der melanesischen Welt, Frankfurt/Main, Berlin, Wien

Lindemann, Gesa (2002) Die Grenzen des Sozialen. Zur sozio-technischen Konstruktion von Leben und Tod in der Intensivmedizin, München: Fink

Lindemann, Gesa (2003) Beunruhigende Sicherheiten. Zur Genese des Hirntodkonzepts, Konstanz: Universitätsverlag

Lindemann, Gesa (2004) Menschenwürde und Lebendigkeit, in: Klein, Eckart; Menke, Christoph (Hg.) Menschenrechte und Bioethik, Schriften des MenschenRechtsZentrums, Band 21, S. 146–173, Berliner Wissenschafts-Verlag, Berlin

Lindemann, Gesa (2009) Das Soziale von seinen Grenzen her denken. Weilerswist: Velbrück.

Lindemann, Gesa (2010) »Moralischer Status und menschliche Gattung – Versuch einer soziologischen Aufklärung«, in: Deutsche Zeitschrift für Philosophie 58 (3): 359–376

Lindemann, Gesa (2012) Menschenwürde – ihre gesellschaftsstrukturellen Bedingungen, S. 419–446 in J. Joerden, E. Hilgendorf & F. Thiele (Hrsg.), Handbuch: Menschenwürde und Biomedizin. Baden-Baden: Nomos.

Lindemann, Gesa (2014) Weltzugänge. Die mehrdimensionale Ordnung des Sozialen. Weilerswist: Velbrück Wissenschaft.

Lindemann, Gesa (2017) Die Sphäre des Menschen (Kap. 7.1–7.3, 288–321), in: Otfried Höffe (Hrsg.), Klassiker Auslegen, Buchreihe im Verlag de Gruyter Berlin, Band ?: Hans-Peter Krüger (Hrsg.), Helmuth Plessner, Die Stufen des Organischen und der Mensch. Einleitung in die philosophische Anthropologie, im Druck

Lindemann, Gesa: Strukturnotwendige Kritik. Theorie der modernen Gesellschaft Bd. I (i.V.)

Lotter, Friedrich (1987) Christoph Meiners und die Lehre von der unterschiedlichen Wertigkeit der Menschenrassen. S. 30–75 in: Boockmann, Hartmut; Wellenreuther, Hermann (Hg.), Geschichtswissenschaft in Göttingen. Göttingen: Vandenhoeck & Ruprecht

Lovejoy, Arthur (1936/1993) Die große Kette der Wesen. Geschichte eines Gedankens, Frankfurt/M.: Suhrkamp

Luckmann, Thomas (1970/1980) Über die Grenzen der Sozialwelt, in: Lebenswelt und Gesellschaft, S. 56–92, Paderborn, München, Wien, Zürich: Schöningh

Luhmann, Niklas (1965/1999) Grundrechte als Institution, Berlin: Duncker und Humblot

Luhmann, Niklas (1984) Soziale Systeme. Grundriß einer allgemeinen Theorie, Frankfurt/M.: Suhrkamp

Mead, George H. (1987) Die Genesis der Identität und die soziale Kontrolle, S. 299–327 in Ders., Gesammelte Aufsätze, Bd. I. Frankfurt/M.: Suhrkamp [zuerst als Aufsatz auf Engl. 1924–25].

Meyer, Christoph H. F. (2013) Taufe und Person im ersten Jahrtausend Beobachtungen zu den christlichen Wurzeln einer Grundkategorie europäischen Rechtsdenkens, in: Rechtsgeschichte 21: 89–117

Plessner, Helmuth (1928/1975) Die Stufen des Organischen und der Mensch. Berlin, New York: de Gruyter

Prosperi, Adriano (2007) Die Gabe der Seele. Geschichte eines Kindsmords. Frankfurt/M.: Suhrkamp

Said, Edward (1978/1981) Orientalismus, Frankfurt/M.: Ullstein

Schumann, Eva (2009) Tiere sind keine Sachen. Zur Personifikation von Tieren im mittelalterlichen Recht, S. 181–207, in: Herrmann, Bernd (Hg.) Beiträge zum Göttinger Umwelthistorischen Kolloquium 2008–2009, Göttingen: Universitätsverlag

Simmel, Georg (1908/1983) Soziologie. Untersuchungen über die Formen der Vergesellschaftung. Berlin: Duncker und Humblot

Sommer, Volker (1992) Lob der Lüge. Täuschung und Selbstbetrug bei Tier und Mensch, München: Beck

Teubner, Gunter (2006) Die anonyme Matrix: Zu Menschenrechtsverletzungen durch »private« transnationale Akteure, in: Der Staat: Zeitschrift für Staatslehre und Verfassungsgeschichte, deutsches und europäisches öffentliches Recht 44: 161–187

Tomasello, Michael (1999/2006) Die kulturelle Entwicklung des menschlichen Denkens, Frankfurt/M.: Suhrkamp

Tylor, Edward B. (1871) Primitive Culture. Researches into the Development, Mythology, Philosophy, Religion, Art, and Custom, London: Murray

Waal, Frans de (2015) Der Mensch, der Bonobo und die Zehn Gebote. Moral ist älter als Religion, Stuttgart: Klett-Cotta Verlag

II.
SPEZIESARGUMENTE

Roland Kipke

»WEIL ES EIN MENSCH IST«

Idee, Formen und Grenzen des Speziesarguments und ein neuer Vorschlag

Abstract

Der Beitrag stellt zunächst verschiedene existierende Formen des Speziesarguments vor und kommt zu dem Ergebnis, dass keine von ihnen überzeugen kann. Dennoch liegt dem Speziesargument eine berechtigte Intuition zugrunde, die im Folgenden rekonstruiert wird: die Idee, dass das Menschsein Relevanz für die Konstituierung der moralischen Gemeinschaft und die Zusprechung eines hohen moralischen Status hat. Entscheidend ist dabei aber weder ein Set personaler Eigenschaften noch die biologische Spezieszugehörigkeit, sondern die lebendige menschliche Gestalt, wozu insbesondere auch das menschliche Gesicht gehört. Der Beitrag entfaltet dieses morphologische Speziesargument, verteidigt es gegen mögliche Einwände und untersucht schließlich seine Anwendbarkeit auf den Embryo.

1. Ausgangspunkt: das Dilemma der embryoethischen Argumente und die leitende Intuition für das Speziesargument

Im Streit um den moralischen Status und das Lebensrecht von Menschen stehen sich seit langer Zeit zwei Lager gegenüber. Und beide Lager haben massive Probleme, ihre Positionen plausibel zu machen. Die einen bieten zwar tragfähige Begründungen, führen aber zu extrem kontraintuitiven moralischen Ergebnissen. Die anderen stimmen stärker mit verbreiteten moralischen Überlegungen überein, können aber dafür oftmals keine tragfähigen Begründungen vorbringen (vgl. Kipke 2001).

Die eine Gruppe von Positionen begründet den moralischen Status von Menschen mit bestimmten Eigenschaften wie Autonomie, Selbstbewusstsein oder Überlebensinteresse (z. B. Singer 1991, Hoerster 1991). Wie auch immer man die moraltheoretischen Grundlagen dieser Positionen beurteilt, für das in Frage stehende Argumentationsziel bieten sie jedenfalls eine auf den ersten Blick plausible Begründung: Der gesuchte hohe moralische Status oder Schutzanspruch wird in einen nachvollziehbaren Zusammenhang zu bestimmten mentalen Eigenschaften gebracht, über die fast alle Menschen verfügen. So wird zum Beispiel argumentiert, dass es kein Lebensrecht geben kann, wenn keinerlei Interesse am Weiterleben oder überhaupt ein Bewusstsein für ein mögliches Weiterleben vorliegt. Zwar ist somit der hohe moralische Status oder das Lebensrecht der meisten Menschen begründet, aber eben auch nur der meisten. Einige fallen aus dem Schutzbereich heraus. Bei Embryonen mag man noch zugestehen, dass ihr Status ohnehin in der Gesellschaft umstritten ist und man sich daher bei ihnen nicht auf weit verbreitete Intuitionen stützen kann. Doch der Ausschluss menschlicher Wesen aus dem Schutzbereich macht nicht bei Embryonen halt. Nimmt man die Kriterien ernst, fallen auch Babys, bestimmte schwerstmehrfachbehinderte Menschen, Wachkomapatienten oder Menschen mit weit fortgeschrittener Demenz aus dem Kreis der Lebensrechtträger heraus. Diesen Menschen aber wird im Allgemeinen selbstverständlich derselbe moralische Status zugesprochen wie normalen erwachsenen Menschen. Insbesondere Babys gelten geradezu als Inbegriff schutzbedürftiger und schutzwürdiger Menschen, und zwar nicht um der Interessen anderer willen, sondern um ihrer selbst willen. Damit wird diese Gruppe ethischer Positionen, die man als exklusionistisch bezeichnen kann (Kipke 2001), in hohem Maße kontraintuitiv und kann nicht überzeugen.[1]

Die andere, inklusionistische Gruppe von Positionen will alle menschlichen Wesen in den Kreis der Schutzberechtigten einschließen (z. B. Spaemann

---

[1] Natürlich ist diese Darstellung vereinfacht und lässt keinen Platz für Zwischenpositionen. Allerdings ist durchaus fraglich, welche kohärenten Zwischenpositionen überhaupt möglich sind. Mancher Versuch, die beschriebene Begründungsfigur aufrechtzuerhalten, aber Babys und alle anderen geborenen Menschen in den Schutzbereich einzubeziehen, ist jedenfalls erkennbar inkohärent. So zum Beispiel bei Reinhard Merkel: Einerseits betont er vehement, dass alle geborenen Menschen denselben hohen moralischen und rechtlichen Status haben, der Mitgliedern anderer Spezies nicht zukommt, andererseits begründet er das ebenfalls mit bestimmten mentalen Eigenschaften. Als relevante Eigenschaft nennt er zum einen »ein eigenes aktuelles Interesse an seinem Überleben« (Merkel 2003, 45), womit jedoch – entgegen seiner eigenen Intention – auch Babys ausgeschlossen wären. Zum anderen spricht er wiederholt von »Erlebensfähigkeit« (ebd. 41, 43, 46) als entscheidender Eigenschaft, damit käme jedoch – wiederum gegen seine Überzeugung – Menschen kein exzeptioneller Status zu, denn auch »Schafe, Rinder und Schweine« (ebd., 40) haben zweifellos Erlebnisfähigkeit. (Genau genommen führt er die Erlebensfähigkeit zuerst als Voraussetzung anderer Eigenschaften ein [ebd. 42], behandelt sie dann aber fortwährend als ausschlaggebende Eigenschaft.) Das zeigt: Manche Position nimmt zwar rhetorisch eine Zwischenstellung ein, jedoch um den Preis so erheblicher Inkohärenzen, dass sie kaum als *eine* Position gelten kann, sondern vielmehr ein Puzzle aus disparaten Teilen ist.

1996, Schockenhoff 2003, Wieland 2003). Damit haben sie den Vorteil, mit weithin verbreiteten Überzeugungen übereinzustimmen, was den moralischen Status geborener Menschen betrifft. Auf der Seite der Begründung sind diese Positionen jedoch schlecht aufgestellt. Denn auch sie teilen nahezu einhellig die Überzeugung, dass der gesuchte moralische Status mit bestimmten mentalen Eigenschaften im Zusammenhang steht. Das ist auch dann der Fall, wenn der Status-verleihende Faktor in der menschlichen Natur oder dem menschlichen Wesen gesehen wird, denn diese Natur bzw. das Wesen besteht gerade darin, solche mentalen Eigenschaften hervorzubringen. Das Problem, dass manche menschliche Wesen diese Eigenschaften nicht haben, versuchen sie durch eine Reihe von Hilfsargumenten zu lösen. Das sind die bekannten Potentialität-, Kontinuität- und Identitätsargumente. Sie sollen quasi den starken moralischen Status, die durch das typisch Menschliche verliehen wird, via Potentialität, Kontinuität oder Identität in Embryonen und andere menschliche Wesen transferieren. Diese Status-Transfusion kann jedoch nicht funktionieren, weil die betroffenen Wesen die entscheidenden Eigenschaften eben gerade nicht besitzen. *Wenn* bestimmte Eigenschaften – ob als solche oder als Wesensausdruck – die Bedingung für den gesuchten moralischen Status sind, dann kann das Potential für diese Eigenschaft nicht gleichermaßen die Bedingung erfüllen, ebenso wenig wie die Identität des Organismus oder die Kontinuität der Entwicklung. Wenn man den moralischen Status an die besagten Eigenschaften bindet, dann hilft auch nicht dieser Umweg eines indirekten Bezugs zu den relevanten Eigenschaften. Die Hilfsargumente erreichen nicht ihr Ziel. Die Positionen können deshalb nicht überzeugen.

Daneben gibt es allerdings noch das Speziesargument. Ihm zufolge haben menschliche Wesen allesamt einen starken moralischen Status, weil sie Mitglieder der menschlichen Spezies sind. Für gewöhnlich wird das Speziesargument in eine Reihe mit den Argumenten der Potentialität, Kontinuität und Identität gestellt (vgl. Damschen/Schönecker 2003). Doch anders als diese ist das Speziesargument nicht notwendigerweise an mentale Eigenschaften gebunden. Zudem gibt es einer Intuition Ausdruck, die auch jenseits der bioethischen Debatten weit verbreitet ist: Ein Wesen zählt, einfach weil es ein Mensch ist. Und diese moralische Intuition lässt sich auch – zumindest prima facie – plausibilisieren. Denn Moral benötigt eine Kategorie des »wir«, d. h. wir müssen uns dabei auf einen Kreis von Wesen beziehen können, die die moralische Gemeinschaft bilden. Kaum etwas scheint zur Konstituierung dieses Wir besser geeignet zu sein als die eigene Spezies (vgl. Wertheimer 2005, 1). Die Spezies-Kategorie bietet sich nicht nur an, sondern sie ist als Bezugsgröße unhintergehbar, denn wir können nicht davon absehen, dass wir Menschen sind und als Menschen zuvorderst mit anderen Menschen zu tun haben (vgl. Williams 2008).

Andererseits stößt gerade das Speziesargument auf besonders erbitterte Ablehnung. Diese Ablehnung gründet vor allem im sogenannten Speziesismus-Vorwurf, d. h. in der Kritik, ungerechtfertigterweise den Vertretern der eigenen Art einen hohen moralischen Status zuzusprechen und damit auf einer Stufe mit anderen illegitimen Bevorzugungen der eigenen Gruppenmitglieder zu stehen wie dem Rassismus oder Sexismus (Singer 1991, 73 ff.[2]). Das heißt, die Kritik am Speziesargument moniert nicht nur – wie die Kritik an den anderen Argumenten – eine argumentative Unplausibilität, sondern läuft auf den Vorwurf der Unmoralität hinaus. Doch es stellt sich die Frage, ob die Kritik des Speziesismus so viel Überzeugungskraft hat, wie es auf den ersten Blick scheinen mag, und wenn ja, ob davon alle Formen des Speziesarguments gleichermaßen betroffen sind. Denn recht besehen tritt das Speziesargument in verschiedenen Fassungen auf.

Das Speziesargument verdient also besondere Aufmerksamkeit. Ich werde im Folgenden die These vertreten, dass das Speziesargument in seinen bisherigen Versionen nicht überzeugen kann, dass ihm jedoch eine berechtigte Intuition zugrundliegt, die es zu retten gilt. Diese Intuition werde ich herausarbeiten und in einem neuen Typ von Speziesargument reformulieren, bei dem der menschlichen Leibgestalt die zentrale Rolle zufällt. Ich werde es das *morphologische Speziesargument* nennen.

Zum Vorgehen: Zunächst werde ich darstellen, welche unterschiedlichen Speziesargumente es gibt, und untersuchen, wie es um ihre Überzeugungskraft steht (2). Über die *spezifischen* Defizite der verschiedenen Speziesargumente hinaus nehme ich einige Probleme in den Blick, die *mehreren* Speziesargumenten gemein sind (3). Dann folgt der entscheidende Schritt, in dem ich die zugrundeliegende Leitintuition herausarbeite und das morphologische Speziesargument entwickle (4). Dieses Argument werde ich daraufhin gegen eine Reihe möglicher Einwände verteidigen (5). Und schließlich werde ich untersuchen, was aus dem morphologischen Speziesargument für den Status menschlicher Embryonen folgt, und dieses Ergebnis wiederum gegen einige Einwände verteidigen (6).

Ein Wort zur Terminologie: Was den moralischen Status des Menschen und des Embryos betrifft, werden unterschiedliche Kategorien als wesentlicher Maßstab herangezogen wie Menschenwürde oder Personalität. Um nicht die theoretischen Probleme, die mit diesen Prinzipien verknüpft sind, hier aufarbeiten zu müssen, werde ich im Folgenden den in Frage stehenden Status schlichtweg den »hohen« oder »starken« moralischen Status nennen. Da es beim Embryo vor allem um die Frage nach dem Recht auf Leben geht, spreche ich auch von einem »starken Schutzanspruch«.

---

[2] Singer hat den Speziesismusvorwurf ursprünglich nicht in Bezug auf menschliche Embryonen formuliert, sondern in einem tierethischen Kontext.

2. Typologie der Speziesargumente

Mit der Zugehörigkeit zur menschlichen Spezies wird auf unterschiedliche Weise argumentiert. Ohne Anspruch auf Vollständigkeit lassen sich grob fünf Typen von Speziesargumenten unterscheiden[3]:

a) Das rein biologische Speziesargument: Menschen haben einen Schutzanspruch, weil sie der menschlichen Spezies angehören. Allein die biologische Spezieszugehörigkeit ist ausschlaggebend.

Vor allem gegenüber dieser Version des Speziesarguments lässt sich der Vorwurf des Speziesismus vorbringen. Und tatsächlich bietet dieses Argument keinerlei Erklärung dafür, warum die Zugehörigkeit zu einer biologischen Spezies ein Kriterium für moralische Berücksichtigung sein soll. Es bindet den hohen moralischen Status an ein biologisches Faktum, ohne die moralische Bedeutsamkeit dieses Faktums auszuweisen. Daher fehlt es diesem Typ von Speziesargument vollständig an Überzeugungskraft. Der Speziesismusvorwurf ist hier gerechtfertigt.

Allerdings wird das Speziesargument in dieser Form kaum jemals ernsthaft vertreten. Es kommt vor allem in den Darstellungen seiner Kritiker vor und ist insofern eine bloß theoretische Option. Befürworter eines Schutzbereiches, der alle Angehörigen der Spezies Homo sapiens umfasst, nennen stets andere Gründe für den moralischen Status (vgl. Düwell 2003, 68f.). Sie behaupten nicht, dass die Spezieszugehörigkeit *Grund* der Schutzwürdigkeit ist, sondern *Kriterium* für ihre *Ausdehnung*.

b) Das Argument des typischen Speziesvertreters: Dieser Variante des Speziesarguments zufolge kommt allen Angehörigen der menschlichen Spezies ein hoher moralischer Status zu, weil Menschen *typischerweise* Personen sind oder bestimmte moralisch bedeutsame Eigenschaften haben wie Moralfähigkeit, Autonomie und Selbstbewusstsein (vgl. z. B. Merkel 2003, 44f; Kagan 2016).

Gegenüber dem rein biologischen Speziesargument ist diese Variante im Vorteil, denn mit den typischen Eigenschaften bietet sie eine Begründung für die Zusprechung des moralischen Status. Dennoch klafft auch hier eine unübersehbare Begründungslücke. Denn das Problem ist ja gerade, dass eben nicht alle menschlichen Wesen diese Eigenschaften aufweisen. Es wird zwar begründet, warum die *meisten* Menschen einen hohen moralischen Status haben, aber nicht, warum dieser Status ausnahmslos *allen* zukommen sollte. Ty-

---

[3] Ich spreche im Folgenden einerseits von *den* Speziesargumenten, andererseits von *dem* Speziesargument – je nachdem, ob die einzelnen Formen des Arguments im Vordergrund stehen oder die sie verbindende Idee.

pischerweise auftretende Eigenschaften vermögen keinen moralischen Status für diejenigen Speziesvertreter zu begründen, die die typischen Eigenschaften gerade nicht besitzen. Damit führt das Argument letztlich zu der bekannten kontraintuitiven Konsequenz, dass nicht nur Embryonen, sondern auch Menschen wie Babys und Demenzkranke keinen starken Schutzanspruch haben. Damit ist das Argument nicht in der Lage, das zu begründen, was es begründen soll. Allenfalls lässt sich auf diesem Wege eine Solidarpflicht gegenüber Speziesvertretern ohne die typischen Eigenschaften begründen (Merkel 2003, 45). Doch eine solche Pflicht ist wesentlich schwächer und begründet kein Lebensrecht. Auch damit würde das Speziesargument sein Ziel verfehlen. Oder das Argument wird dahingehend modifiziert, dass auch Angehörige der menschlichen Spezies, die nicht Personen sind, Personen *hätten sein können* (Kagan 2016). Damit jedoch handelt es sich kaum noch um ein Speziesargument, sondern um ein Potentialitätsargument.

c) Das interessenbasierte Speziesargument: Auch alle menschlichen Wesen, die aufgrund ihrer Eigenschaften nicht unmittelbar geschützt werden müssten, müssen geschützt werden, und zwar um der Interessen der normalen Menschen und der sozialen Stabilität willen. Denn Menschen sind mit den eigenen Babys und den dementen Verwandten verbunden, sorgen sich um sie und sind daran interessiert, dass auch diese verlässlich geschützt sind (vgl. z.B. Hoerster 2004, 57f.). Hier wird also letztlich mit einer Art natürlicher Verbundenheit mit Vertretern der eigenen Spezies argumentiert.

Gegenüber der Vorgängerversion hat das Argument den Vorteil, dass es auch für die Integration der Menschen ohne die moralisch entscheidenden Eigenschaften eine Begründung vorbringt. Doch die Begründung ist schwach, weil sie nur an die kontingenten Interessen anderer Menschen geknüpft ist. Damit ist der Schutzanspruch willkürlich und löchrig, denn er ist immer von dem faktischen Interesse eines anderen abhängig. Dieses Interesse kann verloren gehen oder gar nicht erst entstehen. Liegt kein Interesse am Überleben des Anderen vor, lässt sich der Schutzanspruch nicht mehr begründen. Nicht nur ein extrakorporaler Embryo, sondern sogar ein einen Monat altes Waisenkind, mit dem niemand verbunden ist und dessen Tötung keiner bemerkt, hätte damit keinen Schutzanspruch. Das entspricht nicht den moralischen Intuitionen bezüglich eines starken moralischen Status. Auch dieses Speziesargument – wenn man es überhaupt so nennen will – scheitert.

d) Das theologische Speziesargument: Diese Art von Speziesargument versucht den moralischen Status aller menschlichen Wesen über eine besondere Beziehung zu Gott zu begründen. Die Begründung kann dabei über die Annahme einer unsterblichen Seele funktionieren, die göttlichen Ursprungs ist und die jeder Mensch hat, auch der frühe Embryo, egal ob und wie sie zu einem gegebenen Zeitpunkt zum Ausdruck kommt. Heute arbeitet das Argument jedoch zumeist mit der Idee der Gottesebenbildlichkeit, nach der jedes menschliche Wesen nach dem Bilde Gottes geschaffen ist und von ihm gewollt ist. Diese Gottesebenbildlichkeit kommt dem Menschen in alle seinen Entwicklungsphasen zu, also auch dem menschlichen Embryo (vgl. Bosshard u. a. 1997, Holderegger 2006, Schockenhoff 2006).

Dieses Argument bringt eine schlüssige Begründung dafür vor, warum jedem Menschen ein hoher moralischer Status zukommt, auch bereits dem frühen Embryo. Damit ist der Speziesismusvorwurf hier nicht berechtigt. Auch ist es nicht abhängig von kontingenten Eigenschaften oder Interessen. Das Problem dieses Arguments liegt auf einer anderen Ebene: Es basiert auf Glaubensannahmen, die nicht allgemein zustimmungsfähig sind. Es handelt sich um anthropologisch-religiöse Überzeugungen, die nicht nur faktisch von vielen Menschen nicht geteilt werden, sondern die auch nach weithin geteilter Auffassung in einer liberalen und säkularen Gesellschaft nicht zur Grundlage allgemeinverbindlicher Regeln gemacht werden dürfen. Es ist nur für diejenigen akzeptabel, die von der Existenz Gottes überzeugt sind. Insofern scheitert auch dieses Argument.

e) Das essentialistische Speziesargument: Diese Version des Speziesarguments begründet den hohen moralischen Status jedes Menschen mit dem menschlichen Wesen (alternativ: mit der menschlichen Natur, der menschlichen Seinsweise, der menschlichen Lebensform). Das Wesen des Menschen wird in der Vernunft und der dadurch ermöglichten Freiheit und Moralfähigkeit gesehen. Da jedoch jedes menschliche Wesen an dieser Wesensnatur teilhat, egal ob und wieweit sie zum Ausdruck kommt, hat auch der Embryo von Beginn an denselben moralischen Status wie ein erwachsener Mensch (z. B. Baumgartner u. a. 1997, Ricken 1998, Spaemann 2001, Schockenhoff 2003, Wieland 2003, Rothhaar 2010).

Das ist die philosophisch anspruchsvollste und bisher stärkste Version des Speziesarguments. Wenn das Speziesargument seitens der Philosophie vertreten wird, dann ist es zumeist diese Version. Dieses Argument bietet eine Begründung dafür, warum die Spezieszugehörigkeit als Kriterium für die Ausdehnung der Schutzwürdigkeit fungieren soll. Daher geht der Speziesismusvorwurf gegen sie fehl, ebenso wie gegen die theologische Variante. Dieser gegenüber hat das essentialistische Speziesargument jedoch scheinbar den Vorteil, nicht auf theologischen und damit partikularen Annahmen zu fußen. Und zudem scheint es, als würde es ihm gelingen, einerseits die weithin als relevant angesehenen typischen menschlichen Eigenschaften zu berücksichtigen und andererseits auch die Mitglieder der menschlichen Spezies in den Kreis der Schutzberechtigten einzubeziehen, die diese Eigenschaften aktuell nicht ausgebildet haben.

Doch der Eindruck täuscht. Denn selbst wenn man von einer derart verstandenen Wesensnatur des Menschen ausgeht, ist die normative Schlussfolgerung keineswegs zwingend. Warum sollte ein Lebewesen einen hohen moralischen Status erhalten, wenn die Teilhabe an einer bestimmten Wesensnatur diesen Status verleiht, dieses Lebewesen diese Wesensnatur jedoch nicht einmal ansatzweise zum Ausdruck bringt? Anders als die Vertreter dieses Speziesarguments meinen, kann man ohne Widerspruch behaupten: Auch wenn ein Embryo an der menschlichen Wesensnatur teilhat, ist er sehr weit davon entfernt, sie zum Ausdruck zu bringen, und deshalb kann ihm nicht derselbe Schutzanspruch zugesprochen werden. Wenn man der Auffassung ist, dass sich in Eigenschaften das Wesen oder die Seinsweise eines Individuums manifestiert, ist man keineswegs darauf festgelegt, Individuen zu berücksichtigen, die diese Manifestation *nicht* aufweisen.[4] Das Argument versucht den Spagat zwischen den vermeintlich maßgeblichen mentalen Fähigkeiten und der Zugehörigkeit zur biologischen Spezies, doch es bricht unter diesem Spagat zusammen. Fängt man einmal an, das Statusstiftende in bestimmten mentalen Eigenschaften zu sehen – wenn auch nur als Manifestation von etwas anderem, Wesentlicherem –, entkommt man nicht mehr der exkludierenden Bewegung dieses eigenschaftsorientierten Denkens, auch nicht über die Brücke einer Wesensnatur.

Darüber hinaus ist bereits die Annahme einer menschlichen Wesensnatur fragwürdig. Das essentialistische Speziesargument ist auf die klassische Substanzontologie angewiesen. Denn anders ist nicht zu erklären, wie etwas (das spezifisch Menschliche) bereits anwesend sein soll, obwohl es nicht manifest ist. Diese Ontologie aber ist eine Voraussetzung, die, anders als die Autoren oft suggerieren, keineswegs selbstverständlich ist und innerhalb der modernen Philosophie nicht auf allgemeine Zustimmung rechnen kann. Insofern gilt für das essentialistische Speziesargument dasselbe wie für die theologische Version: Es hängt an partikularen Voraussetzungen und ist nicht in der Lage, in einer pluralistischen Gesellschaft als Grundlage allgemeinverbindlicher Regeln zu fungieren. Ja, dieser Einwand spricht gegen die essentialistische Version sogar noch stärker als gegen die theologische Version. Denn die philosophische Annahme einer unsichtbaren, aber auf geheimnisvolle Weise stets präsenten Wesensnatur dürfte in der breiten Bevölkerung auf noch weniger

[4] Es sei denn, man behauptet, jegliches Manifestationsverhältnis ist in normativer Hinsicht irrelevant. Eine solche Behauptung allerdings wäre hochgradig unplausibel. Denn erstens widerspräche sie einer Vielzahl unserer moralischen Urteile und praktischen Umgangsweisen, bei denen es darauf ankommt, was ein Mensch tatsächlich ist, kann und tut. Zweitens stände damit in Frage, warum die Wesensnatur überhaupt entscheidend sein soll, wenn es doch egal ist, ob sie zum Ausdruck kommt.

Zustimmung rechnen können als religiöse Annahmen über Gott und Seele, die eine gewisse Verankerung im Glauben vieler Menschen haben.

Wir sehen, dass in verschiedener Weise mit der menschlichen Spezies argumentiert wird oder zumindest argumentiert werden kann und dass doch keines dieser Argumente zu überzeugen vermag. Entweder das Argument ist bar jeder Überzeugungskraft, weil es bei einer bloßen Behauptung der moralischen Relevanz der Speziesmitgliedschaft stehenbleibt, oder es genügt nicht der Bedingung, alle Angehörigen der menschlichen Spezies zu umfassen, oder es vermag die Übertragung des hohen moralischen Status auf menschliche Wesen ohne manifeste Wesensnatur nicht zu begründen und beruht auf problematischen theologischen oder philosophischen Annahmen.

3. Weitere Probleme von Speziesargumenten

Über ihre *spezifischen* Probleme hinaus weisen die Speziesargumente *gemeinsame* Probleme auf, sofern sie einen starken moralischen Status des menschlichen *Embryos* von der Befruchtung an behaupten.

Eines dieser Probleme ergibt sich durch die Möglichkeit der Mehrlingsbildung. Denn der starke moralische Status soll ja nicht allgemein menschlichem *Leben* zukommen, sondern stets nur lebenden menschlichen *Individuen*. Ein Individuum ist ein einzelnes, distinktes, unteilbares Wesen. Ein solches Wesen liegt aber in dem Zeitraum von ca. zwei Wochen nach der Befruchtung nicht vor, da sich in diesem Zeitraum der Embryo (bzw. die Zygote, die Morula, die Blastozyste) noch teilen und z. B. eineiige Zwillinge bilden kann.

Auf diesen Einwand wird erwidert, dass biologische Individualität nur im Sinne von »ungeteilt«, nicht aber von »unteilbar« zu verstehen sei (Pöltner 2006, 181) und dass ein Embryo auch vor der Teilung eine sich selbst organisierende Einheit sei (Bodden-Heidrich u. a. 1997, 93 f.). Doch diese Argumentation kann schwerlich überzeugen. Denn erstens widerspricht die schwache Bedeutung »ungeteilt« dem üblichen Verständnis von »Individuum« in Bezug auf den Menschen. Zwar lassen sich in einem gewissen Sinne Einzeller oder Tulpen als Individuen bezeichnen, aber dann bedeutet der Begriff lediglich so etwas wie »einzelnes Lebewesen«. Damit legt man gerade nicht den anspruchsvollen Begriff von Individualität zugrunde, der in Bezug auf menschliche Personen verwendet wird. Das wird spätestens dann klar, wenn wir uns auf Gedankenexperimente einlassen, in denen eine erwachsene Person sich in zwei voneinander unterschiedene Personen teilt (Parfit 1984, 254 f.) – eine Vorstellung, die unser übliches und tief verankertes Verständnis von menschlicher Individualität zerreißt. Während es sich hierbei jedoch um ein bloßes Gedankenexperiment handelt, ist die Zwillingsbildung eine alltägliche Realität, die uns offensichtlich vor keine grundsätzlichen Verständnisschwierigkeiten stellt. Die Idee, dass bereits der frühe Embryo im vollen Sinne ein menschliches Individuum sei, kollidiert also offensichtlich mit der Wirklichkeit.

Zweitens trifft die Behauptung, dass der Embryo auch vor der Teilung eine Einheit bilde, zwar für die biologische Ebene fraglos zu, doch das löst nicht das Problem, sondern unterstreicht es vielmehr. Denn zumindest das essentialistische Speziesargument (und auch das religiöse) behauptet ja gerade, dass das menschliche Individuum von Beginn an in seiner leiblich-geistigen Ganzheit vorhanden sei. Damit müssten aus einer individuellen Ganzheit zwei individuelle Ganzheiten hervorgehen, aus einem Jemand zwei Jemands. Das jedoch kann schwerlich als plausibles Verständnis menschlicher Personalität gelten, jedenfalls nicht für eine Position, die ausdrücklich ein klassisches Personverständnis vertritt. Die Möglichkeit der Zwillingsbildung stellt daher ein unüberwindliches Hindernis für die besagten Speziesargumente dar.

Zweifel an der Überzeugungskraft der Speziesargumente sät außerdem die Tatsache, dass aus ihnen eine bestimmte Wertung hervorgehen müsste, die jedoch nahezu kein Vertreter dieser Argumente vornimmt, und auch sonst niemand. Diese Wertung betrifft die natürlichen Aborte, die zwischen Befruchtung und Einnistung des Embryos auftreten. Vermutlich bis zu 50 % der befruchteten Eizellen bzw. Embryonen gehen ohne menschlichen Eingriff verloren. An diesen natürlichen Aborten stört sich so gut wie niemand, auch nicht die Anhänger des Speziesarguments. Nun ist ein natürlicher Tod in moralischer Hinsicht selbstverständlich etwas anderes als ein bewusst herbeigeführter. Niemand trägt dafür die Verantwortung. Und selbstverständlich besteht zwischen negativen Pflichten (Nicht-Zerstörung) und positiven Hilfspflichten (Lebensrettung) eine Asymmetrie. Dennoch müsste die Masse an natürlichen Aborten für die Vertreter der genannten Speziesargumente, wenn sie ihre Position ernst nähmen, eine furchtbare Katastrophe darstellen. Zu erwarten wären entsprechende emotionale Reaktionen wie Trauer sowie die ernsthafte Forderung, alles Menschenmögliche zu tun, um diese Katastrophe zu vermeiden oder wenigstens zu verringern. Doch von all dem ist weit und breit nichts zu sehen. Es herrscht weitgehende Gleichgültigkeit gegenüber diesem Phänomen, und von Hilfspflichten gegenüber den vom Abort »bedrohten« Embryonen spricht niemand (vgl. Keil 2014, 278). Das ist auch dann noch widersprüchlich, wenn man berücksichtigt, dass ein großer Teil dieser Embryonen aufgrund chromosomaler und anderer Defekte nicht entwicklungsfähig ist. Man stelle sich vor, jedes Jahr stürben allein in Deutschland hunderttausende kleine Kinder eines natürlichen Todes und niemand würde sich aufregen.

In Erwiderung auf diesen Einwand könnte man den faktischen Wertungswiderspruch einräumen, die Gleichgültigkeit gegenüber den natürlichen Aborten als falsch anerkennen und die Forderung aufstellen, dass – so unrealistisch dies auch ist – alles versucht werde, jede einzelne befruchtete Eizelle zu retten. Damit wäre die Position zwar um den internen Widerspruch bereinigt, aber nur um den Preis, jetzt in eklatantem Widerspruch zu weit verbreiteten moralischen Intuitionen zu stehen. Natürlich kann eine philosophisch-ethische Position gegenüber der Alltagsmoral revisionär sein und verbreitete moralische Intuitionen, die sich auf die frühen Stufen menschlichen Lebens beziehen, als verfehlt verurteilen. Damit lastet sie sich jedoch nicht nur kaum überwindliche Schwierigkeiten der praktischen Durchsetzbarkeit auf, sondern auch eine geradezu erdrückende Begründungslast.

Diese theoretisch-konzeptionellen und ethischen Probleme bestätigen das Ergebnis von Abschnitt 2: Das Speziesargument ist in seinen bisherigen Formen unplausibel. Das gilt besonders in seiner Anwendung auf den menschlichen Embryo.

Dieses negative Ergebnis kann als unbefriedigend empfunden werden. Und zwar nicht nur dann, wenn man an einem hohen moralischen Status des Embryos festhalten will, sondern bereits dann, wenn man der Auffassung ist, dass sich in dem Speziesargument eine wichtige und tief verankerte Intuition ausspricht, die mit der Ablehnung jeder Art von Speziesargument verloren zu gehen droht. Dieser Intuition zufolge ist, wie eingangs skizziert, das Menschsein von erheblicher moralischer Relevanz. Einen neuen Weg, diese Intuition zu retten, werde ich im Folgenden vorstellen.

4. Das morphologische Speziesargument

Welche Kriterien müsste ein Speziesargument erfüllen, um überzeugend zu sein? Diese Kriterien können wir leicht formulieren, wenn wir das negative Ergebnis der Analyse der existierenden Speziesargumente ins Positive wenden:

a) Ein überzeugendes Speziesargument darf nicht in einer bloßen Behauptung bestehen, sondern muss für die moralische Relevanz der Spezieszugehörigkeit eine plausible *Begründung* vorbringen. Andernfalls verfällt es dem Vorwurf des Speziesismus.
b) Ein überzeugendes Speziesargument darf den moralischen Status nicht an *Eigenschaften* wie Vernunft, Autonomie, Moralfähigkeit usw. binden.[5] Diese Bindung darf in keiner Weise vorliegen, d. h. auch nicht in Form

[5] »Denn worin immer eine solche Moral besteht: Wenn sie allzu eng an empirisch feststellbare und naturgemäß in unterschiedlicher Ausprägung vorhandene Eigenschaften von Individuen anknüpft, führt sie sich selbst ad absurdum. Genau genommen unterminiert die Fixierung auf empirische Ähnlichkeiten und Unterschiede jede Moral gleicher Rechte.« (Hiebaum 2012, 426)

eines potentiellen Manifestationsverhältnisses. Genauer gesagt handelt es sich bei diesen Eigenschaften, die nicht Kriterium sein können, um *mentale* Eigenschaften. Ob andere, nicht-mentale Eigenschaften ebenso ausgeschlossen sind, ist damit noch nicht entschieden.

c) Ein überzeugendes Speziesargument darf *nicht auf partikularen Überzeugungen gründen*, weil es sonst kaum berechtigt ist, allgemeine Zustimmung einzufordern.

d) Ein überzeugendes Speziesargument muss *alle Vertreter der menschlichen Spezies* umfassen, andernfalls ist es kein Speziesargument. Und dennoch ist mit dieser Bedingung noch nicht entschieden, wer oder was sinnvollerweise als Speziesangehöriger angesehen werden kann. Das ist nur mit einem ausschließlich biologischen Speziesbegriff von vornherein einigermaßen klar.[6] Es ist jedoch fraglich, ob wir in der Moral einer biologischen Kategorie eine so zentrale Stellung einräumen sollten. Die Frage, ob auch (frühe) Embryonen von einem Speziesargument abgedeckt werden müssen und können, ob sie in normativer Hinsicht als Menschen angesehen werden sollten, muss an dieser Stelle also noch offen bleiben.

e) Und schließlich muss ein überzeugendes Speziesargument die *konzeptionellen und ethischen Probleme vermeiden*, die sich in Zusammenhang mit der Möglichkeit der Zwillingsbildung bzw. mit dem Phänomen natürlicher Aborte für die bisherigen Speziesargumente ergeben.

Was grundsätzlich für ein Speziesargument spricht, ist wie gesagt Folgendes: Moral braucht eine Bezugsgröße, einen Kreis von Wesen, auf den wir uns mit ihr beziehen. Moral gibt es nur in der moralischen Gemeinschaft, d. h. in der Gruppe derjenigen, die sich grundsätzlich als Gleiche anerkennen. Wie auch immer wir moralische Verpflichtungen begründen, wir haben sie primär gegenüber *unseresgleichen*. Das heißt nicht, dass es keine moralischen Verpflichtungen gegenüber Wesen gibt, die nicht zu dieser moralischen Gemeinschaft gehören. Es heißt lediglich, dass *wir* sie auf jeden Fall gegenüber Mitgliedern der moralischen Gemeinschaft haben, ja dass diese moralische Gemeinschaft die Moral allererst konstituiert. Moral kommt nicht ohne dieses »wir« aus.

Wenn wir uns nun fragen, wer dieses »wir« ist, wer zu »uns« gehört, liegt die Antwort nahe: Es sind Menschen. Wer sonst soll einer von uns sein als ein Mensch? Mit einer ungerechtfertigten Erhöhung des Menschen über andere, nicht-menschliche Wesen hat das nichts zu tun. Über den Umgang mit Tieren ist damit überhaupt nichts gesagt. Das Menschsein als zentrale Bezugsgröße heranzuziehen, bedeutet zunächst einmal nur, ein unhintergehbares Faktum

[6] Obwohl selbst das diskutabel ist, da es bekanntlich keinen einheitlichen biologischen Speziesbegriff gibt, vgl. Ereshefsky 2016.

ernstzunehmen: »the fact that human beings are more important to us, a fact which is hardly surprising«, wie es Bernard Williams in seiner Verteidigung des »human prejudice« formulierte (Williams 2008, 139), das nicht wirklich ein Vorurteil ist, also ein vorschnelles Urteil, das sich korrigieren lässt, sondern ein Element der conditio humana: »loyalty to, or identity with, one's species« (ebd. 150).

Die Antwort auf die Frage, wer zu uns gehört, lautet also: Menschen. Doch was heißt das genau? Wer ist ein Mensch? Das ist eine Frage, die sich uns im lebensweltlichen Umgang miteinander so gut wie nie stellt. Es ist uns im Allgemeinen unmittelbar klar, welches Gegenüber ein Mensch ist und welches nicht. Das Problem der bisherigen Speziesargumente ist, dass sie die Frage, wer ein Mensch ist, mit Kategorien zu begreifen versucht, die unserem lebensweltlichen Einander-erkennen fremd sind. Den oben behandelten Speziesargumenten zufolge müssten die folgenden Fragen entscheidend sein: Welcher biologischen Spezies gehört mein Gegenüber an? Was für ein Genom trägt es in sich? Welche Wesensnatur ist ihm eigen? Ist es grundsätzlich fähig, die speziestypischen Eigenschaften auszubilden? Doch wenn wir miteinander zu tun haben, stellen wir uns keine dieser Fragen. Sie sind gegenüber dem tatsächlichen, lebensweltlich-praktischen Umgang miteinander hochgradig artifiziell.

Letztlich greifen all diese Fragen bzw. die dahinter stehenden Speziesargumente auf die biologische Spezieszugehörigkeit zurück. Die Grenzen des Menschseins *biologisch* zu definieren, also als Zugehörigkeit zur Spezies Homo sapiens, mag in unserem biowissenschaftlichen Zeitalter naheliegen. Doch im lebensweltlichen mitmenschlichen Umgang spielt die Kategorie der Spezies keine zentrale Rolle. Wenn wir mit unseresgleichen zu tun haben, verstehen wir uns nicht als Angehörige einer bestimmten biologischen Art. Ebenso wenig übrigens, wie wir von Fall zu Fall prüfen, ob unser Gegenüber über bestimmte mentale Eigenschaften verfügt. Die bisherigen Speziesargumente begehen genauso wie ihre Gegenpositionen den Fehler, dass sie dem lebensweltlichen Miteinanderumgehen fremde Kategorien überstülpen.

Dieser lebensweltliche praktische Umgang mit unseresgleichen und das darin eingebettete anthropologische Vorverständnis ist aber der Prüfstein für ein angemessenes anthropologisch-ethisches Verständnis des Menschen. Denn wir handeln immer schon als Menschen, verstehen uns als Menschen, gehen mit anderen als Menschen um. Ein ethisches Argument, das auf das Menschsein abhebt – und nichts anderes ist das Speziesargument in jeder seiner Ausformung – muss dieses lebensweltliche Verständnis rekonstruieren und sich daran messen lassen (vgl. Pöltner 2006, 195f.). Wenn wir uns fragen, wen oder was wir wie als Menschen erkennen und anerkennen, sollten wir also dort ansetzen, wie und anhand welcher Kriterien wir uns *tatsächlich* als Menschen erkennen und anerkennen.

Das Erkennen und Anerkennen als unseresgleichen geschieht ganz unmittelbar, und zwar anhand der menschlichen *Leibgestalt.* Wir erkennen und anerkennen uns als lebendige, körperliche Wesen mit einer spezifisch menschlichen Gestalt. Bei aller Unterschiedlichkeit, ob klein oder groß, schmal oder dick, jung oder alt, schön oder hässlich, behindert oder nicht-behindert, afrikanisch, europäisch oder asiatisch oder was auch immer, männlich oder weiblich oder etwas drittes – wir erkennen uns unmittelbar als Wesen mit einem unzweifelhaft menschlichen Leib.

Zu der menschlichen Gestalt gehört in besonderer Weise das menschliche *Gesicht.* Vor allem in ihm erkennen wir jemanden nicht nur als einen Menschen, sondern immer auch als einen bestimmten Jemand, als ein menschliches Individuum. Wegen dieser zentralen Bedeutung des menschlichen Gesichts sind seine Verletzungen für uns besonders entsetzlich, egal ob sie durch Unfall, Krankheit oder absichtliches Handeln verursacht wurden. Wir sagen, jemand sei »entstellt«, was wir bei fehlenden Gliedmaßen nicht tun. Und dennoch können wir auch noch in monströs wirkenden Entstellungen ein menschliches Gesicht erkennen, ebenso wie in einem verstümmelten Körper die menschliche Gestalt. Von daher wird verständlich, warum manche ethische und moralische Aussagen ausdrücklich auf die menschliche Gestalt und insbesondere das menschliche Gesicht Bezug nehmen, wie hier zum Beispiel bei dem Sozialethiker Johannes Fischer: »Jedes Wesen, das von Menschen geboren ist und ein Menschenantlitz trägt, muss unabhängig von seiner Hautfarbe oder anderen kontingenten Eigenschaften als Mensch anerkannt und geachtet werden.« (Fischer 2010, 12f., vgl. schon Fichte im Jahr 1794: Fichte 1971, 415.) Solche Sätze sind nicht etwa ein poetisches Sahnehäubchen der eigentlichen moralischen Behauptung, sondern sie bringen die zentrale Bedeutung zum Ausdruck, die die sichtbare Zugehörigkeit zur »Menschenfamilie« für die Moral hat.

In *diesem* Sinne spielt die Spezieszugehörigkeit für uns alltäglich eine zentrale Rolle. Aber diese Spezieszugehörigkeit ist nicht biologischer Art, sondern – wenn man so will – in einem weiten Sinne phänomenologischer Art. »Phänomenologisch« heißt hier nichts weiter, als dass die Beschreibung dem tatsächlichen Phänomen des menschlichen Einander-Erkennens und -Anerkennens angemessen ist. Zwar ist die menschliche Gestalt selbstverständlich biologisch bedingt und natürlich sind die Extensionen der biologischen Spezies Homo sapiens und der lebensweltlich erfahrbaren »Menschengestaltigen« weitestgehend deckungsgleich, aber das Einander-Erkennen geschieht nicht anhand der wissenschaftlich-biologischen Kategorie der Spezies.

Nur in diesem Sinne also lässt sich ein Speziesargument sinnvoll vertreten. Man kann es das *morphologische Speziesargument* nennen. Allerdings muss man sich, da der Begriff »Spezies« heute stark wissenschaftlich-biologisch geprägt ist, bei der Rede vom morphologischen Speziesargument stets dieser nicht-biologischen Bedeutung bewusst sein. Und so mag man die entsprechende Position auch gern Speziesismus nennen, nur ist es eben ein *nicht-biologischer Speziesismus*. Am Fehlen dieser wichtigen Differenzierung leidet auch so manche Verteidigung des Speziesismus, wie man sie zum Beispiel bei Roger Wertheimer finden kann: »Our species category is our key concept for understanding ourselves metaphysically, scientifically, biologically, psychologically, socially. So it is naturally inevitably our principal and principled category of self-identification and public identification, politically, legally and morally.« (Wertheimer 2005, 13 f.) Richtig ist, dass das Menschsein von zentraler Bedeutung ist. Falsch ist, dass dieses Menschsein stets im Sinne der biologischen Spezies zu deuten ist. Für die biologische Betrachtungsweise ist das zwar sicherlich richtig, für soziale, psychologische, moralische, politische und metaphysische Betrachtungsweisen jedoch nicht.[7]

5. Mögliche Einwände

Das morphologische Speziesargument dürfte einige Einwände provozieren. Ein erster Einwand ist begründungstheoretischer Art: So ließe sich bezweifeln, dass eine *physische* Tatsache wie die Gestalt Kriterium für die Zusprechung eines moralischen Status sein kann. Handelt es sich hier nicht um einen plumpen Sein-Sollen-Fehlschluss? – Gegen diesen Einwand sprechen mehrere Gründe. a) Wenn wir ein Kriterium zur Identifizierung empirisch erfahrbarer Wesen benötigen, muss sich dieses Kriterium zumindest *auch* an empirischen Eigenschaften festmachen lassen. *Wenn* das morphologische Speziesargument einen Fehler begeht, dann kann er nicht schon darin bestehen, dass es empirische Eigenschaften heranzieht. Nicht nur die anderen Speziesargumente, sondern auch die eingangs vorgestellten ethischen Gegenpositionen ziehen empirische Eigenschaften heran. Wir haben zwar gesehen, dass weder mentale Eigenschaften noch biologische Speziezugehörigkeit als Kriterien überzeugen können. Das liegt jedoch an der spezifischen Eigenart dieser Eigenschaften und nicht daran, dass es empirische Eigenschaften sind.

[7] Die Betonung des menschlichen Gesichts mag manchen an Emmanuel Levinas und seine »Ethik des Anderen« erinnern, in der das Antlitz des Anderen eine zentrale Rolle spielt. Zweifellos ist es ein Verdienst von Levinas, auf die ethische Bedeutung des menschlichen Antlitzes hingewiesen zu haben. Dennoch handelt es sich um eine eher äußerliche Analogie zwischen seiner Theorie und dem hier entwickelten morphologischen Speziesargument. Denn für Levinas zeigt sich im Antlitz der ganz Andere, etwas Unfassbares, Unendliches und Forderndes. Zwischen dem Ich und dem Anderen herrscht ihm zufolge eine unaufhebbare Asymmetrie (Levinas 1983). Beim morphologischen Speziesargument geht es gerade um das Gegenteil: nämlich darum, dass wir uns trotz aller Verschiedenheit als Gleiche erkennen können.

b) Des Weiteren ist darauf hinzuweisen, dass wir als physische Wesen uns *nur* als physische Wesen erkennen können. Welche Eigenschaften wir darüber hinaus noch haben mögen und welche wir davon *an* anderen auch wahrnehmen mögen, wir erkennen uns nicht unmittelbar als mentale Wesen oder als Vernunftwesen, sondern als körperliche Wesen mit einer spezifischen Gestalt. Es gibt kein menschliches Einander-Erkennen ohne unmittelbaren oder mittelbaren Bezug auf die menschliche Gestalt. Eine Ethik, die diese perzeptiv-epistemologische Dimension ausblendet, ist defizitär.

c) Vor allem aber geht der Einwand in der Annahme fehl, dass die menschliche Gestalt mit dem menschlichen Gesicht nur physische, wertfreie Materie sei. Die Gestalt lebender Menschen ist nicht ein wertfreies Sein, die erst in einem zweiten Schritt evaluativ aufgeladen wird. Sie ist vielmehr immer schon evaluativ und normativ gehaltvoll. Alles menschliche Handeln ist unmittelbar oder mittelbar an den menschlichen Leib gebunden, ebenso wie jeder menschliche Ausdruck von Vernunft, Gefühl und Wille. Jede moralische Bewertung und Norm richtet sich daher immer unmittelbar oder mittelbar auch auf den menschlichen Leib. Daher handelt es sich beim morphologischen Speziesargument nicht um einen verfehlten Schluss vom (leiblichen) Sein auf das Sollen. Das morphologische Speziesargument artikuliert vielmehr die evaluative und normative Bedeutung, die der menschlichen Gestalt immer schon zukommt. Deshalb ist die menschliche Gestalt auch nicht nur *Kriterium* für die Zusprechung eines starken moralischen Status, sondern immer auch schon *Begründung* dafür (was nicht heißt, dass nicht weitere Begründungen hinzutreten können.)

Ein zweiter möglicher Einwand stellt die *Alternativlosigkeit* in Frage, mit der das morphologische Speziesargument gerade die Gestalt als Kriterium ansieht: Die menschliche Gestalt sei keineswegs eindeutig das entscheidende Kriterium für die Zuerkennung eines hohen moralischen Status. Mit demselben Recht ließe sich auch eine bestimmte ethnische Gruppe bzw. »Rasse« als maßgebliche Bezugsgröße behaupten, so wie es Rassisten immer schon getan haben. Warum sollte nicht weiße Haut entscheidend sein? – Doch die Parallelisierung zwischen Rassismus und morphologischem Speziesargument funktioniert nicht. Denn damit die »Rasse« ein eindeutiges Kriterium zur Unterscheidung zwischen den grundsätzlich Gleichen und jenen anderen sein kann, müsste diese Zugehörigkeit eindeutig sein, müssten die Grenzen zwischen ihr und anderen »Rassen« genau bestimmbar sein, müsste klar sein, wer dazu gehört und wer nicht. Doch das ist nicht der Fall. Sogenannte Rassen haben keine definierbaren Grenzen (weshalb das Konzept menschlicher Rassen ja auch als wissenschaftlich überholt gilt). Es gibt Übergänge, fließende Grenzen, und jedes Kind mit Eltern unterschiedlicher ethnischer Herkunft führt das rassistische Kriterium ad absurdum. Dies ist bei dem morphologischen Kriterium nicht der Fall (vgl. Williams 2008, 150). Die Existenz einer menschlichen Gestalt und eines menschlichen Gesichts ist von großer Eindeutigkeit. Zwar können wir uns in unserer Wahrnehmung täuschen und beispielsweise in der Nacht einen Busch für einen Menschen halten, aber bei näherem Hinsehen löst sich der Irrtum auf. Wir zweifeln lebensweltlich nicht an der Zuordnung zur Menschheit. Extreme Formen des Rassismus, der Angehörigen anderer »Rassen« den gleichen moralischen Status abspricht, ist nicht nur historisch immer wieder konterkariert und überwunden worden, sondern diese Überwindung liegt geradezu in der Natur der Sache. Denn der Rassismus sieht sich immer wieder mit dem Unübersehbaren konfrontiert: mit der offensichtlichen Ähnlichkeit der Menschen in Gestalt und Gesicht. Um dieser offensichtlichen Gleichheit auszuweichen, muss der Rassist auf Ersatzstrategien ausweichen und sich zum Beispiel einer bestimmten biologischen Abstammung vergewissern, wie es im Nationalsozialismus üblich war. Aber auch solche Strategien, die in ihrer Aussichtslosigkeit nur lächerlich wären, hätten sie nicht so ernste Folgen, können die menschliche Gleichheit in Gestalt und Antlitz nicht dauerhaft ausblenden.

Eine dritte mögliche Kritik am morphologischen Speziesargument stellt nicht die Eindeutigkeit des Gestaltkriteriums in Abrede, sondern seine *lebensweltliche Wichtigkeit*. Denn wir gehen ja auch mit Menschen um, die wir nicht unmittelbar wahrnehmen. Wir telefonieren mit Menschen, die wir niemals zu Gesicht bekommen, und behandeln sie trotzdem selbstverständlich als Menschen. Auch wenn ich nie im Lande X war und niemals einen seiner Bewohner sehe, kann ich selbstverständlich sämtliche Einwohner als Menschen anerkennen. Ja, den überwältigend großen Teil der Menschheit erblicken wir niemals, ohne dass uns das Schwierigkeiten für die Anerkennung bereitet. – Der Einwand ist insofern berechtigt, als dass die unmittelbare Wahrnehmung der Menschengestalt nicht immer notwendig ist, um die Zuerkennung desselben hohen moralischen Status zu ermöglichen. Doch das heißt nicht, dass diese Wahrnehmung nicht indirekt trotzdem eine zentrale Rolle spielt. Denn wenn wir von Menschen sprechen, die wir nicht sehen und nie gesehen haben, setzen wir ihre wahrnehmbare menschliche Leibhaftigkeit stets voraus. Diese Voraussetzung, die Gleichsetzung von Menschen und Menschengestaltigen, ist für uns so selbstverständlich, dass wir sie kaum je hinterfragen. Und dennoch ist die Anerkennung nicht-wahrgenommener Menschen als Menschen immer abgeleitet, nämlich vom unmittelbar wahrnehmenden Erkennen als Menschen. Andernfalls könnten wir sie gar nicht als Menschen »ansehen«. Wenn wir plötzlich erführen, dass die Einwohner von Land X, die wir bisher selbstverständlich für Menschen hielten, keine Menschengestalt haben, sondern sechs Beine, Facettenaugen und einen Saugrüssel, könnten wir nicht zur Tagesordnung gleicher Anerkennung übergehen. Auf der anderen Seite – und weniger hypothetisch – zeigen die Phänomene von Respektlosigkeit, Verachtung und Hass im Internet, wie leicht Kommunikation unter Bedingungen der Unsichtbarkeit entgleisen kann und die Anerkennung als Gleiche verlorenzugehen droht.

Schließlich, viertens, lässt sich eine Art »absurd-extension-argument« formulieren: Wenn die menschliche Gestalt eine so zentrale Stellung haben sollte, müssten wir auch Tote als Menschen anerkennen, denn auch sie weisen die typische menschliche Gestalt auf. Auch dürften wir Hirntoten keine Organe entnehmen (vgl. Merkel 2003, 38f.), ja sogar passive Sterbehilfe wäre nicht zu rechtfertigen, denn Hirntoten ist die menschliche Gestalt ebenso wie Sterbenden eigen. Darüber hinaus müssten wir auch Robotern, die die menschliche Gestalt erfolgreich imitieren, denselben hohen moralischen Status zuerkennen. – Doch auch dieser Einwand kann nicht überzeugen. Bei Leichen und Robotern missversteht der Einwand das Kriterium der menschlichen Gestalt. Eine Pflicht, Toten dieselbe Anerkennung zukommen zu lassen, lässt sich schon deshalb nicht aus dem morphologischen Speziesargument ableiten, weil es um die *lebendige* körperliche Gestalt geht. Jeder, der jemals einem Toten gegenüberstand, weiß um den offensichtlichen und frappierenden Unterschied zwischen der Gestalt eines lebenden Menschen und einer reglosen Leiche. Roboter, die Menschen täuschend ähnlich sehen, also nicht nur die physische Form eines Menschen haben, sondern auch seine Bewegung und Mimik imitieren, lassen sich möglicherweise in Zukunft bauen. Nur ließe sich auch damit nicht das morphologische Speziesargument als falsch erweisen. Ganz im Gegenteil zeigt sich durch dieses Szenario einmal mehr die Bedeutsamkeit des Gestalt-Kriteriums, denn extrem menschenähnliche Roboter würden uns wahrscheinlich in tiefe moralische Verunsicherung stürzen, wie manche Science-Fiction-Filme uns plastisch vor Augen führen. Wenn in dieser Hinsicht überhaupt etwas Normatives aus dem morphologischen Speziesargument folgt, dann vielleicht die Empfehlung, aus eben diesem Grund darauf zu verzichten, derart humanoide Roboter zu bauen.

In Bezug auf hirntote und sterbende Menschen identifiziert der Einwand fälschlicherweise die moralische Relevanz des Gestalt-Kriteriums mit bestimmten moralischen Positionen, die jedoch in keiner Weise zwingend aus dem Kriterium hervorgehen. Dass Menschen auch in Situationen am Rande des Lebens derselbe moralische Status zugesprochen wird wie jedem anderen Menschen, sagt noch nichts über den richtigen Umgang mit ihnen aus, also z. B. ob und unter welchen Umständen ihr Sterben zugelassen werden darf oder muss. Der Verweis auf solche Fälle deckt nicht etwa vermeintliche Grenzen des morphologischen Speziesarguments auf, sondern macht ganz im Gegenteil deutlich, wie bedeutsam die lebendige menschliche Gestalt für unsere Wahrnehmung anderer Menschen und den Umgang mit ihnen ist. Bei hirntoten Menschen macht erst der Verweis auf die lebendige menschliche Gestalt verständlich, warum das Hirntodkriterium und die Organexplantation ein Problem darstellen könnten.

Wir sehen: Die Einwände gegen das morphologische Speziesargument können nicht überzeugen. Doch wie verhält es sich mit den oben genannten Bedingungen für ein überzeugendes Speziesargument? Kann es sie erfüllen? Sehen wir sie uns der Reihe nach an:

a) Das morphologische Speziesargument spricht dem (nicht-biologisch verstandenen) Menschsein moralische Bedeutung zu, behauptet diese aber nicht bloß, sondern *begründet* sie, indem es die unhintergehbare moralische Bedeutung aufdeckt, die menschliche Gestalt und menschliches Gesicht im lebensweltlichen menschlichen Umgang miteinander haben.
b) Das Argument macht in keiner Weise *mentale Eigenschaften* zum Kriterium moralischer Berücksichtigung. Allerdings zieht es mit der menschlichen Gestalt und dem menschlichen Gesicht andere empirische, nämlich körperliche Eigenschaften heran. Doch im Gegensatz zu mentalen Eigenschaften, die entstehen und vergehen, sind diese körperlichen Eigenschaften im Laufe des Lebens eines geborenen Menschen immer vorhanden. Das neugeborene Baby hat sie ebenso wie der demenzkranke Greis oder der komatöse Patient. Diese Eigenschaften heranzuziehen, hat mithin nicht die exkludierende Wirkung wie der Bezug auf mentale Eigenschaften.
c) Anders als das theologische und ontologische Speziesargument fußt das morphologische Speziesargument nicht auf *partikularen Überzeugungen* über die Natur des Menschen. Damit macht es seine Zustimmungsfähigkeit nicht abhängig von der Zustimmung zu diesen fraglichen Voraussetzungen.
d) Weil das morphologische Speziesargument die Bindung an mentale Eigenschaften vollständig hinter sich lässt, schließt es keine Menschen aus, denen es an diesen Eigenschaften mangelt. Es schließt *alle Menschen* von der Geburt bis zum Tod ohne Ausnahme ein. Allerdings stellt sich die Frage, wie es mit der Inklusion ungeborener menschlicher Wesen aussieht, insbesondere der *frühen Embryonen*. Diesem Problem wende ich mich im nächsten Abschnitt zu.
e) Daher müssen wir an dieser Stelle auch die Frage offen lassen, ob das morphologische Speziesargument das fünfte Kriterium erfüllt, die Vermeidung der oben beschriebenen konzeptionellen und ethischen *Probleme in Bezug auf Mehrlingsbildung und natürliche Aborte*.

6. Das Menschsein und der Embryo

Es dürfte ohne weiteres klar sein: Aus dem morphologischen Speziesargument lässt sich kein Schutzanspruch für den frühen Embryo ableiten. Wenn die lebendige menschliche Gestalt samt menschlichem Gesicht Kriterium für die Zuerkennung des hohen moralischen Status ist, dann kommt dem frühen Embryo dieser Status nicht zu. Der frühe Embryo weist nicht annähernd eine menschliche Gestalt auf, er ist vollständig gesichtslos, ja er ist nicht einmal mit bloßem Auge zu erkennen.

Wenn für die Moral konstitutiv ist, dass wir uns als Gleiche anerkennen, dann kann auch bei großzügiger Auslegung dieses Kriteriums ein unsichtbares Wesen nicht zu dieser Gemeinschaft der Gleichen gehören. »Anerkennen« kommt von »Erkennen«, und zwar nicht nur in sprachlicher Hinsicht. Dass wir uns anerkennen, setzt voraus, dass wir uns überhaupt erkennen, sehen können, als Gegenüber wahrnehmen können. Im frühen Embryo aber erkennen wir nicht nur keinen bestimmten Jemand, sondern wir erkennen überhaupt niemanden. Wir sehen nichts. Der frühe Embryo kann uns nur mithilfe technischer Hilfsmittel wahrnehmbar gemacht werden. Und das gilt auch nur für den Fall einer In-Vitro-Fertilisation. Bei einer natürlichen Befruchtung können wir den Embryo am Anfang seiner Entwicklung selbst mit technischen Hilfsmitteln nicht sichtbar machen. Und wenn wir ein bei einer In-Vitro-Fertilisation hergestelltes Bild sehen, zeigen wir darauf und sagen vielleicht: Das ist eine befruchtete Eizelle. Oder: Das ist ein Embryo. Wir sagen aber nicht: Da ist jemand. Und wenn wir es dennoch tun, klingt es bei einem gesichtslosen, gestaltlosen Embryo seltsam, gewollt, künstlich, denn wir erkennen niemanden in diesem Bild. Ein Mensch ist aber immer ein Jemand, ein sichtbares, wahrnehmbares, unterscheidbares Individuum mit menschlicher Gestalt.

Dass der frühe Embryo in diesem Sinne nicht einer von uns ist, zeigt sich auch auf sprachlicher Ebene. Einen Menschen nennen wir »Mensch«, egal was er kann, tut, macht und ist. Den frühen Embryo aber bezeichnen wir nur oder vorrangig mit fachwissenschaftlichen Ausdrücken wie eben »Embryo« oder »Zygote« und »Blastozyste«. So wie wir den frühen Embryo nur mit technischen Instrumenten sichtbar machen können, erfassen wir ihn sprachlich nur mithilfe wissenschaftlicher Vokabeln.

Auch die sprachliche Bezeichnung des Vernichtungsvorgangs zeigt den Unterschied zwischen uns und dem Embryo an. Während wir sonst selbstverständlich von Tötung und Ermordung sprechen, geht uns das in Bezug auf Embryonen nur schwer über die Lippen. Und wenn es dennoch gemacht wird, um die vermeintliche Verwerflichkeit dieser Handlungen sprachlich zum Ausdruck zu bringen, wirkt es im unbefangenen Ohr merkwürdig unpassend. Es ist eben etwas anderes, ein sichtbares Wesen mit Menschengestalt zu töten als eine Nährflüssigkeit wegzugießen, in der sich (möglicherweise, wer weiß!) ein unsichtbarer, gestaltloser Einzeller oder Mehrzeller befindet.

Damit können wir nun auch die oben offen gelassene Frage nach Kriterium e beantworten, der Bedingung also, die in Abschnitt 3 beschriebenen konzeptionellen und ethischen Probleme in Bezug auf Mehrlingsbildung und natürliche Aborte zu vermeiden. Das morphologische Speziesargument handelt sich diese Probleme klarerweise nicht ein, da es den frühen Embryo, in Bezug auf den diese Probleme entstehen, gar nicht erst als Menschen versteht. Das morphologische Speziesargument erfüllt also auch dieses Kriterium für ein überzeugendes Speziesargument.

Nun ist die Betonung des menschlichen Leibes, wie ich sie im Rahmen des reformulierten, morphologischen Speziesarguments vorgenommen habe, keineswegs neu. Es sind insbesondere die Vertreter des essentialistischen Speziesarguments, die betonen, dass die Leiblichkeit konstitutionell zum Menschen gehört. Sie verstehen das jedoch ausdrücklich als Argument *für* einen starken moralischen Status des menschlichen Embryos. So zum Beispiel Eberhard Schockenhoff: »Ein Personverständnis, das der konkreten Leiblichkeit des Menschen keine Beachtung schenkt, bleibt abstrakt; es verfehlt die unhintergehbaren Existenzbedingungen konkreter Personen, zu denen [...] die konstitutiven Dimensionen der Zeitlichkeit und Leiblichkeit gehören.« (Schockenhoff 2003, 30; vgl. ebd., 21f.) Ist das ein Argument gegen die oben formulierte Position in Bezug auf den frühen Embryo? Nein. Zweifellos bringt Schockenhoff eine wichtige Einsicht zum Ausdruck, doch sie spricht – anders als er beabsichtigt – keineswegs für den hohen moralischen Status des frühen Embryos. Denn der menschliche Leib hat eine bestimmte Gestalt, die durch alle individuellen und ethnischen Differenzen, durch alle Behinderungen, Versehrungen und Verstümmelungen hindurch erkennbar bleibt und grundsätzlich gleich ist. Er ist vor allem ein mit unseren Sinnen wahrnehmbarer Leib, ein Körper, der sichtbar Raum einnimmt. Der frühe Embryo ist und hat nichts von alledem. Eine Zelle ist kein Leib. Auch kein Zwei- oder Vierzeller usw. Das Leibargument ist richtig, aber auf den frühen Embryo ist es nicht anwendbar.

Das heißt, die Anhänger eines starken moralischen Status des Embryos sagen mit der Betonung des Leibes genau genommen das Gegenteil von dem, was sie sagen wollen. Besonders deutlich wird das, wenn sie die Sichtbarkeit des Leibes betonen, wie beispielsweise Günther Pöltner: »Wer sich auf die leibliche Natur des Menschen beruft, beruft sich keineswegs auf ein biologisches Faktum, sondern darauf, dass der Leib allemal *jemandes* Leib ist, der seinen Leib *hat*, indem er sein Leib *ist. Wer einen Leib sieht, sieht jemanden.*«

(Pöltner 2015, 265, Hervorheb. des letzten Satzes R. K.)[8] Genau, möchte man sagen. Und den frühen Embryo sieht man eben nicht. Er kann daher nicht als ein menschlicher Leib angesehen werden. Ganz ähnlich schreibt Fuat Oduncu: »Aus phänomenologisch-anthropologischer Sicht ist der lebendige menschliche Körper die zugrunde liegende Substanz (...), er bietet die ontologische Grundlage und Begründung für jegliche Zuschreibung und Achtung eines moralischen Werts/Status. Denn er ist es, der die Person, wie auch immer diese definiert wird, *sichtbar und wahrnehmbar* macht.« (Oduncu 2003, 214, Hervorheb. R. K.)[9] Auch Oduncu untergräbt mit dem, was er sagt, die Intention seines Arguments: Der menschliche Embryo ist für das normale Auge unsichtbar, also kann er nicht im eigentlichen Sinne ein menschlicher Körper oder Leib sein. Vertreter eines herkömmlichen Speziesarguments machen sich etwas vor, wenn sie einerseits – ganz richtig – auf die Bedeutung der menschlichen Leiblichkeit verweisen und andererseits – fälschlicherweise – diese Leiblichkeit dem Embryo unterschieben, der solch einen Leib nicht hat.

An dieser Stelle ließe sich einwenden: Auch wenn ein wesentlicher Unterschied zwischen frühem Embryo und späterer menschlicher Gestalt liegen mag, sind beide doch identisch und das zweite geht aus dem ersten kontinuierlich hervor. Damit kommen das Identitäts- und das Kontinuitätsargument ins Spiel (vgl. Damschen/Schönecker 2003).[10] Doch auch diese Zusatzargumente ändern nichts an dem Befund. Denn zwar ist es richtig, dass zwischen der befruchteten Eizelle und dem späteren Menschen eine biologische Iden-

[8] Günther Pöltner steht dem von mir hier vertretenen Ansatz *methodologisch* nahe. Auch er plädiert dafür, die lebensweltliche Erfahrung in moralischer Hinsicht ernst zu nehmen und »Mensch« in einem nicht-biologischen Sinne zu verstehen (Pöltner 2006, 195f.). Doch wenn es um den Embryo geht, verlässt Pöltner diesen methodischen Pfad. Das zeigt sich nicht allein daran, dass er die Unsichtbarkeit und Unleiblichkeit des Embryos nicht angemessen berücksichtigt, sondern auch an seinem Umgang mit dem Begriff »Mensch«. Zwar erkennt er ganz richtig, dass wir mit »Mensch« auf »Gestaltähnlichkeiten« abzielen, doch schiebt er das als eine bloße »Sprachregelung« beiseite und verfehlt damit die moralische Bedeutung der menschlichen Gestalt (ebd., 213).

[9] Ein weiteres Beispiel findet sich bei Thomas Fuchs: »Auch dem Embryo in seiner stummen Wehrlosigkeit kommen Achtung und Würde zu, weil wir in ihm, wie Fichte schreibt, die ›angedeutete menschliche Gestalt‹, also die werdende Person bereits erahnen und erkennen können.« (Fuchs 2008, 216) Eben dies, die menschliche Gestalt erahnen und erkennen, können wir beim frühen Embryo gerade nicht.

[10] Man könnte meinen, dass damit das Terrain des Speziesarguments und das Thema dieses Artikels verlassen wird. Doch das ist nicht der Fall. So sinnvoll die Unterscheidung zwischen den verschiedenen Argumenten auch ist, sollte sie nicht über deren vielfältige Verknüpfungen hinwegtäuschen. So lassen sich Identitäts- und Kontinuitätsargument als Hilfsargumente für das Speziesargument verstehen, geht es doch um die Identität zwischen speziestypischen Entwicklungsstufen bzw. um eine speziestypische Entwicklungskontinuität.

tität besteht. Doch in der ethisch entscheidenden, phänomenalen Hinsicht ist es gerade nicht derselbe Leib, ja im Fall der befruchteten Eizelle und der folgenden embryonalen Entwicklungsstadien kann wie gesagt nicht einmal von einem Leib die Rede sein. Der Unterschied ist außerordentlich: auf der einen Seite eine gesichtslose, gestaltlose Zelle, die zu winzig ist, um sie mit bloßem Auge sehen zu können, und die selbst dann, wenn man sie mit einem Mikroskop in den Blick nimmt, für den Laien vom Embryo eines Hundes, eines Waldkäuzchens oder einer Eidechse nicht unterscheidbar ist; auf der anderen Seite ein Wesen mit unverkennbarer, unverwechselbarer menschlicher Statur, mit einem individuellen Gesicht, das uns als personaler Ausdruck gegenübertritt. Die behauptete Identität besteht allenfalls organismisch, oder streng genommen, da eine befruchtete Eizelle noch kein Organismus ist, nur genetisch. Organismus und Genom sind aber biologisch-wissenschaftliche Kategorien, an denen sich unsere lebensweltlichen moralischen Kategorien nicht orientieren und nicht orientieren können.[11]

Ebenso beim Kontinuitätsargument: Die Entwicklung macht zwar keinen Sprung, dennoch besteht ein gravierender Unterschied zwischen den Entwicklungsphasen, in denen eine menschliche Gestalt vorliegt, und solchen, in denen das noch nicht der Fall ist. Dass es eine Übergangszone zwischen diesen sehr unterschiedlichen Stadien gibt, heißt nicht, dass diese Unterschiede nicht vorhanden sind oder in moralischer Hinsicht keine Rolle spielen dürfen.

Identitäts- und Kontinuitätsargument begehen ebenso wie die meisten bisherigen Typen des Speziesarguments den Fehler, dass sie, wenn es um den Embryo geht, einem problematischen Biologismus verfallen. Sie missverstehen biologische Identität, biologische Kontinuität bzw. biologische Spezieszugehörigkeit als moralisch relevant. Zwar ist es einerseits richtig, die Ignorierung der leiblichen Dimension des Menschen zurückzuweisen, mentale Eigenschaften nicht als entscheidendes Kriterium anzusehen und die Lebensform des Menschen als ganze in den Blick zu nehmen. Doch andererseits gehen die genannten Argumente einen Schritt zu weit und stürzen sich ins andere Extrem, indem sie menschliches Leben mit dem Le-

---

11 An dieser Stelle wird zuweilen argumentiert, die Annahme sei unplausibel, dass aus einem Nicht-Menschen ein Mensch, aus einem Nicht-Jemand ein Jemand hervorgehe (z. B. Pöltner 2006, 219). Doch wenn das ein Problem darstellt, gilt das ebenso für Positionen, die das Menschsein oder Personsein mit der Befruchtung beginnen lassen. Denn auch bei der Befruchtung entsteht das neue Wesen ja nicht aus dem Nichts, sondern aus etwas. Es ist unproblematisch, den frühen Embryo *nicht* als Menschen anzusehen und dennoch von *menschlichen* Entwicklungsstufen zu sprechen. Wir sprechen ja auch von menschlichen Eizellen, menschlichem Gewebe oder menschlichen Exkrementen, ohne dass jemand ernsthaft auf die Idee kommt, diese Entitäten als Menschen anzusehen. Der frühe Embryo ist eine Vorform des Menschen, ohne selbst schon Mensch zu sein, so wie wir ohne Probleme auf phylogenetischer Ebene Australopithecus afarensis als eine Vorform des Menschen ansehen, ohne ihm schon Menschsein zuzusprechen.

ben individueller Menschen verwechseln und moralische Fragen durch biologische Fakten zu beantworten versuchen. Im Verbund mit dem Potentialitätsargument lassen sich diese embryoethischen Positionen damit von der biowissenschaftlichen Forschung vor sich hertreiben, die immer neue Möglichkeiten der Manipulation des embryonalen Entwicklungspotentials entdeckt und immer neue artifizielle embryoide Gebilde erzeugt. Im einen Fall muss dann die Frage des moralischen Status absurderweise anhand minimaler genetischer Unterschiede beantwortet werden, die über Entwicklungsfähigkeit oder Nicht-Entwicklungsfähigkeit entscheiden. Im anderen Fall sehen sich die genannten ethischen Positionen vor die Frage gestellt, ob beispielsweise eine totipotente Kolonie pluripotenter Stammzellen als Mensch gelten muss (vgl. Pera u. a. 2015; Denker 2016) – eine Frage, die angesichts der Unmöglichkeit, Totipotenz sicher zu erkennen, unbeantwortbar bleibt. Die anthropologisch-ethische Grundfrage »Wer ist ein Mensch?« wird nolens volens der Biologie überantwortet, was zu abwegigen Differenzierungen und unlösbaren Fragestellungen führt. Das morphologische Speziesargument geht diese biologistischen Verirrungen nicht mit. Es stellt einen Mittelweg dar zwischen den Extremen einer Entleiblichung der Moral, eines Auseinanderreißens von Leiblichkeit und Personalität auf der einen Seite und einer falschen Biologisierung des Menschseins auf der anderen Seite.

Doch noch einmal zurück zum Identitätsargument: Ist es wirklich zwingend biologistisch zu verstehen? Kann und sollte es nicht so verstanden werden, dass es dem Phänomen unserer lebensweltlichen rückwirkenden Selbstidentifikation Ausdruck verleiht? Denn wir identifizieren uns doch nachträglich mit dem Embryo und verstehen die Befruchtung als den Beginn unserer Existenz. Dementsprechend sagen wir: »*Ich* bin gezeugt worden.« (Baumgartner u. a. 1997, 234, vgl. Pöltner 2015, 263) – Diese Redeweise kommt tatsächlich lebensweltlich vor, sie ist kein philosophisches Konstrukt und anscheinend nicht in erster Linie biologisch orientiert. Doch belegt sie, dass wir den frühen Embryo lebensweltlich im vollen Sinne als Menschen ansehen? Oder begründet sie, dass wir ihn als solchen ansehen müssen? Nein, denn diese rückblickende Identifizierung ist ausgesprochen schwach ausgeprägt. Sie steht nicht nur stets in Konkurrenz mit der Geburt als dem Zeitpunkt, zu dem ein Mensch sichtbar in Erscheinung tritt und der sehr viel stärker im Bewusstsein steht. Jeder kennt seinen Geburtstag, aber wer kennt seinen »Konzeptionstag«? Auch findet sich keine weitere Formulierung, die für eine Identifizierung mit den frühesten embryonalen Entwicklungsstufen spräche. So sagen wir nicht: »Ich habe mich in zwei Zellen geteilt«, »ich habe den Primitivstreifen ausgebildet« oder »ich habe mich in den Uterus meiner Mutter eingenistet«. Wir sagen das nicht nur nicht, es klingt auch äußerst merkwürdig. Und das dürfte nicht allein daran liegen, dass diese Sätze schlicht ungebräuchlich sind, sondern vor allem auch daran, dass die Projizierung eines Ich in eine gestaltlose Zellblase, die Vorstellung einer lebendigen menschlichen Person ohne menschliche Gestalt unserem lebensweltlichen Verständnis von Menschsein zuwiderläuft. Daher ist anzunehmen, dass ein Satz wie »ich wurde gezeugt« weniger als Markierung des zeitlichen Beginns unseres individuellen menschlichen Lebens zu verstehen ist, sondern vielmehr als sprachlicher Verweis auf die Passivität unseres Ursprungs (»wurde gezeugt«) und auf dessen generationelle Dimension (gezeugt von den Eltern). Dafür spricht auch die Tatsache, dass die Ausdrucksweise wesentlich älter ist als unser heutiges Wissen von Gameten und Zygoten.

Auch mithilfe der identitätstheoretischen Überlegungen gelingt also keine überzeugende Kritik an dem morphologischen Speziesargument. Das Nachdenken über Identität und Kontinuität macht uns aber auf eine andere wichtige Frage aufmerksam, die das morphologische Speziesargument beantworten muss: Ab wann können wir denn von einer menschlichen Gestalt sprechen? Anders formuliert: Ab wann greift das morphologische Speziesargument? Bisher habe ich nur unspezifisch vom »frühen Embryo« im Gegensatz zu späteren Entwicklungsstadien gesprochen. Tatsächlich entwickelt sich die spezifisch menschliche Gestalt recht früh, nämlich um den 50. Tag nach der Befruchtung. Dann ist der Embryo zwar für Außenstehende unter normalen Umständen immer noch nicht wahrnehmbar, aber er hat bereits die menschliche Gestalt und ein als menschlich erkennbares Gesicht. Zwar ist die menschliche Gestalt noch verborgen, aber sie wäre zumindest sinnlich wahrnehmbar, und schon bald darauf tritt sie mit der Geburt vollends in Erscheinung.

Wenn also das morphologische Speziesargument gültig ist, müssen wir sagen, dass der Embryo bereits deutlich vor Beginn des zweiten Schwangerschaftsmonats Mensch ist. Das heißt: Auch wenn das Speziesargument nicht auf den menschlichen Embryo in den ersten Wochen seiner Entwicklung anwendbar ist, gilt dies keinesfalls allgemein für menschliche Ungeborene. Wendet man diesen normativen Befund auf die strittigen Praktiken an, muss man sagen: Eine Forschung, die Embryonen in den ersten zwei Wochen verbraucht, ist weitaus unproblematischer als die Tötung Ungeborener durch Schwangerschaftsabbruch spätestens von der siebten Schwangerschaftswoche an.

Fazit: In seinen bisherigen Versionen lässt sich das Speziesargument nicht aufrechterhalten. Dennoch liegt dem Speziesargument eine wichtige moralische Intuition zugrunde, die sich in Form eines neuen Speziesarguments mit guten Gründen vertreten lässt. Dieses neue, morphologische Speziesargument orientiert sich maßgeblich an der menschlichen Leibgestalt, ist frei von partikularen Überzeugungen und bindet sich weder an mentale Eigenschaften noch an wissenschaftlich-biologische Kategorien. Es verfällt weder der essentialistischen Idee von der unsichtbaren Person mit seinen problematischen metaphysischen Prämissen noch dem empiristisch-mentalistischen Personbegriff mit seinen kontraintuitiven Konsequenzen. Wie keine andere Position nimmt es die Art und Weise ernst, wie und unter welchen Bedingungen wir Menschen als Menschen erkennen. Damit ist es außerordentlich inklusiv, d. h. es fallen nicht bestimmte Menschen aus dem Kreis der Schutzberechtigten heraus. Allein für die frühesten Entwicklungsstufen, in denen kein Mensch erkennbar ist, kann solch ein Schutzanspruch nicht sinnvollerweise behauptet werden.

Nota bene: Damit ist nicht letztgültig erwiesen, dass der frühe Embryo keinen Schutzanspruch hat. Erstens ist nicht ausgeschlossen, dass es ganz andere, bislang übersehene Begründungswege gibt. Erwiesen ist nur, dass sich ein starker Schutzanspruch nicht mit einem *Speziesargument* begründen lässt. Aber solche alternativen Begründungswege waren hier nicht das Thema. Zweitens lassen sich möglicherweise *schwächere* Formen eines Schutzanspruchs begründen, so etwa über Solidaritätspflichten und Normschutzinteressen (vgl. Merkel 2003, 45–51). Aber auch solche schwächeren Formen des Schutzanspruchs waren nicht Thema dieses Beitrags.

Literatur

Baumgartner, Hans-Michael/Honnefelder, Ludger/Wickler, Wolfgang/Wildfeuer, Armin G. (1997): Menschenwürde und Lebensschutz: Philosophische Aspekte, in: Günter Rager (Hg.): Beginn, Personalität und Würde des Menschen, Freiburg/München: Alber, 161–242.

Bodden-Heidrich, Ruth/Cremer, Thomas/Decker, Karl/Hepp, Hermann/Jäger, Willi/Rager, Günter/Wickler, Wolfgang (1997): Beginn und Entwicklung des Menschen: Biologisch-medizinische Grundlagen und ärztlich-klinische Aspekte, in: Günter Rager (Hg.): Beginn, Personalität und Würde des Menschen, Freiburg/München: Alber, 15–159.

Bosshard, Stefan Niklaus/Höver, Gerhard/Schulte, Raphael/Waldenfels, Hans (1997): Menschenwürde und Lebensschutz: Theologische Aspekte, in: Günter Rager (Hg.): Beginn, Personalität und Würde des Menschen, Freiburg/München: Alber, 243–329.

Damschen, Gregor/Schönecker, Dieter (2003) (Hg.): Der moralische Status menschlicher Embryonen: pro und contra Spezies-, Kontinuums-, Identitäts- und Potentialitätsargument, Berlin u. a.: de Gruyter.

Denker, Hans-Werner (2016): Self-Organization of Stem Cell Colonies and of Early Mammalian Embryos: Recent Experiments Shed New Light on the Role of Autonomy vs. External Instructions in Basic Body Plan Development, in: Cells 5(4): E39, doi:10.3390/cells5040039.

Düwell, Markus (2003): Der moralische Status von Embryonen und Feten, in: ders., Klaus Steigleder (Hg.): Bioethik. Eine Einführung, Frankfurt a. M.: Suhrkamp, 221–229.

Ereshefsky, Marc (2016): »Species«, in: Edward N. Zalta (Hg.): The Stanford Encyclopedia of Philosophy (Summer 2016 Edition), https://plato.stanford.edu/archives/sum2016/entries/species.

Fichte, Johann Gottlieb (1971): Über die Würde des Menschen, beim Schlusse seiner philosophischen Vorlesungen gesprochen, von J. G. Fichte, 1794, in: Fichtes Werke, hg. von Immanuel Hermann Fichte, Bd. I. Zur theoretischen Philosophie, Berlin: de Gruyter, 412–416.

Fischer, Johannes (2010): Was ist Gerechtigkeit? Über Gerechtigkeit und Menschenrechte, online-Publikationen des Kompetenzzentrums Menschenrechte der Universität Zürich, www.menschenrechte.uzh.ch/dam/jcr:00000000-3175-0061-ffff-ffffd5084ca2/GerechtigkeitundMenschenrechte.pdf (28.10.2016).

Hiebaum, Christian (2012): Lost in Foundation. Über Speziesismus und Anti-Speziesismus in der Tierrechtsdebatte, in: Zeitschrift für Philosophische Forschung 66 (3), 409–428.

Hoerster, Norbert (1991): Abtreibung im säkularen Staat, Frankfurt a. M.: Suhrkamp.

Hoerster, Norbert (2004): Haben Tiere eine Würde? Grundfragen der Tierethik, München: Beck.

Holderegger, Adrian (2006): Die »Geistbeseelung« als Personwerdung des Menschen. Stadien der philosophisch-theologischen Lehr-Entwicklung, in: Konrad Hilpert, Dietmar Mieth (Hg.): Kriterien biomedizinischer Ethik. Theologische Beiträge zum gesellschaftlichen Diskurs, Freiburg i. Brsg.: Herder, 175–197.

Kagan, Shelly (2016): What's Wrong with Speciesism? Journal of Applied Philosophy 33 (1):1–21

Keil, Geert (2014): Ein bisschen Embryo? Begriffliche, ontologische und normative Überlegungen zur totipotenzbasierten Legaldefinition von ›Embryo‹, in: Thomas Heinemann, Hans-Georg Dederer, Tobias Cantz (Hg.): Entwicklungsbiologische Totipotenz in Ethik und Recht. Zur normativen Bewertung von totipotenten menschlichen Zellen, 251–287.

Kipke, Roland (2001): Mensch und Person. Der Begriff der Person in der Bioethik und die Frage nach dem Lebensrecht aller Menschen, Berlin: Logos-Verlag.

Lévinas, Emmanuel (1983): Die Spur des Anderen, in: ders.: Die Spur des Anderen. Untersuchungen zur Phänomenologie und Sozialphilosophie, übersetzt, hg. und eingeleitet v. Wolfgang Nikolaus Krewani, Freiburg/München: Alber, 209–235.

Merkel, Reinhard (2003): Contra Speziesargument: Zum normativen Status des Embryos und zum Schutz der Ethik gegen ihre biologistische Degradierung, in: Gregor Damschen, Dieter Schönecker (Hg.): Der moralische Status menschlicher Embryonen. Pro und contra Spezies-, Kontinuums-, Identitäts- und Potentialitätsargument, Berlin u. a.: de Gruyter, 35–58.

Oduncu, Fuat (2003): Moralischer Status von Embryonen, in: Marcus Düwell, Klaus Steigleder (Hg.): Bioethik. Eine Einführung, Frankfurt a. M.: Suhrkamp, 213–220.
Parfit, Derek (1984): Reasons and Persons, Oxford: Clarendon Press.
Pera, Martin F/Wert, Guido de/Donora, Wybo/Lovell-Badge, Robin/Mummery, Christine L/Megan, Munsie/Tam, Patrick P (2015): What if stem cells turn into embryos in a dish?, in: Nature Methods 12, 917–919, doi:10.1038/nmeth.3586.
Pöltner, Günther (2006): Grundkurs Medizin-Ethik, 2. Aufl., Wien: Facultas.
Pöltner, Günther (2015): Menschennatur und Speziesismus, in: Martin Hähnel, Markus Rothhaar (Hg.): Normativität des Lebens – Normativität der Vernunft? Berlin u. a.: de Gruyter, 251–270.
Ricken, Friedo (1998): Ist die Person oder der Mensch Zweck an sich selbst?, in: Mechtild Dreyer, Kurt Fleischhauer (Hg.): Natur und Person im ethischen Disput, Freiburg i. Brsg./München, 147–168.
Rothhaar, Markus (2010): Der manipulierbare Embryo. Konsequenzen für das Spezies- und das Potentialitätsargument. In: Peter Dabrock, Ruth Denkhaus, Stephan Schaede (Hg.): Gattung Mensch. Interdisziplinäre Perspektiven, Tübingen: Mohr Siebeck, 325–346
Schockenhoff, Eberhard (2003): Pro Speziesagument. Zum moralischen und ontologischen Status des Embryos, in: Gregor Damschen, Dieter Schönecker (Hg.): Der moralische Status menschlicher Embryonen. Pro und contra Spezies-, Kontinuums-, Identitäts- und Potentialitätsargument, Berlin u. a.: de Gruyter, 11–33.
Schockenhoff, Eberhard (2006): Lebensbeginn und Menschenwürde. Eine Begründung für die lehramtliche Position der katholischen Kirche, in: Konrad Hilpert, Dietmar Mieth (Hg.): Kriterien biomedizinischer Ethik. Theologische Beiträge zum gesellschaftlichen Diskurs, Freiburg i. Brsg.: Herder, 198–228.
Singer, Peter (1991): Praktische Ethik, Stuttgart: Reclam.
Spaemann, Robert (1996): Personen. Versuche über den Unterschied zwischen ›etwas‹ und ›jemand‹, Stuttgart: Klett-Cotta.
Spaemann, Robert (2001): Über den Begriff der Menschenwürde, in: ders.: Grenzen. Zur ethischen Dimension des Handelns, Stuttgart: Klett-Cotta, 107–122.
Wertheimer, Roger (2005): Slandering Speciesism, http://philpapers.org/archive/WERSS-2.pdf
Wieland, Wolfgang (2003): Pro Potentialitätsargument: Moralfähigkeit als Grundlage von Würde und Lebensschutz, in: Gregor Damschen, Dieter Schönecker (Hg.): Der moralische Status menschlicher Embryonen. Pro und contra Spezies-, Kontinuums-, Identitäts- und Potentialitätsargument, Berlin u. a.: de Gruyter, 149–168.
Williams, Bernard (2008): The Human Prejudice, in: ders.: Philosophy as a Humanistic Discipline, Princeton: Princeton University Press, 135–152.

Markus Rothhaar

DIE GESTALT DER ANERKENNUNG UND DAS MENSCHSEIN

Ein Kommentar zum Beitrag von Roland Kipke

Roland Kipkes Überlegungen ist so weit zuzustimmen, wie sie die Aporien von bioethischen Theorien präzise benennen und herausarbeiten, die den Status eines Trägers von Rechten bzw. eines Gegenübers von starken Pflichten von bestimmten empirischen Eigenschaften abhängig machen, die ein Mensch haben oder nicht haben kann und die Menschen jedenfalls in einigen Phasen ihres Lebens nicht aufweisen. Ebenso ist ihm darin zuzustimmen, dass diese Aporien es erforderlich machen, eine alternative Theorie des »moralischen Status« zu entwickeln. Genau das versucht er mit seinem Entwurf eines »morphologischen Speziesarguments«.

Betrachtet man seinen Entwurf genauer, so lässt sich allerdings feststellen, dass er im Grunde genommen zwei unterschiedliche Thesen enthält, die jeweils einer gesonderten philosophischen Rechtfertigung bedürfen. Erstens argumentiert Kipke angesichts der Kontraintuitivität eigenschaftsbasierter Theorien dafür, nicht Eigenschaften, sondern das Menschsein als solches als Kriterium der Anerkennung des Status eines Trägers von Würden und Rechte zu denken. Zweitens vertritt er die Ansicht, dass nicht die Zugehörigkeit zur Spezies »Mensch« als Kriterium dafür fungieren solle, dass ein Lebewesen als Mensch zu betrachten sei, sondern die »menschliche Gestalt«. Aus der Kombination beider Thesen ergibt sich für Kipke, dass Lebewesen genau dann Träger von Würde und Rechten seien, wenn sie »menschliche Gestalt« aufwiesen, ansonsten jedoch nicht. Der daraus resultierende Ausschluss aus der Rechts- und Moralgemeinschaft betrifft neben allen nicht-menschlichen Lebewesen insbesondere menschliche Embryonen, die (noch) nicht »menschliche Gestalt« hätten.

Gerade im Verhältnis der ersten zur zweiten These zeigt sich allerdings schon die grundlegende Problematik von Kipkes Überlegungen: zum einen soll das Menschsein als solches das Kriterium der Anerkennung als Subjekt von Rechten bzw. Gegenüber von starken Pflichten sein. Zum anderen sollen dann aber doch nicht *alle* Menschen diesen Status besitzen, sondern nur solche, die »menschliche Gestalt« aufweisen. Diese Position ist nur deshalb nicht logisch inkonsistent, weil Kipke als Kriterium dafür, wann ein Lebewesen als

»Mensch« zu gelten hat, nicht das natürlich-biologische Menschsein ansetzt, sondern das Aufweisen einer »menschlichen Gestalt«: Nur wessen Körper menschliche Gestalt aufweist, ist demnach Mensch; wer dagegen der Spezies »Mensch« angehört ohne menschliche Gestalt zu besitzen, ist Kipke zufolge kein Mensch. Angesichts dieses Gedankengangs drängen sich zwei Fragen auf: Erstens die Frage, ob Kipkes Bestimmung des Umfangs des Begriffs »Mensch« *in sich* schlüssig ist und zweitens die Frage, ob diese Bestimmung noch mit der Begründung konsistent gemacht werden kann, die er für das erste seiner beiden Kernargumente anführt. Ich will mich zunächst etwas detaillierter mit der ersten Frage beschäftigen, um dann einige allgemeinere Bemerkungen zu zweiten Frage anzuschließen.

Fragt man nach der Plausibilität von Kipkes Rekurs auf die »menschliche Gestalt« zur Bestimmung des Umfangs des Begriffs »Mensch«, so ist es zunächst sinnvoll zu fragen, welche Motivation hinter diesem Rekurs steht. Im Text lassen sich hierzu zwei miteinander eng verwobene Gründe identifizieren. Zum einen scheint Kipke einen Rückgriff auf die Zugehörigkeit zur menschlichen Spezies für einen szientistischen, genauer gesagt: biologistischen Fehlschluss zu halten, der auf dem naturwissenschaftlichen Weltbild der Neuzeit beruht (Kipke S. 9). Zum anderen führt er ein phänomenologisches Argument an, indem er darauf verweist, dass reale Prozesse der Anerkennung als Träger von Würde und Rechten sich de facto an der »menschlichen Gestalt« orientieren würden und – vermeintlich – immer schon orientiert hätten (Kipke, S. 9ff.)

Beide Gründe scheinen aber kaum hinreichend, um die intensionale und extensionale Verengung des Begriffs »Mensch« zu rechtfertigen, die Kipke vornimmt. Denn diese Verengung wäre überhaupt nur dann aufrechtzuerhalten, wenn ein menschlicher Embryo etwas anderes wäre als ein Lebewesen, das zur natürlichen Art »Mensch« gehört. »Embryo« müsste mithin die Bezeichnung für ein Lebewesen sein, das einer anderen natürlichen Art angehört als der des Menschen. Tatsächlich ist »Embryo« aber nicht die Bezeichnung für eine natürliche Art, die von der natürlichen Art »Mensch« unterschieden ist, sondern – genauso wie »Kind«, »Jugendlicher« oder »Greis« – die Bezeichnung für eine bestimmte *Phase* im Leben eines Organismus der natürlichen Art »Mensch«. Wie die Lebensformen aller Lebewesen, so hat auch diejenige des Menschen einen wesentlich diachronen Charakter, bei dem sich verschiedene Phasen abwechseln und auseinander hervorgehen. Das bedeutet aber keineswegs, wie Kipke es zu unterstellen scheint, dass diese verschiedenen Phasen jeweils andere natürliche Arten bezeichnen würden. Vielmehr macht es ein Lebewesen gerade aus, dass es diachron verschiedene Phasen der Entwicklung durchläuft und dabei seine Identität mit sich selbst aus sich selbst erst hervorbringt. Menschliche Embryonen sind darum ebenso sehr Menschen wie Kinder, Jugendliche, Erwachsene oder Greise nicht etwas anderes als Menschen sind, sondern eben: Menschen in verschiedenen Phasen ihrer lebendigen Entwicklung. Wenn Kipke also – m. E. richtigerweise – das Menschsein als solches für das Kriterium der Anerkennung als Träger von Rechten und Würde hält, so muss er zwangsläufig auch menschliche Embryonen in den Kreis dieser Träger einbeziehen und kann diese Anerkennung nicht nachträglich wieder auf solche Menschen einschränken, deren Körper »menschliche Gestalt« besitzt.

Dem steht auch nicht entgegen, dass die Begriffe der »Lebensform« und der »natürlichen Art« auf den Speziesbegriff verweisen. Kipkes Annahme nämlich, dass der Speziesbegriff ein rein naturwissenschaftlicher Begriff sei, der dem naturwissenschaftlichen Weltbild der Moderne zuzurechnen sei und dass daher der Rekurs auf die Spezieszugehörigkeit szientistischen Charakter habe, lässt sich so nicht aufrechterhalten. Vielmehr sind die Konzepte des Lebens, der Spezies, der Entelechie, des Zwecks überhaupt, der »Form« im aristotelischen Sinn etc. grundlegende Elemente unseres Welt- und Selbstverhältnisses, die uns insofern a priori erschlossen sind, als wir selbst Lebewesen sind. Erst diese vorgängige ontologische Erschlossenheit des Lebens und seiner grundlegenden Kategorien ermöglicht überhaupt die Biologie als Naturwissenschaft. Dementsprechend ist auch »Spezies« primär ein ontologisch-hermeneutischer und nur in abgeleiteter Hinsicht ein naturwissenschaftlicher Begriff. Kipkes Vorwurf, der Rekurs auf die Spezieszugehörigkeit sei szientistisch bzw. biologistisch läuft damit ins Leere.

Ebenso wenig kann Kipke sich zur Begründung seines Rekurses auf die »menschliche Gestalt« als Kriterium des moralischen Status auf die Phänomenologie faktischer Anerkennungsprozesse berufen. Sobald wir uns die Frage stellen, welche Lebewesen der Status eines Trägers von Würde und Rechten zukommen, bewegen wir uns unweigerlich auf einer philosophischen Reflexionsebene, auf der normative Fragen nicht einfach mit dem Verweis auf faktische Prozesse entschieden werden können. Allein indem Kipke die These vertritt, dass die menschliche Gestalt als Kriterium der Trägerschaft von Rechten und Würde angenommen werden *sollte*, beschreibt er nicht mehr einfach faktische Anerkennungsprozesse, sondern stellt er eine normative Forderung *für* Anerkennungsprozesse auf, die er als solche begründen müsste. Auf der philosophisch-argumentativen Ebene müssen mithin, wenn man denn auf die Faktizität eines moralrelevanten Handlungsprozesses rekurriert, normative *Gründe* dafür angeführt werden, diese Faktizität zu akzeptieren. Kipke selbst bewegt sich nun von Anfang an auf ebendieser philosophisch-argumentativen Ebene und führt auf ihr etwa Gründe dafür an, das Menschsein als Kriterium der Anerkennung als Träger von Rechten und Würde anzunehmen. Für die nachträgliche Verengung dieses Kriteriums auf Menschen, deren Körper menschliche Gestalt aufweist, führt er dann aber keine weiteren Gründe mehr an, sondern verweist lediglich darauf, dass sich reale Anerkennungsprozesse *faktisch* an der menschlichen Gestalt orientieren würden. Die bloße Faktizität des Prozesses ist aber noch kein normativer Grund seiner Rechtfertigung. Und mehr noch: gerade *indem* Kipke die Faktizität des Prozesses als den einzigen Grund für dessen Rechtfertigung anführt, gerät ihm die »menschliche Gestalt« auf der philosophischen Reflexions- und Begründungsebene unter der Hand wieder zu einer empirisch beobachtbaren Eigenschaft, von der die Anerkennung als Träger von Rechten und Würde als Bedingung abhängig gemacht wird. Genau eine solche Bedingung durch Eigenschaften hatte Kipke aber in seinen Ausführungen zum Menschsein als Kriterium der Anerkennung richtigerweise zurückgewiesen. Wie ich weiter oben gezeigt habe, ergibt sich dann aus der eigenen Logik einer Position, nach der das Menschsein selbst als das Kriterium des moralischen Status gelten soll, mit Notwendigkeit, dass auch menschlichen Embryonen dieser Status zuerkannt wird. Wenn reale Anerkennungsprozesse tatsächlich, wie Kipke meint, anders verlaufen, so wären sie darum aus reflexiv-normativer Sicht revisionsbedürftig – es sei denn, es würden wiederum normative Gründe für die Richtigkeit jener faktischen Orientierung an der menschlichen Gestalt angeführt, die über den Verweis auf deren bloße Faktizität hinausgehen. Solche Gründe finden sich in Kipkes Ausführungen aber nicht.

Damit steht zugleich die Frage nach dem Verhältnis von realen Anerkennungsprozessen und philosophischer Reflexion bzw. Begründung im Raum, die zwar genereller Natur ist, ihre Zuspitzung aber mit der Problematik einer Bestimmung der Grenzen der Rechts- und Moralgemeinschaft erhält. Was das bedeutet wird deutlich, wenn wir Kipkes erste Kernthese, die These, dass der Bezugspunkt der Bestimmung des moralischen Status das Menschsein als solches, nicht aber irgendwelche Eigenschaften, die Menschen haben oder nicht haben können, sein müsse. Kipke argumentiert für diese These mithilfe einer Art von »reflektiertem Speziesismus«. Demnach bedürfen Moral und Recht grundsätzlich einer Bestimmung ihres Anwendungsbereichs. Nach Kipke kann dieser Anwendungsbereich nur in einem »Wir«, d. h. einer Gemeinschaft von Wesen bestehen, die sich selbst als Gemeinschaft verstehen. Dieses »Wir« müsse, so Kipke, die Gemeinschaft aller Menschen sein, da, »wir nicht davon absehen [könnten], dass wir Menschen sind und als Menschen zuvorderst mit anderen Menschen zu tun haben.« (Kipke S. 2). Kipke scheint dementsprechend auf ein reflexives bzw. transzendentales Argument abzuzielen, bei der die Fähigkeit, sich selbst als Glied einer Gemeinschaft sich zueinander wechselseitig moralisch verhaltender Lebewesen, d. h. als ein »Wir« im normativen Sinn, zu verstehen der Grund der Konstitution dieser Rechts- und Moralgemeinschaft selbst ist.

Dieses reflexive Argument *in statu nascendi* konterkariert er jedoch zugleich dadurch, dass er darauf besteht, dass weder Vernünftigkeit, noch Moralfähigkeit, noch Selbstbewusstsein und Reflexionsfähigkeit für den Status eines Trägers von Rechten und Würde relevant seien: »Ein überzeugendes Speziesargument darf den moralischen Status nicht an Eigenschaften wie Vernunft, Autonomie, Moralfähigkeit usw. binden. Diese Bindung darf *in keiner Weise* vorliegen, d. h. auch nicht in Form eines potentiellen Manifestationsverhältnisses.« (Kipke S. 8, Hervorhebung von mir). Damit entzieht Kipke aber seinem eigenen transzendentalen Reflexionsargument für das Menschsein als Kriterium des moralischen Status die Grundlage. Denn wenn Vernunft, Moral- und Reflexionsfähigkeit nicht moralisch relevant sind, warum sollte ausgerechnet das »Wir« aller Menschen die Bezugsgröße des moralischen Status sein? Das »Wir«, das die Moralgemeinschaft konstituiert, könnte dann ebenso gut umfassender sein als die Menschheit, z. B. als Gemeinschaft aller empfindungsfähigen Wesen (Pathozentrismus) oder aller Lebewesen überhaupt (Biozentrismus). Oder es könnte enger sein als die Menschheit, z. B. als Gemeinschaft aller Angehörigen einer bestimmten sozialen Klasse (»wir Angehörige des Adels«), einer bestimmten Kultur, Nation oder Hautfarbe. Der einzige Unterschied zwischen diesen engeren oder weiteren Bestimmungen eines moralrelevanten »Wir« und der Bestimmung der Gemeinschaft »aller Menschen« als des moralisch ausschlaggebenden »Wir« ist der Umstand, dass die Spezies »Mensch« die einzige uns bekannte Spezies ist, deren Mitglieder grundsätzlich in der Lage sind, sich überhaupt als ein »moralisches Wir« zu verstehen, d. h. als eine Gemeinschaft von sich einander wechselseitig moralisch achtenden und rechtlich anerkennenden Wesen. Das Argument für die Gemeinschaft aller Menschen als des moralisch relevanten »Wir« hat damit reflexiven Charakter und verweist in seiner Reflexivität auf die grundsätzliche Vernunft-, Moral- und Reflexionsfähigkeit der Angehörigen der Spezies »Mensch«. Dieser Charakter lässt sich nur um den Preis leugnen, dass das gesamte Argument in sich zusammenbricht.

Kipke ist allerdings darin zuzustimmen, dass es sich bei praktischer Vernünftigkeit und Personalität nicht um empirisch beobachtbare Eigenschaften handelt, die Menschen haben oder nicht haben können und von deren Vorliegen oder Nicht-Vorliegen dann auf den moralischen Status eines Menschen geschlossen würde. Vielmehr wird gerade in der Reflexion desjenigen, was in Anerkennungsprozessen geschieht auch deutlich, dass Personalität und praktische Vernünftigkeit die bestimmte Seinsweise von Angehörigen der Spezies »Mensch« ausmachen und dass sie als solche wesentlich sozialen und leiblichen Charakter besitzen. Nur indem Menschen einen Leib haben und immer schon in der Gemeinschaft mit anderen Menschen stehen, sind sie personale Vernunftwesen. Das Menschsein als solches als Kriterium des moralischen Status zu bestimmen, ist damit etwas, dessen innere Notwendigkeit sich erst und gerade auf der Ebene der philosophischen Reflexion *von* Anerkennungsprozessen zeigt. In diesem Sinn bleibt die Reflexionsebene zwar auf die realen Anerkennungsprozesse zurückverwiesen, kann und muss aber zugleich deren Korrektiv bilden: ein Korrektiv, das hinsichtlich der strittigen Fällen an den »Rändern des Lebens« überhaupt erst eine philosophisch begründete Entscheidung ermöglicht.

Martin Hähnel

DIE SPEZIES ALS MENSCHLICHE FORM

Über die normative Bedeutung generischer Aussagen in der aktuellen Embryonendebatte

Abstract

Der Beitrag versucht die Form (nicht den Inhalt) des Speziesargumentes in Bezug auf das Menschliche des Embryos auf Basis der Darstellung seiner »normalen Entwicklung« zu rekonstruieren. Dabei nehme ich Bezug auf sogenannte Normalitätsaussagen, die im Anschluss an Michael Thompson die Grundlage für sogenannte Lebensformurteile bilden. Diese generischen, nicht-statistischen Aussagen über die humane Embryogenese sind dabei gleichzeitig normative Urteile über die notwendig zu erreichende und nicht notwendig zu verfehlende Form eines menschlichen Embryos, zu dem es gehört, seinen Lebenszyklus auf eine Weise zu verwirklichen, die seiner Form entspricht.

1. Systematisch-methodologische Vorbemerkungen

In den Diskussionen der letzten Jahre zum moralischen Status menschlicher Embryonen nahm eine philosophische Argumentation pro oder contra Embryonenschutz zumeist ihren Ausgang bei den von Gregor Damschen und Dieter Schönecker zusammengetragenen und von diesen sowie auch anderen Autoren analysierten SKIP-Argumenten (vgl. Damschen und Schönecker 2003).[1] Diese von den eben genannten Autoren gewählte Form der Beweisführung, welche sich auf die Kriterien der *Spezieszugehörigkeit*,

[1] Es ist durchaus bemerkenswert, dass im angloamerikanischen Sprachraum selten oder nie die Rede von Argumenten ist, welche sich einzeln oder synoptisch auf diese vier Kriterien berufen. Sicherlich ist es das Verdienst von Damschen und Schönecker gewesen, die verschiedenen Aspekte von Spezieszugehörigkeit, Kontinuität, Identität und Potentialität für den deutschen Sprachraum zu tragfähigen und abwägbaren Argumenten, welche zur Verteidigung (und Ablehnung) des Schutzstatus des Embryos herangezogen werden können, gemacht zu haben. Allerdings kann und darf eine Analyse hier nicht enden, denn mit jeder systematischen Verdichtungsstrategie (denn nichts anderes repräsentieren die SKIP-Argumente), geht nicht selten auch ein Verlust der Schlusskraft der jeweiligen Argumente, deren Prämissen ihrem Inhalt nach

Kontinuität, *Identität* und *Potentialität* eines Embryos im Hinblick auf die Begründung seines Status als menschliche Person konzentriert, ermöglicht im Falle der Gültigkeit *aller* Argumente die Zuschreibung uneingeschränkter Schutzrechte, im Falle der Falsifizierbarkeit *eines* der Argumente lediglich die Zuschreibung eingeschränkter Schutzrechte für den Embryo.[2] Schließlich erlaubt sie im Falle der Bestätigung *keines* der vier Argumente, dass man für den Embryo jeglichen Schutzanspruchs fallen lassen darf.

Nun ist in der aktuellen Diskussion der Rückgriff auf jene SKIP-Argumente zwar noch immer gebräuchlich, meist um kriteriale Anhaltspunkte für eine problemorientierte Annäherung an kontroverse Fragen der Embryonenethik zu finden, jedoch scheint diese Form der Beweisführung aufgrund ihrer notorischen inhaltlichen Anfechtbarkeit und der den Argumenten innewohnenden Tendenz, als Einzelargument jeweils die Erklärungskraft der anderen Argumente entweder zu begrenzen oder zu überdehnen, nicht mehr so belastbar und informativ zu sein, um die gegenwärtige bioethische Diskussion entscheidend voranzubringen.[3]

In den folgenden Abschnitten beabsichtigte ich jedoch nicht den Erklärungshorizont der SKIP-Argumente zu überschreiten, genauso wie es nicht mein Ziel sein wird, deren Begründungswert in Frage zu stellen. Was ich dagegen bezwecke, ist die Vorstellung einer alternativen Lesart der Inhalte der SKIP-Argumente, denn mit Hilfe sogenannter generischer Aussagen scheint es möglich zu sein, den menschlichen Embryo bzw. seine Entwicklung so zu beschreiben, dass er als Fall eines Embryos gelten kann, welcher nicht nur der

---

sowieso alles andere als geklärt sind, einher. So haben sich die einzelnen Diskussionen zu SKIP in den letzten Jahren derart verselbständigt, dass eine Zusammenschau ebenso wie eine Aktualisierung der Argumente, in der Weise wie Damschen und Schönecker es vor Jahren vorbildlich getan haben, heutzutage nicht mehr die Überzeugungskraft haben können, die es braucht, um den Diskurs neu zu befruchten. Aus diesem Grund wäre man im Sinne des hier vorliegenden Ansatzes besser beraten, zu einer *piecemeal engineering*-Strategie zurückzukehren, die es erlaubt, das ganze Themenfeld der philosophischen Begründung des Embryonenschutzes neu aufzurollen.

[2] Ich plädiere also dafür, dass die Falsifizierbarkeit eines der Argumente den Schutzstatus nicht annulliert, sondern bloß einschränkt. Wer stattdessen auf Basis der SKIP-Argumente den ausschließlichen Versuch unternehmen möchte, einen starken Schutzstatus des Embryos zu begründen oder zu negieren, der wird entweder scheitern oder zu der Einsicht gelangen müssen, dass die Argumente in ihrer Anordnung und Begründungsform selbst fragwürdig sind. Mein Vorschlag argumentiert deshalb für die Aufrechterhaltung eines starken Schutzanspruchs, ohne dabei notwendig auf die SKIP-Struktur zurückgreifen zu müssen.

[3] Die Strategie von Damschen und Schönecker, die SKIP-Argumente gesondert zu analysieren, um schlussendlich aus deren ›Filetstücken‹ ein indirektes Bündelargument zu konstruieren, das durch tutioristische Überlegungen gestützt wird, geht meines Erachtens nicht auf. Zum einen verschleiert dieses Argument die substanzontologische Grundlage, zum anderen ist es metaphysisch alles andere als sparsam.

inhaltlichen Bestätigung aller vier Argumente Rechnung trägt, sondern auch den notwendigen Zusammenhang zwischen den Inhalten dieser Argumente aufzuzeigen imstande ist. Generische Aussagen beziehen sich dabei auf nichtstatistische Allgemeinheiten und drücken mustergültig aus, dass ein Embryo vom Zeitpunkt seiner Entstehung bis zu seiner Geburt (und natürlich auch darüber hinaus) *menschlich* ist. Ferner entwickelt er sich als dieser Embryo kontinuierlich, während er – solange er existiert – das latente Potential besitzt, als jemand, der er aktuell und unabhängig von seiner Form schon ist, auch noch der Form nach zu *werden*.[4]

Wenn wir also im Folgenden von solchen generischen Aussagen sprechen, dann meinen wir im Unterschied zu allquantifizierbaren Urteilen[5] jene spezifischen Allgemeinheiten, die etwas über das aussagen, was *normal* für Mitglieder einer Art ist.[6] Diese Rede von Normalität setzt dabei voraus, dass es

---

[4] Wie die SKIP-Argumente zu einer umfassenden Theorie des Werdens (von menschlichem Leben) umgeformt werden können, ohne dabei die klassischen Missverständnisse und Spannungen (z. B. zwischen gradualistischen und substanzontologischen Ansätzen) hervorzurufen, muss an einer anderen Stelle gezeigt werden. Der Begründer der Substanzontologie, Aristoteles, hat dazu selbst einige wertvolle Überlegungen eingebracht (vgl. Aristoteles 2011). Allerdings steht fest, dass ein Blick auf das »normale« oder »schlichte« Werden von etwas zu etwas (anderem), von etwas zu jemand (z. B. zu einer Person) und von jemand zu jemand (anderem) aus entwicklungsbiologischer und naturphilosophischer Perspektive den Grad der Allgemeinheit von Urteilen über das Entstehen und Vergehen von menschlichem Leben zu erhöhen vermag. Dazu mehr in meinem Kommentar zu Stier.

[5] Allquantifizierte Aussagen haben z. B. die Form: »Für jedes X gilt: Wenn X ein Mensch ist, dann ist X vernünftig.« Auf Basis dieser Aussagen lassen sich im Unterschied zu generischen Aussagen keine Urteile über die Qualität von X ableiten, da nur gezeigt werden kann, ob X unter einen bestimmten Begriff F fällt oder nicht. So sagt die Tatsache, dass X unter F fällt, genauso wenig über die Qualität von X aus, wie wenn X nicht unter F fällt.

[6] Für einen allgemeinen Überblick über Form und Inhalt generischer Aussagen: Leslie (2016). Generische Aussagen sind immer wieder Gegenstand zahlreicher Kontroversen und finden, obwohl sie starke normative Implikationen haben und zumeist erster Ausdruck unserer Intuitionen sind, im Rahmen empirischer Forschung kaum Anklang und Akzeptanz. (vgl. Cimpian/Brandone/Gelman 2010) Dennoch werden sie immer wieder wissenschaftlich-empirisch untersucht, z. B. in der Entwicklungspsychologie, wo man unter anderem nachgewiesen hat, dass Kinder, noch bevor sie universale Generalisierungen verstehen, bereits den Inhalt generischer Aussagen begreifen (vgl. Leslie 2008). Generell ist die Wissenschaft von generischen Aussagen im Bereich sogenannter »folk theories« angesiedelt. Für die hiesige Thematik sind vor allem alltagspsychologische und alltagsbiologische Einsichten (vgl. Altran/Estin/Colin/Medin 1997) in Bezug auf die Bestimmung dessen, was »normal« an der Embryonenentwicklung ist bzw. sein soll, einschlägig. Ich behaupte allerdings nicht, dass die vorliegende Abhandlung eine eigene »folk theory« der Embryonalentwicklung begründen möchte, sondern nur, dass es notwendig ist, ein angemesseneres Verständnis dessen, was ›normal‹ ist, durch Einsichten dieser Art zu stützen. ›Normalität‹ in diesem Sinne meint jedoch nicht »normale Umstände« (Damschen/Schönecker 2003, 190), denn nicht allein die Umstände definieren, was ›normal‹ ist, sondern umgekehrt: Wenn sich ein Embryo ›normal‹ entwickelt hat, dann sind zunächst nicht die Um-

Arten gibt, die von eben jenen generischen Aussagen charakterisiert werden können. Im Unterschied zu klassischen *natural kind*-Ansätzen spreche ich aber zunächst nicht von solchen Arten, die es uns infolge eines erfolgreichen Nachweises ihrer Existenz erlauben würden, dass man von ihnen bestimmte Charakteristika ableiten könne,[7] sondern ich gehe genau den umgekehrten Weg: Weil es charakteristische bzw. normale Entwicklungen gibt (z. B. die menschliche Embryonalentwicklung), können wir davon ausgehen, dass wir immer schon von Arten sprechen bzw. dass es nur Arten sein können, die es gestatten, generische Aussagen treffen zu können. Dieser Artbegriff und dessen intrinsische Normativität sind es, die es auch als nicht notwendig erscheinen lassen, sogenannte quantifizierende Determinierer (vgl. dazu Kap 2.2.1) einzuführen, welche uns *post festum* anzeigen, mit welcher Häufigkeit etwas vorkommt.

2. Über die normative Bedeutung generischer Aussagen in der aktuellen Embryonendebatte

2.1 Besondere Bedingungen und Schwierigkeiten für eine normative Re-Evaluierung der SKIP-Argumente

Verfolgt man nun die gegenwärtige Embryonendiskussion, dann fällt sofort ins Auge, dass die Frage nach dem moralischen Status von Embryonen selten explizit gestellt wird oder gleich – ohne tiefer darüber nachzudenken – dezisionistisch beantwortet wird. Das dürfte unter anderem auch daran liegen, dass es keinen Konsens mehr darüber gibt, zu welchem Zeitpunkt menschliches Leben tatsächlich beginnt und ob ein festgesetzter Beginn des menschlichen Lebens auch gleichzeitig die Schutzwürdigkeit des Embryos begründen kann. Aus meiner Sicht sprechen für diesen Umstand, der die Notwendigkeit der Entwicklung eines alternativen Erklärungsmodells nahe legt, vier Gründe.

stände normal gewesen (es kann nämlich auch ungünstige Umstände gegeben haben, die einen ›normalen Embryo‹ hervorgebracht haben), sondern der Embryo selbst hat sich so entwickelt, wie es der Standard seiner Form, zu der sich der tatsächliche Embryo so oder so verhalten kann, verlangt.

[7] Dazu zählen essentialistische (Putnam 1975, Kripke 1980) und nicht-essentialistische (Boyd 1999) Ansätze.

2.1.1 *Zunehmende Inkompatibilitäten in der Statusfrage*

So scheint es vermehrt eine gewisse Inkompatibilität zwischen Konzepten zu geben, die den moralisch-begrifflichen Schutzstatus des Embryos verteidigen (klassischerweise Honnefelder 2002), und Ansätzen, die vielmehr der tatsächlichen empirischen Entwicklungsgestalt des Embryos gerecht werden wollen (entweder zum Zweck der Verteidigung [Rager 2009] oder Negation [Harris 2003] des moralisch-begrifflichen Schutzstatus).[8] Diese konzeptuelle Spannung erkennt man unter anderem bereits daran, dass diese und andere Autoren ethische Argumente (z. B. für intrinsische Schutzwürdigkeit, für ein generelles Instrumentalisierungsverbot) auf bestimmte empirische Sachverhalte (z. B. das biologische Entwicklungspotential des Embryos) anwenden, ohne dabei zu bedenken, dass sowohl die Argumente als auch der Sachverhalt, auf den man sich mit den Argumenten zu beziehen versucht, in Bestimmbarkeit und Anwendung kontrovers sind.

2.1.2 *Abnehmende Referenztauglichkeit des Begriffs »Embryo«*

Ferner scheint in diesem Zusammenhang auch der Begriff des »Embryo« von einer gewissen Unbestimmbarkeit, die durch semantische, epistemische, ontologische und moralische Abgrenzungsprobleme gekennzeichnet ist, charakterisiert zu sein, sodass hierbei die Frage aufkommt, ob der »Embryo« als Begriff überhaupt noch referenztauglich sei. Geert Keil schlägt deshalb vor, »Embryo« als einen Bündelbegriff einzuführen, was die Erstellung einer offenen Merkmalsliste erfordert (Keil 2014, 277) und damit sowohl die philosophische als auch die juristische Begriffsbildung vor neue Herausforderungen und Schwierigkeiten stellt.[9]

---

[8] Der Versuch von Rager (2009), die moralisch-begriffliche Dimension in Einklang mit der empirisch-biologischen Dimension zu bringen ist löblich und auch erhellend; leider greift Rager dabei auf philosophische Kategorien und Konzepte (z. B. Substanzontologie) zurück, die selbst umstritten sind und deren Anwendbarkeit auf empirische Fakten eigens einer Untersuchung bedürften.

[9] So beruht die juristische Embryodefinition nahezu vollständig auf dem sogenannten Totipotenzkriterium, dessen Inhalt bekanntlich sehr umstritten ist, aber weiterhin als definierendes Merkmal dieser Definition akzeptiert wird. Um dieser durchaus unbefriedigenden Lage sinnvoll begegnen zu können, müsste die zentrale Aufgabe zukünftiger Bemühungen darin liegen, in dieser Frage entweder die konstitutive Bedeutung herrschender Inkompatibilitäten (siehe 2.1.1) herauszustellen oder den Versuch zu wagen, einen rein totipotenz-basierten Rechtsbegriff des Embryos um biologische und ontologische Kriterien zu erweitern (sollte auch dies scheitern, dann bleibt uns immer noch die pragmatische Möglichkeit, unseren Umgang mit diesen unbestimmten biowissenschaftlichen Entitäten wie »Embryo«, »Stammzelle« etc. zu verfeinern). Eines scheint klar: Der Ausgang dieser Bemühungen wird wohl zeigen, ob der Embryo in der

2.1.3 *Gegenseitige explanatorische Beschränkung von Potentialitäts- und Speziesargument*

Im Kontext der SKIP-Argumente wird zudem deutlich, dass dem Potentialitätsargument aufgrund der vermeintlichen Schwäche der anderen Argumente immer wieder die besten Chancen für die Begründung eines Schutzstatus des Embryos eingeräumt werden. Allerdings enthält die Rede von Potentialität auch die Möglichkeit zur gezielten Rechtfertigung manipulativer, d. h. ethisch begründungsbedürftiger Eingriffe. So ist es immer noch verwunderlich, dass die meisten Bioethiker das Potentialitätsargument in der heute gängigen Form strikt ablehnen, obwohl dessen Erklärungsrahmen doch eine gute Möglichkeit für die Legitimierung von Veränderungen des Vorfindlichen im Sinne unbeschränkter Eingriffe in das menschliche Erbgut bietet.[10] Denn wenn mit neuen Techniken Entwicklungspotentiale gezielt gesteuert werden können, dann beruht dieses Vertrauen in die Verlässlichkeit dieser Techniken allein darauf, dass aus kausal effizienten Eingriffen bestimmte Zustandsänderungen an einem Gegenstand X hervorgerufen werden können, sodass man schlechterdings auch glauben muss, dieses X habe das Potential dazu, als X sich zu verändern (ohne damit etwas anderes als X werden zu können). Indes nimmt man im Zuge dieser Bestimmung auch mehr oder weniger bewusst die Annahme in Kauf, dass das, was eine Spezies oder Lebensform ist, für diese Zustandsänderungen normativ unerheblich ist – und zwar aus dem alleinigen Grund heraus, dass es niemals so etwas wie eine natürliche Potentialität geben kann, die *nicht* durch den Menschen erkannt bzw. veranlasst worden ist.[11]

---

bisherigen From seine Funktion als ausgezeichnete ethische Bezugsgröße behalten kann oder verlieren muss.

[10] Hierzu gibt es Andeutungen bei Schöne-Seifert in Damschen/Schönecker (2003), 181. Allerdings bezieht sich dieser sogenannte »Potentialschutz« nicht auf das teilweise unverfügbare intrinsische Potential eines Embryos, sich *normal* oder *nicht normal* zu entwickeln, sondern auf ein in die eigene menschliche Verfügungsmacht gestelltes Potential, dessen Steuerung dem Zweck dient, Nichtschädigungen vorzubeugen oder – im Falle z. B. von PID – geschädigtes Erbgut zu selektieren.

[11] Dies erklärt auch die von Stier in diesem Band konstatierten, kaum auflösbaren Spannungen zwischen dem Potentialitäts- und Speziesargument. Beide können nicht sinnvoll nebeneinander existieren, weil Potentialität in den Augen der Gegner des Potentialitätsarguments letztlich nichts anderes ist als eine rein menschliche Fähigkeit oder Handlungskategorie, währenddessen die Speziezugehörigkeit auch auf nicht-menschliche Wesen und deren intrinsische Fähigkeiten und Potentiale ausgeweitet werden darf.

2.1.4 *Konfundierung der teleologischen Rolle des Embryo mit der Tatsache seiner Selbstkonstitution*

Wir haben in der Embryonalentwicklung schließlich stets zu unterscheiden zwischen dem, was eine Rolle in der Bestimmung gegenständlicher Eigenschaften des menschlichen Embryos spielt, und dem, was dieses Objekt selbst konstituiert (vgl. Anscombe 2005, 58). Letzteres zu klären, bleibt weiterhin den empirischen Wissenschaften vorbehalten. Die Aufgabe der Philosophie kann es nur sein, ein *connatural knowledge* dessen, was Lebensvorgänge ausmacht und für normative Urteile prädestiniert, zu erwerben und zu vermitteln.

2.2. Ein neuer Vorschlag: Das normalitätsbasierte Lebensformargument

Im Folgenden möchte ich versuchen zu zeigen, wie angesichts der eben geschilderten Voraussetzungen die Tatsache, dass eine befruchtete menschliche Eizelle mehrere Phasen durchläuft, um schließlich als Organismus zu subsistieren unter normativen Gesichtspunkten beschrieben werden kann.[12] Ich bin mir durchaus darüber im Klaren, welche Schwierigkeiten mit diesem Unternehmen verbunden sind, weil ich zeigen muss, a) weshalb ich den *Beginn* der normativ relevanten Entwicklung bei der befruchteten menschlichen Eizelle ansetze, b) weshalb der *komplette* Entwicklungsgang[13] von der befruchteten menschlichen Eizelle bis hin zum eigenständigen Organismus unter normativen Aspekten betrachtet werden soll, wenn doch nur ein Bruchteil der befruchteten menschlichen Eizellen das Stadium der Subsistenz erreichen

---

[12] »Weder das Potentialitäts- noch das Identitäts- oder Kontinuitätsargument vermögen eine Verbindung zwischen Embryonen und erwachsenen Personen, die unzweifelhaft als Würdeträger Anerkennung finden, in einer normativ relevanten Weise herzustellen.« (Dietrich/Czerner 2013, 519) Demzufolge sehen Dietrich und Czerner einzig in einem nicht religiös begründeten Speziesargument einen möglichen Weg zur Rechtfertigung eines Schutzstatus. Allerdings scheint für die Autoren dieser Weg wiederum versperrt, weil beide Autoren davon ausgehen, dass es *nur* eine religiöse (und damit nicht mehr mehrheitsfähige) Begründung der Spezieszugehörigkeit geben könne. Der hier vorliegende »neoaristotelische« Vorschlag soll indes genau das Gegenteil beweisen und zeigen, dass der Spezieszugehörigkeit auch ohne religiöse Vorannahmen normative Relevanz zukommen kann.

[13] Damschen und Schönecker beziehen sich nur auf »entwicklungsfähige Embryonen« (Damschen/Schönecker 2003, 192), reduzieren den Lebenszyklus also auf Embryonen, die zahlenmäßig überleben, d. h. aus denen später auch ein eigenständiger Organismus wird. Damit überdehnen sie jedoch das Potentialitätsargument, sodass es normativ nutzlos werden muss. Der komplette, d. h. *normale* Entwicklungsgang sollte dagegen auch jene Embryonen beachten und umfassen, die nicht nur quantitativ überleben, sondern auch qualitativ an ihrer Selbstrealisierung scheitern.

und zwischenzeitlich auch noch Mehrlingsbildungen möglich sind,[14] und schließlich c) weshalb *genau dieser Form* des Entwicklungsgangs normative Relevanz zukommt und nicht einer beliebig anderen.[15] Für meine Argumentation werde ich mich vor allem auf die Idee stützen, dass Aussagen über die embryonale Entwicklung als Normalitätssätze oder generische Urteile aufgefasst werden können bzw. sollten. Das daraus hervorgehende normalitätsbasierte Spezies- oder Lebensformargument ist dabei – wie anfangs bereits erwähnt – in der Lage, den Begründungsanspruch der SKIP-Argumente der Form nach zu übernehmen, ohne sich ausschließlich »um eine syllogistische Wiedergabe« (Damschen/Schönecker 2003, 2) dieser Form zu bemühen.

In Bezug auf a) setzen Normalitätsaussagen nämlich voraus, dass von einem optimalen Zustand ausgegangen wird, von dem her die Bewertung der anschließenden Entwicklung vorgenommen wird. Da die befruchtete menschliche Eizelle als Subjekt dieses Zustandes bereits das vollständige DNA-Programm des Menschen enthält, kann sie als Beginn eines normativ relevanten Entwicklungsganges betrachtet werden; zugleich wird damit aber auch das Kriterium der Spezieszugehörigkeit als eine Basiseigenschaft eingeführt – ein Umstand, der vor der Fertilisation selbstredend noch keine normative Bedeutung haben konnte. Für Normalitätsaussagen dieser Art ist es also weniger entscheidend, ob eine Entität X das Potential dazu hatte eine Person zu werden, der man bestimmte Rechte zuschreiben kann oder nicht; Normalitätsaussagen gehen vielmehr davon aus, dass eine Entität X, die sich so oder so entwickeln kann, bereits von Anfang an einer Lebensform Y zugehörig ist und diese Zugehörigkeit wie ein unverlierbares Recht besitzt – seit der Fertilisation war sie eine Person, ist sie eine Person geblieben ist und wird auch weiterhin, d. h. solange sie existiert, eine Person bleiben. Damit kann übrigens der Einwand von Peter Singer, dass der potentielle König von England noch nicht die Rechte haben könne, die er aktual besitzen müsse (vgl. Singer 1994, 199), abgewehrt werden. Entweder nämlich besitzt eine

[14] Zugestanden steht die Behauptung, wonach die Zygote in ihren Nachfahren existiere, in Widerspruch zur Transitivitätsbedingung von Identität: A = B = C. Für die Mehrlingsbildung gelte dann: $A \rightarrow B$, C und $A \neq B$ und $A \neq C$. Jedoch beweist die aktuelle Nichtidentität von B und C mit A noch nicht, dass B und C identisch mit A wären. Sie beweist auch nicht, dass jeweils B oder C mit A identisch seien. Außerdem gibt es keine ernsthafte Widerlegung der Tatsache, dass B und C vor der Aufspaltung von A in B und C nicht schon in A enthalten waren (siehe dazu auch meinen Kommentar zu Stier in diesem Band).

[15] Zum Beispiel müsste man die Form der Entwicklung, die ein *in vitro* geschaffener Embryo geht, von der Form der Entwicklung, die ein *in vivo* gezeugter Embryo annimmt, aus normativer Perspektive unterscheiden. Bei dieser Perspektive spielen vor allem Natürlichkeits- bzw. Künstlichkeitsargumente eine große Rolle (vgl. Advena-Regnery 2014, Knaup 2015, Szaif 2016). Sie liefern stichhaltige Gründe für die Unterscheidung von Normalität und Nicht-Normalität natürlicher wie künstlicher Veränderungen des Naturgegebenen.

Entität, *weil sie ist bzw. so geworden ist*, spezifische Rechte, oder eben nicht. ›Sein‹ beschreibt hier einen Modus der Existenz im Sinne des Zugehörig-Seins zur menschlichen Lebensform, meint also gerade nicht eine Eigenschaft, die man erwerben und wieder verlieren kann.[16]

Bezüglich b) ist es möglich, alle Stufen einer Entwicklung als Teile einer normalen, d. h. gerade nicht beliebigen Entwicklung aufzufassen. Selbst wenn die Entwicklung von der befruchteten Eizelle zum eigenständigen Organismus aufgrund von Chromosomenanomalien abbricht oder menschliche Körperzellen durch moderne Reprogrammierungsverfahren in den Zustand der Totipotenz versetzt werden können, was gleichbedeutend mit der Manipulation ihrer natürlichen Entwicklungspotentiale ist,[17] ändert dies nichts daran, dass es zu einer befruchteten menschlichen Eizelle gehört, sich *normalerweise* zu einem vollständigen Organismus zu entwickeln.[18] Was ich hier unter »normalerweise« verstehe und welche Missverständnisse dabei auftreten können, werde ich im nächsten Kapitel erklären.

Schließlich ist es auf Basis von Normalitätsaussagen c) möglich, die angemessene Form des Entwicklungsganges zu beschreiben, aufgrund derer wir auch sagen können, dass sich eine seit der Befruchtung in einem Prozess der Komplexitätssteigerung befindliche Entität X schützenswert sei, weil sie bis zum Abschluss einer Entwicklungsphase, den diese Entität X dann überstehen kann oder auch nicht, identisch mit der Form ihrer Normalentwicklung gewesen ist. Übrigens vermag diese Identifizierung einer Normalform der Embryonalentwicklung damit entscheidende Differenzen zwischen Verfah-

---

16 Für Peter Singer, der die Zugehörigkeit zu einer Spezies als eine solche zuschreibbare Eigenschaft versteht, erscheint der generische Ausdruck »Mensch« etwas zu sein, über das der Mensch selbst verfügen kann und das er zum Zwecke der Selbstbevorzugung (als Selbstabgrenzung verstanden) argumentativ in Anschlag zu bringen vermag. Damit kann aber weniger die biologische Seite der Spezies gemeint sein, sondern vielmehr ihre rhetorisch-politische Funktion, die im Kontext der Zuweisung von Rechten und Pflichten angesprochen wird und in den Vorwurf des ›Speziesismus‹ als verschleiertes und jegliche biologische Differenz leugnendes ›menschliches‹ Nichtdiskriminierungsverbot mündet.

17 So gilt immer noch die Idee, dass moderne Reprogrammierungstechniken in Bezug auf die Tatsache der gewöhnlichen Entstehung des Lebens niemals den Normalfall abbilden oder ersetzen können. Unsere moralischen Intuitionen sind nämlich sogar in der Lage, bestimmte Tendenzen im Hinblick auf die »Normalisierung« von Abweichungen selbst als eine Form der Abweichung von einer (höheren) Norm, die unsere lebensweltliche Normalität repräsentiert und auf die sich unsere Intuitionen naturgemäß als Erstes berufen, zu identifizieren.

18 Im Unterschied zu den meisten Autoren, obwohl alle den Beginn des Lebens bei der befruchteten Eizelle verorten, gibt es für mich keinen Unterschied zwischen einem *natürlichen* und einem *normalen* Verlauf der Embryonalentwicklung. Der Grund für diese Differenz liegt m. E. in einer durchweg probabilistischen Deutung des Natürlichen im Sinne einer ateleologischen Interpretation des Normalen durch diese Autoren.

ren *in vitro* und *in vivo*, zwischen manipulativen und kurativen Eingriffen, zwischen Enhancement und Therapie sichtbar zu machen und zu markieren.

2.2.1 *Normalitätssätze als sprachlogische Präfigurationen von Lebensformurteilen*

Doch was heißt es jetzt, dass etwas oder jemand *normal* ist, verläuft oder geworden ist, jeweils für sich genommen (d. h. in Bezug auf die eigene objektive Form) als auch in Relation zu anderem? Zu diesem Zweck müssen wir auf sogenannte Normalitätsaussagen zurückgreifen. Normalitätssätze sind im Allgemeinen solche Aussagen, die »sich auf einen Subjektbegriff [beziehen]. So kann zum Beispiel die Physiologie der Menschen beschrieben werden, wobei von dem Menschen im Allgemeinen die Rede ist. Subjekt ist dabei ein genereller Term beziehungsweise, in der Begrifflichkeit moderner Logik, ein Prädikat.« (Strößner 2014, S. 3) Damit drücken Normalitätssätze keine subjektiven Einstellungen aus und sind auch nicht als statistische Wahrscheinlichkeiten abbildbar.

Doch worin besteht neben den eben genannten, eher formalen Gesichtspunkten die eigentlich entscheidende Funktion von Normalitätssätzen und mit welchen Inhalten müssen diese gefüllt werden? Um die Entwicklung eines menschlichen Embryos und seiner Lebensform wirklich verstehen und einordnen zu können, ist es unbedingt notwendig, danach zu schauen, was eine normale von einer abnormalen Entwicklung unterscheidet. ›Normal‹ und ›abnormal‹ sind hier nicht als Kontradiktionen, sondern vielmehr als Kontrarietäten zu begreifen, insofern sie die Ränder eines gemeinsamen Spektrums des Allgemeinen bilden. Oder anders ausgedrückt: Die Rede vom Normalen oder Nichtnormalen versucht nicht von einer Metanorm ausgehend ausgewählte Entitäten auf ihren spezifischen ›Normalitätsgrad‹ zu prüfen, sondern sie versucht zu verdeutlichen, was für eine spezifische Entität X (ohne ein Mehr oder Weniger) charakteristisch ist oder nicht.[19] ›Charakteristisch‹ kann natürlich für ein X, z. B. einen Menschen, vieles sein, unter anderem die Tatsache, dass eine Eigenschaft in X häufiger vorkommt als eine andere und somit den Schluss erlaubt, dass jene Eigenschaft eben ›charakteristisch‹ für X sei. Der uns hier vor allem interessierende Begriff einer genuin nicht-statistischen Normalität, in der ›charakteristisch‹ und ›mehrheitlich der Fall‹ gerade nicht

[19] Bereits Aristoteles versucht, solche ›Urteile über das Charakteristische‹ zu finden und zu beschreiben, und zwar indem er aufzeigt, was in der Natur (*Physik*, II, 5, 196b10ff.) oder in der Ethik (*Nikomachische Ethik* 1094b) »im Großen und Ganzen«, »in den meisten Fällen«, »in der Regel« (*hos epi to poly*) geschieht bzw. gilt.

in eins fallen,[20] hilft uns dabei zwischen dem, was das Qualitative von X ist, und dem, was das Quantitative an X betrifft, besser zu unterscheiden. So ist es in dieser Hinsicht für eine Embryoentwicklung ›charakteristisch‹ (und wie ich noch zeigen werde auch ›wahr‹), dass sich aus einer Zygote normalerweise ein neugeborener Mensch entwickelt, obwohl dies auf die wenigsten Zygoten zutrifft.[21]

Bevor ich zeigen möchte, wie aus abstrakten generischen Aussagen konkrete Aussagen über Lebendiges gewonnen werden können, d. h. aus gattungsbezogenen Normalitätssätzen Lebensformurteile, die angeben, welche Eigenschaften zu einer lebendigen Entität X gehören, damit dieses ein ordentliches Exemplar seiner Spezies genannt werden kann, gebildet werden können, ist es wichtig zu verstehen, wie sich allgemeine Urteile wie »Die Eule jagt ihre Beute in der Nacht.« zu Normalitätssätzen wie »Normalerweise jagen Eulen in der Nacht.« verhalten. Dazu ist es notwendig, generische von sogenannten allquantifizierten Aussagen zu unterscheiden; letztere sind bekanntlich das Ergebnis der Sammlung und Klassifizierung abzählbarer Entitäten und Eigenschaften zum Zweck der induktiven Hypothesenbildung. Allquantifizierte Aussagen der Form »Für jedes X gilt: Wenn X ein Messer ist, dann schneidet X Brot.« sind damit zur Darstellung von Vorgängen im Reich des Lebendigen weniger geeignet, da in ihnen keine Ausnahmen im Sinne von Realisierungsausfällen Platz finden, sondern diese Ausnahmen ausschließlich als Verifikations- bzw. als Falsifikationsoperatoren fungieren können.[22] Das bedeutet: Entweder bestätigt jeder weitere schwarze Rabe, den

20 Nickel (2008) unterscheidet zwischen einem *majority-based view*, dem zufolge generische Aussagen nur etwas über das, was am meisten passiert, bekanntgeben und dabei Informationen über intrinsische Eigenschaften von Gegenständen nur zum Zwecke der Bestätigung dessen, was am meisten passiert, als relevant erachten (d. h.: Wenn aus jeder Zygote ein neugeborener Mensch entstehen würde, dann besäße die Zygote die Fähigkeit, sich zu einem geborenen Menschen zu entwickeln) und einem *inductive-target view*. Für letzteren ist es symptomatisch, dass er konkrete Aussagen über die normalen Mitglieder einer Art bzw. über deren intrinsische Eigenschaften trifft; was dabei in der Mehrheit der Fälle passiert, ist jedoch nur eine Bestätigung dessen, was charakteristisch für ein Exemplar einer Art ist (d. h.: Wenn sich nur aus einem relativ geringen Prozentsatz von Zygoten geborene Menschen entwickeln, dann ist dies eine typische Eigenschaft der Art und dementsprechend auch ›normal‹).

21 Das bestätigt auch der *common sense*: Obwohl Menschen wissen, dass nur etwa 30 Prozent der Zygoten ›durchkommen‹, ist es für sie normal, dass aus Zygoten Neugeborene entstehen (dieses Phänomen wird als *generic overgeneralization effect* bezeichnet).

22 Der Ausfall von Realisierungsmöglichkeiten wird in der sogenannten Default-Logik diskutiert. Grundsätzlich gilt, dass Ausnahmen frei von Quantifizierbarkeit sind: »Not only do the laws of physics have exceptions; unlike biological laws, they are not even true for the most part, or approximately true.« (Cartwright 1999, 54) Aus diesem Grund spricht man in der Biologie auch weniger von quantifizierbarer Allgemeinheit als von Typikalität und Idealität. Dies unterscheidet die Biologie unter anderem von der Physik, deren Ziel es ja ist, ceteris-

ich sehe, meine Ausgangshypothese, dass alle Raben schwarz sind; oder wenn ich einen weißen Raben sehe, dann stellt diese Beobachtung keine besondere Abweichung dar, sondern falsifiziert bloß die Tatsache, dass alle Raben schwarz sind – nicht mehr und nicht weniger.[23] Hieran wird übrigens deutlich, dass generische Urteile in diesem Sinne gerade nicht quantifizierbar sind, insofern sie sich nicht auf eine Menge von Eigenschaften beziehen lassen, deren explikative Instanziierung allein von empirischer Beobachtung abhängig ist.

Zudem gilt, dass nicht alle generischen Urteile Normalitätsaussagen sind, wohingegen alle Normalitätssätze generisch sind. So ist das generische Urteil »Tiger sind vom Aussterben bedroht« kein Normalitätssatz, weil es widersinnig wäre zu sagen, dass Tiger *normalerweise* vom Aussterben bedroht seien. Dagegen ist der generische Satz »Tiger sind gestreift« ein solcher Normalitätssatz, denn es gilt: »Tiger sind *normalerweise* gestreift«. Der Unterschied zwischen Fall 1 und Fall 2 besteht lediglich in der Tatsache, dass im Fall 2 die Aussage auf der klassisch-logischen Subjekt-Prädikat-Struktur beruht, wonach vom Subjekt »Tiger« etwas ausgesagt werden kann, das zum Tigersein selbst – d. h. zu seiner Lebensform – gehört. Aussterben ist aber keine genuine Eigenschaft des individuellen Tigerseins, sondern eine Eigenschaft, die nur Arten von Lebewesen zukommt. Daraus folgt weiter, dass eine Identität zwischen generischen Urteilen und Normalitätsaussagen nur gewährleistet werden kann, wenn, wie Michael Thompson sagen würde, Subjekt und Prädikat sich gegenseitig »anerkennen« bzw. gegenseitig verpflichten lassen (vgl. Thompson 2011, 65).

---

paribus-Generalisierungen zu machen, bei denen im Unterschied zur ›freien Wildbahn‹ eine kontrollierbare Umgebung, die nur im Experiment realisiert werden kann, vorausgesetzt wird.

[23] Eine Möglichkeit der Erklärung jenseits des Falsifikationismus bietet die Mögliche-Welten-Semantik: dass Tiger vier Beine haben ist, aber nicht eine Welt, in der für den Tiger Dinge ›so normal wie möglich sind‹ bzw. ›so normal wie möglich ablaufen‹, sondern es besteht durch alle Welten hindurch eine Notwendigkeit, die weder metaphysisch, noch modal noch deontisch verstanden werden kann, sondern in Form aristotelischer Kategorienurteile expliziert wird. Was dann für X (»aristotelisch«) notwendig ist, ist nicht das, was die normalste Welt für X (d. i. die beste aller Optionen) bereithält, sondern das, was ›natürlich gut‹ für X ist. Dies schließt übrigens ein, dass es eine Entwicklung geben muss, die nicht natürlich gut ist, d. h. die unvollkommen oder fehlerhaft ist. Es entspricht dabei einer auf der Mögliche-Welten-Semantik beruhenden Erklärung durch kontrafaktische Konditionale, dass in ihr die Idee natürlicher Defekte nicht auftauchen kann (vgl. Kap 2.2.4). Wenn man nämlich dieser Logik folgt, kann man bekanntlich immer wieder sagen: ›Wenn Dinge normaler verlaufen wären, dann wäre jede Zygote zu einem geborenen Menschen geworden.‹ Das ist aber kontraintuitiv bzw. nährt den Verdacht, dass kontrafaktische Konditionale einen logischen (d. h. idealen und damit nichtexistenten) Normalzustand postulieren, von dem her fälschlicherweise reale Zustände abgeleitet werden.

Nun haben wir gesehen, wie sich generische Urteile in Normalitätsaussagen übersetzen lassen, wenngleich auch hier noch die Möglichkeit besteht, qualitative in quantitative Normalitätsaussagen rück zu übersetzen, was offensichtlich auch damit zusammenhängt, dass in der Aussage »Eulen jagen ihre Beute in der Nacht.«, die zu »*Normalerweise* jagen Eulen in der Nacht.« umgewandelt werden kann, das Adverb *normalerweise* quantifiziert werden kann. Diese Quantifizierung von *normalerweise* wird durch die Einführung sogenannter Determinierer wie *meistens* oder *fast immer* gewährleistet und sorgt dafür, dass ein generisches Urteil in ein Urteil überführt werden kann, das sich rein aus statistischen Häufigkeiten ableiten lässt: »Für das quantitative Konzept von Normalität ist es [...] wichtig, dass Erwartungen, die sich aus Normalitätsannahmen ergeben, durch Wahrscheinlichkeiten dargestellt werden können.« (Strößner 2014, 60) Eine qualitativ-generische Aussage über Menschen oder den Menschen kann damit – das soll gerade ein auf Determinierer verzichtendes Lebensformurteil der Art »S ist/hat/tut F« unter Beweis stellen – aber niemals so viel Allgemeinheit aufweisen, um universell genannt werden zu können – muss sie auch nicht, denn ansonsten wäre es nicht möglich, dass eine qualitativ-generische Aussage Ausnahmen und Abweichungen im Sinne von Realisierungsausfällen zuließe.

Ungeachtet dieser Unterschiede haben generische mit universellen Aussagen aber weiterhin zwei wichtige Eigenschaften gemeinsam: beide lassen sich nicht auf partikulare Aussagen reduzieren und sind Teil unserer Alltagssprache; allerdings unterliegen generische Sätze im Unterschied zu universellen Sätzen weit weniger der Gefahr, dass man sie in die formale Sprache der Prädikatenlogik übersetzt. In diesem Sinne hat Ludwig Wittgenstein gezeigt, dass der Versuch einer Umwandlung von generischen in allquantifizierte, d. h. in universelle Sätze, auf dem Trugschluss basiert, dass zwischen Normalitätsaussagen und statistischen Wahrscheinlichkeiten eine logische Isomorphie besteht.[24] Aufgrund dieser irrtümlichen Annahme glauben nämlich die Vertreter einer Idealsprache »eine Liste in eine Eigenschaft, eine Funktion verwandeln« (Wittgenstein 1989, 343) zu können, eine Behauptung, um deren Widerlegung sich – etwas kühn gesprochen – die gesamte Spätphilosophie Wittgensteins bemüht.

Auf diese »vermeintlich unschuldige Annahme«, aber eher auf Fragen der kategorialen Beschreibung des Lebens bezogen, macht auch Michael Thompson, auf dessen Lebensformkonzept ich hier in weiten Teilen zurückgreifen

24 Gegen eine quantitatives Verständnis von Generizität ziehen Asher und Morreau (1995), 301, unter anderem folgendes Beispiel heran: Die Aussage »Turtles live to be a hundred years or more old« ist wahr, obwohl die meisten Schildkröten nicht so alt werden. Ebenso Michael Thompson, der schreibt: »Obgleich die ›die Eintagsfliege‹ kurz vor dem Tod brütet, sterben *die meisten* Eintagsfliegen lange bevor sie brüten.« (Thompson 2011, 89)

möchte, aufmerksam (Thompson 2011, 47), indem er mechanistische Auffassungen von Denkern wie Moritz Schlick und Wilhelm Roux kritisiert, welche über Merkmalslisten eine Realdefinition des Lebens zu geben beabsichtigen. Da wir uns bei den vorliegenden Analysen aber nicht auf solche Merkmalslisten der Form »Um von Leben sprechen zu können, müssen die Eigenschaften XYZ erfüllt sein«, sondern auf arttypische Eigenschaften beziehen, wird der logische Zusammenhang zwischen Normalität und Majorität zweitrangig,[25] denn wir konstatieren ausschließlich zwischen notwendigen Spezieseigenschaften und Normalitätsannahmen eine Abhängigkeit, nicht aber zwischen der Normalität und irgendwelchen Merkmalshäufigkeiten, aus denen bestimmte Stereo- oder Prototypen gebildet werden können. Unser Fokus richtet sich vielmehr auf gattungsbezogene bzw. lebensformtypische Normalitätssätze wie »Der gelbe Fink brütet im Frühling, wobei er Paarungspartner durch das und das Lied anlockt.« (Thompson 2011, 85) Diese Urteile, die Thompson auch naturhistorische Urteile nennt, lassen sich als lebensformtypische Normalitätssätze mustergültig interpretieren und artikulieren, was nichts anderes heißt, als dass sie aufgrund ihrer genuinen Bestimmung auch keiner zusätzlichen quantitativen Rechtfertigung bedürfen.[26]

2.2.2 *Lebensformurteile und ihre konkrete Anwendung in normativen Kontexten*

Gattungsbezogene Normalitätsurteile bilden die Grundlage für Lebensformurteile, weil sie als Selbstaussagen des Lebens interpretiert werden können. Dabei besitzen Lebensformurteile nach Thompson (2011) folgende Merkmale.

a) Lebensformurteile sind nicht-allquantifizierte Urteile, welche die Einführung bestimmter Determinierer nicht erzwingen.

---

[25] ›Zweitrangig‹ heißt allerdings nicht ›bedeutungslos‹: »Wer einen logischen Zusammenhang zwischen Normalität und Majorität leugnet, begibt sich in die Schuldigkeit zu erklären, warum unsere Normalitätsaussagen quantitativ so gut gerechtfertigt sind.« (Strößner 2014, 156) Beispielsweise hat die Eigenschaft »eine Mähne haben« für Löwen (das gilt vor allem für männliche, aber gelegentlich auch für weibliche Tiere) eine hohe *cue validity*, obwohl nicht die Mehrheit der Löwen (darunter zählen vor allem die Weibchen und vornehmlich in Asien und Westafrika lebende männliche und weibliche Tiere) eine Mähne hat. (vgl. ebd., S. 139f.) So ist der Normalitätssatz ›Es gehört zu Löwen, eine Mähne zu haben‹ wahr, ohne sich damit auf statistische Häufigkeiten berufen zu müssen.

[26] ›A hat die Tendenz B zu werden‹ ist eine Normalitätsaussage, die offensichtlich keiner quantitativen Rechtfertigung bedarf und den Zusammenhang von Normalität und Majorität über die Form des Telos erklärt. So bezeichnet Makin (1989) Normalitätsaussagen auch als »characterising tendencies« und zeigt damit auf, wie sich eine Lebensform ebenfalls identifizieren lässt.

b) Lebensformurteile basieren auf sogenannten *aristotelian categoricals*. *Aristotelian categoricals* sind keine Wahrscheinlichkeitsannahmen, sondern beschreiben Merkmale, die für ein bestimmtes Ding, insofern es einer Art angehört, anzeigen, was notwendig ist, um ein gutes Exemplar dieser Art zu sein.[27]
c) Lebensformurteile sind nach Michael Thompson kontexterweiternd, was nichts anderes heißt als folgendes: Wenn wir auf einen Embryo »schauen«, dann schauen wir auf einen weiteren Kontext als auf dasjenige, was von dem Embryo als Embryo zu sehen ist.[28] Zum Embryo gehört demnach nicht nur, was er aktual ist, sondern auch dasjenige, was ihn zum Embryo hat werden lassen, und auch dasjenige, was er noch werden kann oder wohlgemerkt auch nicht werden muss. Diese Kontexterweiterung erfolgt damit nicht beliebig, sondern orientiert sich an der objektiven Form, die eine Entität X (z. B. ein Embryo) im Begriffe ist zu erfüllen oder zu verfehlen.
d) Lebensformurteile sind zeitinvariant[29] und verhindern, dass man beispielsweise sagen kann: Die befruchtete Eizelle (»das Gezeugte«) ist *schon* eine Person bzw. hat das Potential eine Person zu werden. Besser sagt man: Es gehört zur Lebensform E, eine Person zu sein. Wohlgebildete Lebensformurteile benutzen daher ein »eigentümliches Präsens«, welches aus E nichts anderes als wieder E werden lässt. Demzufolge ist der Mensch als Person in seiner ersten Erscheinungsform eine Zygote, später ein Embryo, noch später ein Fötus. »E« *ist* damit ein Subjekt und nicht ein Phasensortal oder Zustand; von E kann Verschiedenes, nämlich F, ausgesagt werden, ohne dass von E selbst etwas ausgesagt werden könne.[30]
e) Lebensformurteile sind einheits- und relationsstiftend. Die Lebensform fungiert damit als Verbinder von der Form der embryonalen Entwicklung und der Form der potentiellen Eigenschaften, die einer Entität im Laufe der Entwicklung zukommen. Sie verbindet also intrinsische mit relatio-

27 Einige Zeit vor Michael Thompson hat bereits Peter Geach darauf hingewiesen, dass Lebensformurteile nicht als statistische Urteile zu verstehen sind. Auch wenn nicht alle Eicheln sich zu Bäumen entwickeln, gehört es zu ihnen, dass sie sich zu Bäumen entwickeln (vgl. Geach 1977, 20).

28 Damit wäre das morphologische Speziesargument (siehe Beitrag von Roland Kipke in diesem Band) von vornherein widerlegt.

29 »Nichts dergleichen würden wir für ein in der Form ›Erst geschieht dies, dann geschieht jenes‹ ausgedrücktes naturhistorisches Urteil gelten lassen, das vielleicht die Embryonalentwicklung [...] beschreiben würde.« (Thompson 2011, 104)

30 Allerdings ergibt sich hier das Problem, dass nach Thompson eine Lebensform, die alle Phasen der Entwicklung einer Entität enthält, nicht veranschaulichen kann, was ein Exemplar, das zu einer Lebensform X gehört, von einem Exemplar, das sich zu einem Exemplar der Lebensform X entwickelt, unterscheidet.

nalen Eigenschaften des Subjekts und hält damit alle Entwicklungsphasen zusammen.

f) Lebensformurteile sind der Ausdruck einer spezifischen Naturgeschichte. Sie sind damit zugleich sogenannte »naturhistorische Urteile«, welche die Entwicklung einer Lebensform in seinen verschiedenen Phasen abbildet, ohne damit zu klären, was die Lebensform in diese oder jene Richtung hat entwickeln lassen.
g) Lebensformurteile sind fähig, teleologische Verknüpfungen herzustellen, ohne sich ihrerseits nochmal von einer übergeordneten teleologischen Ordnung der Natur bestimmen zu lassen.
h) Lebensformurteile sind damit Resultate praktischen Wissens, das nicht auf Beobachtung basiert (vgl. im Sinne des anfangs erwähnten *connatural knowledge*). Es muss diesbezüglich zunächst offen bleiben, inwieweit Lebensformurteile auch kompatibel zu einem Begriff von Spezies bleiben können, der die DNA-Struktur ins Zentrum stellt.[31] Dabei stellt sich die Frage, ob es überhaupt möglich ist, ein konnaturales Wissen des Lebendigen zu erlangen, ohne auf empirische Fakten Bezug zu nehmen. Das gleiche gilt auch für den umgekehrten Fall: Beispielsweise sind bei Zybriden bereits alle Proteine von der menschlichen DNA bestimmt – demzufolge hilft uns empirisches Wissen durchaus bei der Bestimmung dessen, was Lebensformen sind, denn es ist trotz genetischer Identität nicht klar, zu welcher Lebensform letztlich ein Zybrid gehört. Lebensformurteile können uns aber ungeachtet desses zweierlei aufzeigen: *Erstens* machen sie deutlich, dass ein Rekurs auf die DNA-Struktur für eine Realbestimmung dessen, was Leben ist, unzureichend bleibt. *Zweitens* helfen sie uns dabei, empirische Fakten so zu interpretieren, dass klar wird, welche Rolle allgemein beobachtbare Phänomene und Prozesse im Leben eines Organismus spielen.

Der epistemologische Status dieser Lebensformurteile ist damit natürlich nicht unumstritten. Zumeist beziehen sich Urteile dieser Art auf lebendige Organismen und es bleibt offen, ob diese Urteile überhaupt auf nicht-organismisches Leben bezogen werden können. Allerdings scheint diese Bezugnahme nicht weiter problematisch zu sein, da die Struktur der Lebensformurteile auch kompatibel zu Phänomenen gemacht werden kann, bei denen

[31] Thompson sieht die Berufung auf die DNA-Struktur zum Zwecke der Realdefinition des Lebens als metaphysisches Konstrukt an. Allerdings fällt die von Thompson vorgenommene Erweiterung des Bewertungskontexts (siehe Merkmal c) in dieser Liste) der für unsere Argumentation notwendigen Annahme zum Opfer, dass »die befruchtete menschliche Eizelle als Subjekt dieses Zustandes bereits das vollständige DNA-Programm des Menschen enthält.« (S. 126)

nicht klar ist, ob es sich um organisiertes Leben handelt oder nicht (z. B. Zellverbände).[32]

2.2.3. *Mögliche Probleme eines normalitätsbasierten Lebensformansatzes im Rahmen der aktuellen Embryonenethik*

In den zurückliegenden Ausführungen sind bereits einige Probleme angeklungen, auf die nun anhand eines konkreten Beispiels bzw. eines spezifischen Lebensformurteiles eingegangen werden soll. Wenn wir beispielsweise sagen »Die befruchtete Eizelle (›das Gezeugte‹) ist *normalerweise* eine Person/ein Mensch/ein Träger von Rechten und hat damit Würde/ist damit schützenswert«, dann können wir dies zwar gut in ein komplexes Lebensformurteil der Art »E ist oder hat F, um G zu sein.« überführen, müssen aber erklären, warum für diesen Urteilsskopus das Normale – um normative Kraft zu erhalten – auch das Notwendige ist. Dass Normalitätsaussagen auch mit Notwendigkeit getroffen werden können, liegt vor allem daran, welches Ziel die Embryoentwicklung von sich aus verfolgt bzw. verfehlt. In diesem Zusammenhang müssen insbesondere folgende Probleme diskutiert und ausgeräumt werden.

2.2.3.1 Das Teleologieproblem

Das größte Problem, das in unserer Analyse der Lebensformurteile besteht, ist die Definition dessen, was Micheal Thompson unter ›Teleologie‹ versteht. Sollte es sich dabei herausstellen bzw. bestätigen, dass Zwecke nichts anderes sind als von einem Bewusstsein gesetzte Handlungszwecke, dann wäre unsere Analyse hier bereits am Ende. Und sicherlich gilt, dass Embryonen nicht handeln, sondern wachsen. Allerdings, was spräche denn dagegen, dieses Wachsen in Analogie zu einem Begriff von Handeln zu verstehen, welcher den Embryo als Akteur seiner Zwecke begreifen lässt. Thompson verzichtet hier bewusst auf die Idee eines letzten Umwillens, welches die Lebensformen zu dem machen könnte, was sie sind bzw. tun, und führt uns damit vor Augen, was alles passieren kann, wenn man Lebensformurteile nominalistisch interpretiert, indem man sozusagen der Auffassung ist, dass Exemplare einer Lebensform ihre eigene Zielbestimmtheit, sozusagen als »proper function«, in sich selbst tragen. Indes verkennt man mit dieser Erklärung den grundlegend ontologischen Wert selbstvollbringenden Lebens und

[32] Siehe dazu den Beitrag von Denker und den Kommentar von Stier in diesem Band.

verfehlt jegliche objektive Zweckbestimmung, die man anfangs noch erstrebt hat.[33]-

2.2.3.2 Das Unbestimmtheitsproblem

Nun erweist sich die Anwendung dieser Theorie der Lebensform auf die Embryonendebatte als sehr schwierig, da nicht klar ist, welche Eigenschaften notwendig sind oder normalerweise zu einem Embryo gehören. Es ist deshalb für eine Eigenschaftsbestimmung schwierig, auf Entitäten Bezug zu nehmen, die zeitlich und räumlich unbestimmt sind. Z. B. wissen wir nicht, wann genau eine bestimmte Entwicklungsphase einsetzt oder wann sie präzise endet, noch haben wir exakte Kenntnis darüber, wie sich ein Embryo sinnvoll von seiner Umwelt, die ja irgendwie auch zu ihm gehört, abgrenzen lässt. Wir haben hier vor allem aus wissenschaftlicher Perspektive ein ernsthaftes Zuschreibungsproblem. Es gibt demnach mehrere Embryo-Begriffe, auf die wir uns beziehen können[34]. Unbezweifelbarer Vorteil der vorliegenden Lebensformtheorie ist es dagegen, dass mit ihrer Hilfe und auf wissenschaftlichem Wege ein Embryoverständnis wiedergewonnen werden kann, das sich größtenteils mit unserer Alltagsontologie deckt – etwas, das die meisten anderen Embryobegriffe nicht leisten.

2.2.3.3 Das Problem der unvollständigen Universalisierbarkeit von Lebensformurteilen

Weiterhin besteht das Problem der unvollständigen Universalisierbarkeit von Lebensformurteilen. Zwar ist es vor dem Hintergrund eines Konzeptes von »natürlicher Normativität« sinnvoll Ausnahmen zuzulassen, zumal bei stän-

---

[33] Einerseits markiert der Embryo das Ende einer Entwicklungsphase, andererseits ist er Teil einer ihn selbst umgreifenden Entwicklungsphase hin zum geborenen Menschen. Die Frage, wie ein heranwachsendes Wesen X dann sein soll, könnte entweder an der Definition des Embryos oder an der Definition eines geborenen Menschen festgemacht werden. Beides zugleich geht aber nicht, da der Embryo andere notwendige Eigenschaften aufweist als der geborene Mensch. Die Idee einer für beide Phasensortale verbindlichen Finalität, die unserem Lebensformmodell normative Kraft verleihen könnte, zeigt allerdings, dass eine über alle Phasen der Entwicklung mit sich identische Lebensform nicht allein über das Aufzeigen und Instanziieren notwendiger Eigenschaften definiert werden kann. Es bedarf demnach des Rekurses auf etwas, dessen Eigenschaften mit dem Eintritt eines Wesen in seine Art beginnen und mit dem Austritt aus dieser Art, welcher entweder durch den Tod des Individuums als Mitglied dieser Spezies oder durch Manipulation, d. h. durch die technische Überführung eines Individuums in eine andere Spezies, geschieht.

[34] Maienschein (2010) hat beispielsweise mindestens sechs Embryobegriffe herausgearbeitet: den hypothetischen, den beobachteten, den biologischen, den vererbten, den sichtbaren und den konstruierten Embryo.

dig steigender Erklärungskomplexität. Allerdings bleibt hier weiterhin die Frage offen, ob sich Lebensformurteile auch auf solche ethischen Fälle ausdehnen lassen, bei denen keine Ausnahmen möglich bzw. wünschenswert sind, z. B. bei einem Mord, der die Möglichkeit zur Notwehr von vornherein ausschließt. Strenggenommen müsste es sich dann bei der verbrauchenden Embryonenforschung um einen solchen Massenmord handeln, wenn den nicht zur Notwehr fähigen Embryonen vor dieser Tat bereits Personenstatus zugesprochen werden kann. Demgegenüber lassen generische Urteile, wie wir gesehen haben, im Unterschied zu den normativ robusteren universellen Urteilen einen weiteren Beschreibungskontext zu, demzufolge gegenüber gradualistischen Einwänden, welche personenstatusunabhängige Aussagen (z. B. über den Status der Hautzelle) mit personenstatusabhängigen Aussagen über den Embryo verbinden, gezeigt werden kann, was zu einer Lebensform gehört und was nicht. Während also im Rahmen universeller Urteile keine Ausnahmen von der Regel, die allein diese Urteile universal zu machen vermögen, vorgesehen sind, können generische Aussagen in bestimmten Kontexten Ausnahmen von der Regel zulassen bzw. beschreiben. (Es bleibt natürlich von normativer Seite offen, ob diese Ausnahmen erwünscht sind oder nicht.) Wenn wir also annehmen, dass generische Urteile die unpräzise Welt des Lebendigen besser einzufangen in der Lage sind als die in einer eher idealen Welt vollständig operationalisierbaren universellen Urteile, dann bleibt immer noch folgendes Problem bestehen: Wie kann man garantieren, dass ein Urteil über die Lebensform auch der tatsächlichen Lebensform entspricht, die ich notwendig vorher beobachtet haben muss, damit ich aus den Eigenschaften, die sie mir präsentiert, Urteile bilden kann? Generische Urteile als solche sind sicherlich von empirischer Beobachtung unabhängig bzw. prägen unsere Urteilsbildung vor jeder Überführung in Beobachtungswissen, weil sie einer bestimmten Logik folgen, die sich nicht aus der Empirie ableiten lässt, sondern im Gegenteil jede empirische Erkenntnis präfiguriert. Damit diese Urteile auch normative Relevanz erhalten können, müssten sie folgerichtig die Empirie auf eine Weise bestimmen, die es erzwingt, jede empirische Forschung auf dieses logisch-apriorische Prinzip, dem zufolge Wissenschaft der Bestätigung der Wahrheit nicht-statistischer Allgemeinheiten zu dienen habe, festlegen zu können. Ich denke allerdings, dass sich gerade an dieser Stelle, vor allem von Seiten der Vertreter der empirischen Wissenschaften, einiger Widerspruch rühren würde.

2.2.3.4 Das Problem der inhaltlichen Binnendifferenzierung der Lebensformen

Das Problem der inhaltlichen Binnendifferenzierung der Lebensformen besteht vor allem darin, dass jene Lebensformurteile sich evaluativ zwar an pflanzlichen und tierischen Lebensformen orientieren, aber nicht erklären können, worin der Unterschied zwischen menschlichen und nicht-menschlichen Lebensformen besteht. Es muss demnach davon ausgegangen werden, dass sich der Entwicklungsgang zwischen einer menschlichen befruchteten Eizelle zu einem selbständigen Individuum seiner Art und einer nicht-menschlichen befruchteten Eizelle zu einem selbstständigen Individuum seiner Art weiterhin unterscheidet. Wie wir wissen, ist in dieser Hinsicht der genealogische Abstand zwischen dem Menschen und einem nicht-menschlichen Primaten ähnlich gering wie der genetische Unterschied zwischen einem Menschen und einer Maus. Aufgrund dieser sowohl genetischen als auch genealogischen Nähe des Menschen zu Mäusen und höheren Primaten scheint es eine Frage der Zeit und der verbesserten Methoden zu sein, wann diese an sich bereits geringe Differenz durch manipulative Eingriffe, d. h. durch genetische Vermischung auf der Molekularebene, technisch überwunden werden kann. Worin also die entscheidende, normativ relevante Differenz zwischen erwachsenen und frühen, mehr oder weniger entwicklungsfähigen Organismen der Spezies Mensch und nicht-menschlichen Organismen auf derselben Entwicklungsstufe und mit demselben Manipulationsgrads besteht, müsste dringend geklärt werden, um Szenarien der eben beschriebenen Form zu verhindern.

2.2.3.5 Das Problem der statistischen Depotenzierung qualitativ-generischer Aussagen als Grundlage für normative Lebensformurteile

Analog zur Konsequentialisierung deontologischer Urteile gibt es auch, wie folgendes Schema verdeutlichen soll, die Möglichkeit der Re-Quantifizierung qualitativer-generischer Aussagen.[35] Diese Abfolge von einzelnen Depotenzierungsschritten soll insbesondere veranschaulichen, wie auf Basis einer quantitativen Normalisierung weder Inhalt noch Ziel einer ›normalen‹

[35] Es müsste an einer anderen Stelle noch genauer gezeigt werden, worin der Zusammenhang zwischen einer bestimmten Konsequentialisierungsstrategie und dem Vorhaben, generische Aussagen zu quantifizieren, besteht. Eine mögliche Verbindung könnte womöglich in der gemeinsamen Absicht liegen, unerwünschte *generic overgeneralization effects* (vgl. Fußnote 21) zu vermeiden.

Entwicklung verständlich gemacht werden können, geschweige denn eine ethische Bewertung möglich wird.

SCHRITT 1:

(1) *Normalerweise*^{A} entwickelt sich eine (in vivo) befruchtete Eizelle zu einem ausgewachsenen Menschen.

(2) *Normalerweise*^{B} entwickelt sich eine in vitro befruchtete Eizelle zu einem ausgewachsenen Menschen.
(Erklärung: *Normalerweise*^{A} ist auf der Produktebene mit *Normalerweise*^{B} identisch, auf der Prozessebene dagegen nicht.)

SCHRITT 2:

(1) *Normalerweise*^{A*} entwickelt sich eine in vitro befruchtete menschliche Eizelle zu einem geborenen Menschen.

(2) *Normalerweise*^{B*} entwickelt sich eine in vitro befruchtete menschliche Eizelle nicht zu einer Giraffe.
(Erklärung: *Normalerweise*^{A*} ist auf der Prozessebene mit *Normalerweise*^{B*} identisch, auf der Produktebene dagegen nicht.)

SCHRITT 3:

(1) *Normalerweise*^{C} entwickelt sich eine in vitro befruchtete (und genetisch veränderte) menschliche Eizelle zu einer Giraffe.
(Erklärung: Es gibt hier in keinen Unterschied mehr zwischen der Produkt- und Prozessebene, zumal die genetische Veränderung, der zumeist eine künstliche Befruchtung vorausgehen muss, als *normal-making property* eingeführt wird. Wenn es also aus noch unerfindlichen Gründen irgendwann technisch machbar ist und auch gut sein sollte, aus einem menschlichen Genom ein Giraffengenom zu konstruieren, dann doch nur, weil die normative Relevanz der inkommensurablen Normalitätsaussagen »Normalerweise entwickelt sich eine befruchtete menschliche Zygote in einen ausgewachsenen Menschen« und »Normalerweise entwickelt sich eine befruchte Giraffeneizelle in eine ausgewachsene Giraffe« ignoriert worden ist.)

Dieses Beispiel zeigt nochmals die ganze Absurdität des Versuches, Normalitätsaussagen auf statistische Wahrheiten zu reduzieren und damit deren alltagssprachliche Relevanz, die auch den Gegenbegriff zum Normalen, das Abnormale oder Anomale, mitdenkt, zu leugnen. Würden wir ernsthaft und mit aller Konsequenz dieser Deduktion zustimmen, der zufolge wir davon ausgehen müssten, dass es angesichts biotechnologischer Errungenschaften zukünftig als *normal* angesehen werden dürfe, sich zu Giraffen zu entwickeln, dann wären wir auch dazu gezwungen unseren natürlichen Sprachgebrauch vollkommen zu ändern und auf das Adverb *normalerweise* in einem nichtstatistischen Sinne zu verzichten.

Es ist nun aber mal nicht so, dass sich alle oder einige menschliche Embryonen in Giraffen, andere wiederum in Erdnüsse und wieder andere zu humanen Infanten entwickeln. Schon die Bezeichnung *menschliche* Embryonen liegt diese spezifische normative Richtung des Entwicklungsgangs nahe. Würde man dagegen auf diese stabile Referenz in Zukunft verzichten wollen, indem man beispielsweise transgene Embryonen erzeuge, dann ergebe sich daraus das unkontrollierbare Problem, dass wir auch nicht mehr wissen können, auf welche Reise ein Organismus geht. Sicherlich kann es sein, dass sich die Gene der Spezies, die den größten Anteil im Genom haben, bei der Ausprägung von Eigenschaften durchsetzen werden, damit ist aber immer noch nicht die Frage geklärt, um welche Art von Wesen es sich handelt. Aus diesem Grund können und müssen Normalitätsaussagen auch Aussagen über den Natürlichkeits- bzw. Künstlichkeitsgrad von Eingriffen stützen bzw. verifizieren. Normalität ist dabei selbst ein unscharfer Begriff, da er die Möglichkeit beinhaltet, Abweichungen von einer Norm in seinen Extensionsbereich aufzunehmen.[36] Lebensformurteile lassen bewusst Ausnahmen für solche Fälle zu, bei denen es sinnvoll erscheint, die Qualität des Handelns an der Qualität von Zuständen bzw. Präferenzen zu messen, allerdings unter der Bedingung, dass zwischen diesen Qualitäten keine notwendige Beziehung besteht.

2.2.4. *Exkurs: Die besondere Rolle von Defizienzurteilen bei der ethischen Bewertung*

Bevor meine Ausführungen enden lasse, möchte ich noch auf einen wichtigen Punkt in dieser Diskussion hinweisen: Da Lebensformurteile in erster Linie Defizienzurteile sind und darüber ihren eigentlichen normativen Status begründen, ist es sinnvoll, den Ausdruck *normal* in evaluativer Weise zu verwenden. Gerade in der aktuellen Embryonenethik ist die Tatsache, dass Lebensformurteile solche Defizienzurteile sind, von größter Bedeutung, denn dass der letzte Zweck des Embryos darin bestehen soll, zu einem

[36] Die aktuelle Natürlichkeits-/Künstlichkeitsdebatte leidet an der Tatsache, dass Natürlichkeit und Künstlichkeit als strikte Dichotomie gedacht werden, insofern Natürlichkeit als Ausdruck eines unbehandelt-unberührten Ursprünglichen und Künstlichkeit als genau das Gegenteil betrachtet wird. Vielmehr herrscht hier im Anschluss an Aristoteles ein analoges Verhältnis, demnach Künstlichkeit nur nach Analogie von Natürlichkeit zu verstehen sei, so z. B. wenn von organischer Bauweise die Rede ist. Aus dem Insistieren auf dieser strengen Dichotomie von Natürlichkeit und Künstlichkeit folgt zwangsläufig auch die Möglichkeit zur Abwägung, insofern es dann moralisch nicht verwerflich erscheint, die Herzklappe eines Schweins zu transplantieren, um das Leben eines Menschen zu retten. Was hier auf den ersten Blick noch nachvollziehbar erscheint, kann jedoch, hält man weiter an jener Dichotomie fest, beliebig ins Ungewisse extrapoliert werden.

vollständigen Individuum heranzureifen, kann nicht von einem spezifischen Entwicklungsprogramm im Sinne der klassischen Präformationslehre erklärt werden, sondern lässt sich allein aus der Tatsache heraus erkennen, dass es zu einem Embryo gehört, sich so oder so, d. h. normal und eben nicht normal, zu entwickeln. Menschliche Embryonen, die sich nicht oder nicht normal entwickeln, weisen damit einen natürlichen Defekt auf, sind also *nicht natürlich gut*. Das ist aber in einem weiteren Sinn durchaus normal und legitimiert damit keineswegs den Schluss, dass künstlich induzierte Zellen, die das Entwicklungspotential zu einem selbständigen Organismus aufweisen, in gleicher Weise wie normal sich entwickelnde Embryonen bewertet und behandelt werden. Was aber ›normal sich entwickelnde Embryonen‹ letztlich sind, kann nur geklärt werden, wenn wir zuvor die Frage beantworten: »Was *gilt* als ein Dazwischenkommen?« (Thompson 2011, 91). Oder anders gefragt: Welche Art von Defekten beschreibt die Lebensform näher und welche ist dieser Lebensform nur äußerlich?

Im Fall technisch manipulierter Embryonen kann und darf – so die herrschende Meinung – der Defekt kein natürlicher sein, da das Verfahren zur Erzeugung der Zellen generell ein künstliches Verfahren, d. h. ein nicht zur Lebensform gehörendes ›Dazwischenkommen‹ ist. Zwar entsteht auch aus künstlichen Verfahren Natürliches, aber unter Ausschluss der Möglichkeit, dass ein solcher Defekt auftritt, der nicht selbst in der Folge dieses Verfahren entstanden ist. Doch besteht m. E. gerade in dieser Hinsicht die Tat der Manipulation: Manipulation als das Ausschalten der Möglichkeit des Auftretens natürlicher Defekte (als Verhinderung eines zur Lebensform gehörigen Dazwischenkommens) zugunsten der Ermöglichung der Entstehung von Natürlichem aus künstlichen Prozessen, die ausschließlich künstliche Defekte erlauben sollen und damit den Anschein erwecken als seien sie natürlich bzw. würden keine natürlichen Defekte aufweisen.[37] Gerade an dieser Stelle zeigt sich, dass die Normalentwicklung des Embryos nicht mit seiner gesunden Entwicklung gleichzusetzen ist. Das Konzept einer gesunden Entwicklung wirft sogleich die utilitaristische Frage nach dem »Gesund wofür?« auf und sucht nach Wegen, wie aus einem ungesunden ein gesunder Embryo *gemacht* werden könne.[38]

---

[37] Dieser Umstand wäre durch eine sogenannte »defeasible validity« (McCarthy 1986; Reiter 1987), eine anfechtbare Gültigkeit erklärt. Somit ist »Die Katze Carlo hat 4 Pfoten« eine Aussage, deren Gültigkeit anfechtbar ist. Es ist nämlich möglich, dass Carlo drei Pfoten hat, was aber nicht die Gültigkeit der Prämissen tangieren würde, die weiterhin aussagen, dass Katzen eigentlich vier Pfoten haben.

[38] »If it is missing some genes, we might add them. If it is structurally abnormal in some way, then we might transplant parts to make it normal or even to enhance it. Thus, what seems unhealthy may be made healthy. It may not be normal in the sense of natural or like the unmanipulated

Dagegen helfen uns die in diesen Beitrag eingeführten generischen Urteile dabei, jenseits konsequentialistischer Erwägungen sowohl die Grenze zwischen Natürlichkeit und Artifizialität (auf der Prozess- und auf der Produktebene) als auch die Grenze zwischen den verschiedenen Spezies oder Lebensformen besser zu identifizieren.[39] Der hohe Grad an Unbestimmtheit in diesen Fragen ändert an der Tatsache des Bestehens natürlicher Distinktionen nichts – denn wir zweifeln aufgrund der Abenddämmerung doch nicht an der Tatsache, dass es Tag und Nacht gibt.

3. Schluss

In diesem Beitrag habe ich versucht, folgendes zu zeigen. Meine Aufgabe bestand darin, eine Antwort auf die Frage nach der *normalen* (und nicht nach der ›gesunden‹) Verlaufsform der menschlichen Embryonalentwicklung und ihrer normativen Rechtfertigung zu finden. Dabei griff ich methodisch auf sogenannte Normalitätsaussagen zurück, die mir geeignet zu sein scheinen, um aus ihnen sogenannte Lebensformurteile bilden zu können. Mit Hilfe dieser Lebensformurteile der Art »E ist/hat F (um G zu sein oder zu tun).« ist es mir möglich, den gesamten Lebenszyklus einer sich entwickelnden Entität E (die nicht zwingend ein ganzheitlicher Organismus sein muss) zu beschreiben und unter einem normativen Gesichtspunkt zu bewerten. Dieser normative Gesichtspunkt wird dabei nicht von außen an das Urteil herangetragen, sondern ist diesem inhärent, insofern Lebensformurteile nicht nur beschreiben, was normal für ein Exemplar der Spezies ist, um seinen Lebenszyklus zu erfüllen, sondern auch verdeutlichen, dass für die Spezies dieses Normalseinkönnen (z. B. im Sinne des Integritätserhalts) geradezu (lebens-) notwendig ist.[40]

---

embryo, but it may be made healthy in terms of being structurally complete.« (Maienschein/Robert 2010, 11f.)

[39] In Bezug auf Chimären gilt, dass eine arttypische Embryonalentwicklung umso weniger zu erwarten ist, je früher die Zellen zweier Arten vermischt werden. (vgl. *Bericht des Deutschen Ethikrates* von 2011, S. 77f.) Dieser frühe Eingriff macht dabei eine Normalentwicklung, deren Förderung auch nicht bestrebt ist, nahezu unmöglich. Allerdings wäre es allzu fadenscheinig, wenn man behauptet, dass das noch jede Selbsteinschränkung vermissen lassende, manipulierende Handeln am organischen Material damit legitimiert werden kann, indem man einfach sagt, dass man zu diesem Zeitpunkt ›ja noch nichts oder noch nicht viel kaputt mache.‹

[40] Ohne diese Notwendigkeit blieben wir bei der Aussage von Nickel stehen: »There are multiple ways of being characteristic« (Nickel 2008, 637) und gelangten damit nicht zu normativen Aussagen.

Literatur:

Advena-Regnery, Barbara (2014): Natürlicher Embryo – geeignetes Wertprädikat für die Bioethik?, in: Thomas Heinemann, Hans-Georg Dederer und Tobias Cantz (Hrsg.): Entwicklungsbiologische Totipotenz in Ethik und Recht. Zur normativen Bewertung von totipotenten menschlichen Zellen, Göttingen: Vandenhoeck & Ruprecht, 223–250.

Anscombe, Elisabeth (2005): Human Life, Action and Ethics, St. Andrews: Imprint.

Aristoteles (1995): Philosophische Schriften (6 Bände), Hamburg, Meiner.

Aristoteles (2011): Über Werden und Vergehen, Hamburg: Meiner.

Asher, N. and M. Morreau (1995): What Some Generic Sentences Mean, in: Carlson und Pelletier (1995), 300–339.

Atran, S., Estin, P., Coley, 1., & Medin, D. (1997): Generic species and basic levels: Essence and appearance in folk biology, in: Journal of Ethnobiology 17, 22–45.

Boyd, Richard (1999): Homeostasis, Species, and Higher Taxa, in: Species: New Interdisciplinary Essays, hg. v. Robert A. Wilson, Cambridge/Mass.: MIT Press, 141–185.

Carlson, G. und F. J. Pelletier (Hg.) (1995): The Generic Book, Chicago: Chicago University Press.

Cartwright, Nancy (1999): How the laws of physics lie. Oxford: Clarendon Press.

Cimpian, A., S. A. Gelman und A. C. Brandone (2010): Theory-based considerations influence the interpretation of generic sentences, in: Language and Cognitive Processes 25, Heft 2, 261–276.

Damschen, Gregor und Schönecker, Dieter (2003): Der Status menschlicher Embryonen. Pro und contra Spezies-, Kontinuitäts-, Identitäts- und Potenzialitätsarguments, Berlin/New York: De Gruyter.

Dietrich, F./Czerner, F. (2013): Menschenwürde und vorgeburtliches Leben. in: Joerden, J./Hilgendorf, E./Thiele, F. (Hg.): Menschenwürde und Medizin. Ein interdisziplinäres Handbuch, Berlin: Duncker und Humblot, 491–524.

Ethikrat, Deutscher (Hg.) (2011): Mensch-Tier-Mischwesen in der Forschung, Berlin.

Geach, Peter (1977): The Virtues, Cambridge: Cambridge University Press.

Harris, John (2003): Stem Cells, Sex, and Procreation, in: Cambridge Quarterly of Healthcare Ethics 12/4, 353–372.

Honnefelder, L. (2002): Die Frage nach dem moralischen Status des menschlichen Embryos. in: Höffe, O./Honnefelder, L./Isensee, J./Kirchhof, P. (Hg.): Gentechnik und Menschenwürde. An den Grenzen von Ethik und Recht. Köln: DuMont, 79–110.

Keil, Geert (2014): Ein bisschen Embryo? Begriffliche, ontologische und normative Überlegungen zur totipotenzbasierten Legaldefinition von ›Embryo‹, in: Thomas Heinemann, Hans-Georg Dederer und Tobias Cantz (Hrsg.): Entwicklungsbiologische Totipotenz in Ethik und Recht. Zur normativen Bewertung von totipotenten menschlichen Zellen, Göttingen: Vandenhoeck & Ruprecht, 249–285.

Knaup, Marcus (2015): »Natürlich ›natürlich‹? Zur Frage der Umgestaltung und Neuschöpfung des Natürlichen«, in: Wiener Jahrbuch für Philosophie: Naturphilosophie, Wien 2015, 100–116.
Kripke, Saul (1980): Name and Necessity, Oxford: Oxford University Press.
Leslie, Sarah-Jane (2008): Generics: Cognition and Acquisition, in: Philosophical Review 117, Heft 1, 1–47.
Leslie, Sarah-Jane (2016): Generic Generalizations, in: Stanford Encyclopedia of Philosophy, URL: https://plato.stanford.edu/entries/generics/
Maienschein, Jane und Robert, Jason Scott (2010): What is an embryo and how do we know?, in: Nisker, Jeff/Baylis, Francoise/Karpin, Isabel/McLeod, Carolyn/Mykitiuk, Roxanne: The ›Healthy‹ Embryo. Social, Biomedical, Legal and Philosophical Perspectives, Cambridge: Cambridge University Press, 1–15.
Makin, Stephen (1989): Aquinas, Natural Tendencies and Natural Kinds, in: The New Scholasticism 63, 253–274.
McCarthy, John (1986): Applications of Circumscription to Formalizing Commonsense Knowledge, in: Artificial Intelligence 28, Heft 1, 89–116.
Nickel, Bernhard (2008): Generics and the Way of Normality, in: Linguistics and Philosophy 31, Heft 6, 629–648.
Putnam, Hilary (1975): The meaning of ›Meaning‹, in: Minnesota Studies in the Philosophy of Science 7, 131–193.
Rager, Günter (2009): Die biologische Entwicklung des Menschen, in: Rager, G. (Hg.): Beginn, Personalität und Würde des Menschen, Freiburg: Alber, 67–122.
Reiter, Raymond (1987): Nonmonotonic Reasoning, in: Annual Review of Computer Science, J.F. Traub, N.J. Nilsson, und B.J. Grosz (Hg.), Palo Alto: Annual Reviews Inc., 147–186.
Schöne Seifert, Bettina (2003): Contra Potentialitätsargument: Probleme einer traditionellen Begründung für embryonalen Lebensschutz, in: Damschen und Schönecker 2003, 169–189.
Singer, Peter (1994): Praktische Ethik, Stuttgart: Reclam.
Strößner, Corina (2014): Logik der Normalität. Untersuchung zur Semantik von Normalitätsurteilen, Berlin/Boston: De Gruyter.
Szaif, Jan (2016): Natürlichkeit und Künstlichkeit: Bemerkungen zur ethischen Problematik der Manipulierbarkeit des humangenetischen Substrats, in: Rager, G./Wegner, G. (Hg.): Synthetische Biologie – Leben als Konstrukt, Freiburg: Alber, 161–195.
Thompson, Michael (2011): Leben und Handeln, Berlin: Suhrkamp.
Wittgenstein, Ludwig (1989): Vorlesungen 1930–35, Frankfurt a. M.: Suhrkamp.

III.
POTENTIALITÄTSARGUMENTE

Anne Sophie Meincke

HABEN MENSCHLICHE EMBRYONEN EINE DISPOSITION ZUR PERSONALITÄT?

Abstract

Haben menschliche Embryonen eine Disposition zur Personalität? Dass dem so sei, wird angenommen im Rahmen neuerer Versuche, das klassische Potentialitätsargument für den Embryonenschutz mit Hilfe des Dispositionsbegriffs zu reformulieren. In meinem Beitrag unterziehe ich dieses dispositionale Potentialitätsargument einer kritischen Analyse mit Blick auf seine zentrale ontologische Prämisse. Es zeigt sich, dass Hoffnungen auf eine dispositionale Rehabilitierung der klassischen und vielfach kritisierten Annahme eines personalen Potentials des menschlichen Embryos verfehlt sind. Das dispositionale Potentialitätsargument operiert in denselben metaphysischen Fahrwassern wie sein Vorgänger und gerät infolgedessen nicht minder als dieser in Konflikt mit biologischen Erkenntnissen über die menschliche Embryonalgenese.

1. Einleitung

Das Thema des vorliegenden Beitrags ist die Frage, ob menschliche Embryonen eine Disposition zur Personalität haben. Diese Frage ist unschwer zu erkennen als eine Variante der Frage, ob menschliche Embryonen ein Potential zur Personalität haben. Ein solches Potential zur Personalität wird von Vertretern des sogenannten Potentialitätsarguments für den Embryonenschutz angenommen: Weil menschliche Embryonen das Vermögen besäßen, sich aus sich selbst heraus zu Wesen zu entwickeln, deren Schutzwürdigkeit außer Frage stehe, nämlich zu menschlichen Personen, seien sie gleichermaßen unter strikten Schutz zu stellen.[1]

[1] Dies ist die den Diskurs maßgeblich bestimmende ›starke Form‹ des Potentialitätsarguments im Gegensatz zu dessen ›schwacher Form‹, der zufolge der entwicklungsfähige menschliche Embryo eine gegenüber dem Kind abgeschwächte Schutzwürdigkeit genießt, vgl. Birnbacher (2006a), 328.

Das klassische Potentialitätsargument ist heftig umstritten und wird von der Mehrzahl der Diskussionsteilnehmer als unhaltbar verworfen. Eine prominente Zielscheibe der Kritik ist die für das Argument zentrale Annahme eines embryonalen Vermögens zur Entwicklung von Personalität. Vertreter des Potentialitätsarguments betonen, dass die Entwicklung zur menschlichen Person keineswegs eine bloß logische Möglichkeit sei, sondern vielmehr sich einem dem Embryo inhärenten Vermögen verdanke. Der Embryo, so die These, entwickelt sich aus sich selbst heraus zu einer menschlichen Person, er besitzt ein *aktives intrinsisches* Potential zur Personalität. Doch ist diese These plausibel?

Das Potentialitätsverständnis des klassischen Potentialitätsarguments beruht auf der aristotelischen Vorstellung, dass lebendige Dinge – ›Substanzen‹ – ein durch ihre Art bestimmtes Wesen besitzen, das sie zu entfalten streben. (Aristoteles prägte hierfür den Begriff der Entelechie.) Gemäß der aristotelischen Definition des Menschen als *animal rationale* zielt das aktive intrinsische Vermögen des menschlichen Embryos auf die Verwirklichung von Rationalität. Seit Boethius im Anschluss an Aristoteles individuelle rationale Substanzen als ›Personen‹ bestimmte (›Persona est rationalis naturae individua substantia‹), wird das angenommene aktive intrinsische Vermögen zur Entwicklung von Rationalität mit einem aktiven intrinsischen Vermögen zur Personalität gleichgesetzt. Mit anderen Worten: Wer das klassische Potentialitätsargument verteidigt, verpflichtet sich damit auf eine Reihe von metaphysischen Annahmen aristotelischer und scholastischer Provenienz, die vielen heute als obsolet und ungeeignet erscheinen, eine tragfähige ethische Position zu begründen (Stier 2017a; Stier/Schoene-Seifert 2013; Burgess 2010; Brown 2007; Sagan/Singer 2007; Devolder/Harris 2007; FitzPatrick 2004; Schöne-Seifert 2003, 175 ff.; Singer/Dawson 1988).

In jüngerer Zeit sind Versuche unternommen worden, den problematischen Vermögensbegriff mit Hilfe des Dispositionsbegriffs zu explizieren. Unter einer Disposition versteht man eine kausal wirksame Eigenschaft, die sich unter bestimmten Bedingungen manifestiert. Dispositionen werden in der zeitgenössischen analytischen Metaphysik insbesondere mit Blick auf ihren möglichen Beitrag zur Etablierung eines kausalen Realismus diskutiert (Meincke im Erscheinen a; Mumford/Anjum 2011; Jansen 2004; Mumford 2003; Keil 2000, Kap. 6).[2] Die dispositionale Fassung des Potentialitätsarguments ist interessant nicht nur in Hinblick auf eine mögliche Anschlussfähigkeit des ethischen Diskurses an diese metaphysische Debatte.[3] Sie weckt

[2] Vgl. auch meinen koedierten Sammelband Spann/Wehinger (2014) zu den Implikationen des dispositionalen Realismus für die Handlungstheorie und die Theorie der Willensfreiheit.

[3] Eine ausführlichere Nachzeichnung der Verbindungslinien zwischen beiden Diskursen habe ich in Meincke (2015) unternommen. Ansonsten ist, soweit ich sehe, – abgesehen von einigen

insbesondere die Hoffnung, das Potentialitätsargument lasse sich auch ohne die Verpflichtung auf einen fragwürdigen aristotelischen Essentialismus vertreten.

Die folgenden Ausführungen wollen prüfen, ob diese Hoffnung berechtigt ist. Dabei werde ich mich ausschließlich auf die ontologische Dimension des Problems beschränken. Wie ich andernorts ausgeführt habe (Meincke 2015), ist diese nur eine von vier zu unterscheidenden Fragestellungen:

1) Die *metaontologische Frage*: Was heißt es, einer Entität eine Disposition zuzuschreiben? Wie lassen sich solche Zuschreibungen rechtfertigen?
2) Die *ontologische Frage*: In welchem Sinne lassen sich menschlichen Embryonen Dispositionen zuschreiben und welche Dispositionen?
3) Die *metaethische Frage*: Inwiefern kann die ontologische Zuschreibbarkeit von Dispositionen normative Aussagen begründen?
4) Die *ethische Frage*: Inwiefern können die menschlichen Embryonen zugeschriebenen Dispositionen die ethische Forderung eines umfassenden Embryonenschutzes begründen?[4]

Die ontologische Frage fragt nach der ontologischen Angemessenheit der Zuschreibung bestimmter Dispositionen zu menschlichen Embryonen. Diese ist im Lichte wissenschaftlicher Erkenntnisse über die Biologie der menschlichen Embryonalgenese zu beurteilen. Damit impliziere ich nicht, dass die Biologie uns eine Ontologie vorschreibt; biologische Fakten bedürfen der Interpretation, und diese Interpretation findet selbst im Lichte bestimmter ontologischer Voraussetzungen statt. Das Verhältnis zwischen Biologie und Ontologie, oder allgemein zwischen Wissenschaft und Metaphysik, ist dialektisch. Dennoch liegt eben hierin, dass ontologische Interpretationen mit dem, was sie interpretieren, mindestens verträglich sein müssen, um überhaupt als Interpretationen gelten zu können, und erst recht als gute.[5] Negativ gesprochen: Neue empirische Erkenntnisse können dazu führen, dass etablierte Auffassungen darüber, wie bestimmte Wirklichkeitsbereiche verfasst sind, sich als unangemessen, da unvereinbar mit diesen Erkenntnissen erweisen.

---

skizzenhaft bleibenden Ansätzen bei Labuda/Baňas (2009) und Baertschi (2008) – bislang keine ausdrückliche Verknüpfung zwischen dem metaphysischen Diskurs über Vermögen und Dispositionen und dem ethischen Diskurs über den Embryonenschutz hergestellt worden.

[4] In Meincke (2015) gehe ich ausführlich nicht nur auf die ontologische, sondern auch auf die metaontologische Frage ein.

[5] Eine Metaphysik, die es nicht für nötig hält, in einen Dialog mit der Wissenschaft einzutreten, kann meines Erachtens aus prinzipiellen Gründen keine gute Metaphysik sein. Es trägt mit anderen Worten nicht zur Glaubwürdigkeit einer ontologischen These bei, wenn sie sich gegen empirische Erkenntnisse abschottet, wie das etwa ins Wielands (2003) oder Reichlins (1997) Verteidigung des Potentialitätsarguments geschieht.

Ich werde zwei Versionen des dispositionalen Potentialitätsarguments diskutieren, eine einfache und eine anspruchsvolle, und zeigen, dass beide unbefriedigend bleiben. Insbesondere werde ich argumentieren, dass Annahmen im Spiel sind, die die Anforderung der Verträglichkeit mit empirischen Forschungserkenntnissen nicht erfüllen. Hierbei handelt es sich um Annahmen, die sich einer genaueren Prüfung als moderne Wiederauflagen der zentralen Voraussetzungen des klassischen Potentialitätsarguments zu erkennen geben. Das dispositionale Potentialitätsargument operiert auf der Basis eines genetischen Essentialismus, einer ideologischen Nachfolgegestalt der alten teleologischen Metaphysik des Aristoteles. Die Entelechie wird ins Genom verlegt. Ich schließe mit einigen ausblickhaften Überlegungen zu einer angemesseneren Metaphysik der menschlichen Personalität einschließlich metaethischer Implikationen.

2. Die einfache Fassung des dispositionalen Potentialitätsarguments

Dispositionen sind kausal wirksame Eigenschaften von Dingen, die diese besitzen, auch wenn sie gerade nicht manifest sind. Ein Streichholz hat die Disposition zu brennen, auch (und gerade)[6] wenn es gerade nicht brennt; es besitzt die dispositionale Eigenschaft, brennbar zu sein. Ebenso ist Marias Vermögen, Klavier zu spielen, eine dispositionale Eigenschaft von Maria: nach fünf Jahren Klavierunterricht besteht kein Zweifel, dass Maria diese Eigenschaft besitzt, auch wenn sie etwas anderes tut als Klavierspielen. Die Manifestation dispositionaler Eigenschaften ist dabei an bestimmte Bedingungen gebunden: Ohne Klavier wird sich Marias Vermögen, Klavier zu spielen, nicht manifestieren können, und nicht nur das: Maria muss sich auch dafür entscheiden, von ihrem Vermögen Gebrauch zu machen, etwa weil sie Lust dazu hat oder weil ein Konzert ansteht.[7] Genauso gilt für das Streichholz, dass bestimmte Bedingungen erfüllt sein müssen, damit seine Brennbarkeit manifest wird, etwa Reibung des Zündkopfes an einer rauen Oberfläche, Sauerstoff, geringe Luftfeuchtigkeit.

---

[6] Das Brennen hebt die Brennbarkeit des Streichholzes auf, genauso wie auch ein Glas zerbrechlich ist nur so lange, wie es nicht tatsächlich zerbricht. Andere Dispositionen hingegen überdauern ihre Manifestationen: die Disposition eines Magneten, Eisenspäne anzuziehen, bleibt erhalten, auch während Eisenspäne bereits angezogen sind. Gleiches gilt für alle rationalen Vermögen. Zur Logik der Vermögen vgl. ausführlicher Meincke (2015), Kap. 2.

[7] Die Notwendigkeit einer Entscheidung ist ein Charakteristikum von rationalen Vermögen im Unterschied zu nicht-rationalen Vermögen (wie etwa der Brennbarkeit des Streichholzes), deren Manifestation ›automatisch‹ abläuft, sobald die erforderlichen Manifestationsbedingungen vorliegen.

Nach weithin geteilter Auffassung haben erwachsene Menschen ein starkes Recht auf Leben, weil sie Personen sind. Personen sind sie – ebenfalls nach weithin geteilter Auffassung –, insofern ihnen spezifische Eigenschaften zugeschrieben werden können, insbesondere Selbstbewusstsein, Rationalität und Moralfähigkeit (Locke 1987, 335; Dennett 1976).[8] Bei diesen Eigenschaften, die, wie weiter unterstellt wird, die ›Würde‹ und das heiß tdie unbedingte Schutzwürdigkeit von Personen begründen,[9] handelt es sich um dispositionale Eigenschaften: Rationalität, Selbstbewusstsein und Moralfähigkeit können nicht anders als die Brennbarkeit des Streichholzes oder Marias Vermögen, Klavier zu spielen, einer Person zugesprochen werden, auch wenn sie, aufgrund des Nichterfülltseins bestimmter Bedingungen, gerade nicht manifest sind. Infolgedessen ist man nicht zu der unplausiblen Annahme einer intermittierenden Existenz von Personen gezwungen. Personen hören nicht auf, Personen zu sein, nur weil sie gerade schlafen, betrunken sind oder im Koma liegen. Und weil sie Personen bleiben, auch wenn sie ihre personalen Eigenschaften zeitweise nicht manifestieren, verlieren sie auch nicht ihre Würde, sondern genießen durchgehend ein starkes Recht auf Leben.

Ein auf den ersten Blick eleganter und frappierend schlichter Interpretationsvorschlag des Potentialitätsarguments macht sich eben diesen Umstand zunutze, dass die fraglichen moralrelevanten Eigenschaften dispositionale Eigenschaften sind. Die These lautet, dass menschliche Embryonen, genauso wie erwachsene menschliche Personen, die moralrelevanten personalen Eigenschaften faktisch besitzen, nur eben in nicht-aktualisierter Form. Die Manifestation von Dispositionen ist an bestimmte Bedingungen geknüpft. Diese Bedingungen liegen im Falle des Embryos nicht vor, weshalb sich seine personalen dispositionalen Eigenschaften nicht manifestieren können. Embryonen sind in dieser Hinsicht schlafenden erwachsenen Menschen oder reversibel Komatösen vergleichbar, die ebenfalls in Ermangelung der nötigen Manifestationsbedingungen ihre personalen Dispositionen nicht verwirklichen können. Aus der Nichtaktualisierung personaler Eigenschaften auf die Nichtpersonalität schlafender erwachsender Menschen zu schließen liefe auf eine Verkennung des Dispositionscharakters der Personalität hinaus, und

---

8 Der Lockesche bzw. Dennettsche Personenbegriff repräsentiert die Standardauffassung von Personalität und wird von der Mehrzahl der Teilnehmer an der Diskussion über den moralischen Status des menschlichen Embryos vorausgesetzt. Er ist freilich weder unproblematisch noch alternativlos, wie ich am Ende dieses Beitrags andeuten werde.

9 Insoweit hier mit einem kantischen Würdebegriff operiert wird (was in der deutschsprachigen Diskussion um den Embryonenschutz typischerweise der Fall ist), ergibt sich in Kombination mit dem Lockeschen Personenbegriff eine durchaus spannungsreiche Konstellation, denn Kant versteht die ›Würde‹ der Person ja gerade nicht ontologisch, sondern transzendental als eine von keinerlei empirischen Sachverhalten abhängige und als solche absolute, nichtrelativierbare Bestimmung.

dasselbe gilt für menschliche Embryonen. Sind also erstere unter unbedingten Schutz zu stellen, so auch letztere (Labuda/Baňas 2009; ähnlich Damschen/ Schönecker 2003).[10]

Im Kern besagt dieses Argument, dass aufgrund ihrer personalen Dispositionen Embryonen bereits Personen sind und deshalb nicht getötet werden dürfen. Die Potentialität, die in der Prämisse, der Embryo besäße *potentiell* jene würdeverleihenden personalen Eigenschaften, welche den unstrittig Würde besitzenden Wesen – erwachsenen menschlichen Personen – *aktual* zukämen, ins Feld geführt wird, bezieht sich nicht auf das Vorliegen von Personalität, sondern auf deren Manifestation (Labuda/Baňas 2009, 59).[11] Embryonen sind in diesem Sinn keine ›potentiellen Personen‹, sondern Personen, die ihre personale Bestimmung erst noch verwirklichen müssen und dies tun werden, sobald die hierfür nötigen Bedingungen gegeben sind. Insofern diese Bedingungen auf dem Wege eines Entwicklungsprozesses erreicht werden, den der Embryo erst noch durchlaufen muss, erweist sich der Embryo als so etwas wie eine ›unreife‹, noch nicht voll entwickelte Person.[12]

Es ist unschwer zu sehen, dass die simple Fassung des dispositionalen Potentialitätsarguments unbefriedigend bleibt. Das Stichwort ist hier der eben erwähnte Entwicklungsprozess, den der Embryo erst noch durchlaufen muss und der die Frage aufwirft, ob menschlichen Embryonen und menschlichen Erwachsenen die Disposition zur Personalität tatsächlich in gleicher Weise zukommt. Kommt eine solche Disposition ersteren überhaupt zu? Es ist festzuhalten, dass die Nichtaktualisierung personaler Eigenschaften durch menschliche Erwachsene aufgrund von Schlaf oder Koma signifikant verschieden ist von der Nichtaktualisierung personaler Eigenschaften durch menschliche Embryonen, und diese Verschiedenheit scheint in einer ontologischen Verschiedenheit der Träger der angenommenen Disposition begründet zu sein: Der Embryo kann nicht in der Weise von der Nichtaktualisierung seiner Personalitätsdisposition in deren Aktualisierung wechseln, wie die menschliche erwachsene Person es kann, wenn sie aus dem Schlaf erwacht. Der Embryo *kann*, strenggenommen, diese Disposition überhaupt gar nicht aktualisieren; er muss vielmehr ›warten‹, bis er eine erwachsene menschliche Person ist, die das kann.

Die simple Fassung des dispositionalen Potentialitätsarguments marginalisiert mit anderen Worten eine zentrale ontologische Differenz: die Tatsache,

---

[10] Zum Unterschied zwischen beiden Positionen vgl. die Ausführungen im folgenden Abschnitt.

[11] Vgl. auch Gómez-Lobo (2004), 206: »The potentiality of an embryo [...] is not the potentiality to become a person. It is the potentiality of a person fully to actualize the capacities we associate with adult persons«. Gómez-Lobo entwickelt diese Position, anders als Labuda und Baňas, ohne Rekurs auf den Begriff ›Disposition‹.

[12] Vgl. Gómez-Lobo (2004), 205f.

dass der Embryo und die erwachsene menschliche Person durch einen Abstand in der psychophysischen Entwicklung voneinander getrennt sind. Diese Tatsache schließt aus, dass dem menschlichen Embryo die Disposition zur Personalität in derselben Weise zukommt wie dem menschlichen Erwachsenen – wenn denn überhaupt. Es ist wahr, dass Dispositionen besessen werden, auch wenn sie nicht manifest sind; trotzdem muss es für die Entität, die sie besitzt, prinzipiell möglich sein, sie zu manifestieren. Eine Disposition, die aus im Träger selbst liegenden Gründen nicht verwirklicht werden kann, ist keine Disposition dieses Trägers. Hat der Embryo aber keine dispositionalen personalen Eigenschaften, ist er auch keine Person; allenfalls ist er eine potentielle Person.[13]

Markus Rothhaar (2017) versucht dieses Problem mittels einer *reductio ad absurdum* herunterzuspielen, nämlich durch Hinweis auf den »fast trivialen Umstand«,

> dass sich der Rekurs auf Potentialität beim Nachdenken über die Frage, wer Träger von subjektiven Rechten bzw. Gegenüber von Pflichten ist, nur um den Preis vermeiden lässt, eine völlig unplausible Position einzunehmen, nach der die möglichen Träger solcher Rechte diesen Status tagtäglich mehrmals verlieren und wiedergewinnen. Jede ernstzunehmende Theorie der Rechts- oder Moralsubjektivität, auch die ›bioethisch-liberalen‹ Theorien, muss dementsprechend in irgendeiner Weise auf Potentialitäten oder Dispositionen abheben (Rothhaar 2017, 2).

Die Absurdität einer aktualistischen Moraltheorie zugestanden, bleibt es dennoch kohärent möglich, dispositionale moralrelevante Eigenschaften für erwachsene Menschen anzunehmen, dieselbe Annahme für Embryonen jedoch abzulehnen – nämlich aus rein *ontologischen* Gründen. Moralrelevant kann etwas nur sein, wenn es existiert; stellt sich heraus, dass die entscheidenden dispositionalen Eigenschaften im Falle des Embryos nicht vorliegen, lässt sich auch keine ethische Argumentation hierauf gründen.

Das Potentialitätsargument ist ein ontologisches Argument. Es beruft sich auf eine objektive Beschaffenheit der Welt – in diesem Fall die Beschaffenheit des menschlichen Embryos –, aus der dann normative Schlussfolgerungen abgeleitet werden. Kann die ontologische Prämisse nicht aufrechterhalten werden, bricht das Argument zusammen. Um das Argument zu retten, müsste also ein Nachweis erbracht werden, dass menschliche Embryonen *tatsächlich* dispositionale personale Eigenschaften besitzen. Doch dies ist ein

13 Birnbacher (2006b) argumentiert entsprechend, es sei falsch, dem menschlichen Embryo personale Dispositionen wie etwa die Disposition zum Selbstbewusstsein zuzuschreiben, da Dispositionen eine nicht-dispositionale Basis benötigten und diese im Falle des Embryos neurophysiologisch eindeutig nicht gegeben sei.

hoffnungsloses Unterfangen, solange unser Modell für dispositionale personale Eigenschaften die dispositionalen personalen Eigenschaften erwachsener Personen sind.

3. Die anspruchsvolle Fassung des dispositionalen Potentialitätsarguments

Die anspruchsvolle Fassung des dispositionalen Potentialitätsarguments versucht hier Abhilfe zu schaffen durch die Einführung einer Binnendifferenzierung innerhalb der Klasse der dispositionalen personalen Eigenschaften. So definieren Damschen/Schönecker (2003, 226) ›Potentialität‹ als ›dispositionelle Möglichkeit‹, »x zu tun, y zu sein oder z zu werden«. Wie bereits durch die Disjunktion in der allgemeinen Definition angedeutet, ist hierbei weiter zu unterscheiden zwischen Dispositionen als ›Fähigkeiten‹ im Sinn der »dispositionelle[n] Möglichkeit eines Handlungssubjekts, unter günstigen Umständen aktual eine bestimmte Handlung durchzuführen«, einerseits und Dispositionen als ›Vermögen‹ im Sinn der »dispositionelle[n] Möglichkeit, eine bestimmte Fähigkeit auszubilden«, andererseits. Unter Hinzunahme dessen, dass Vermögen konkretisiert und nicht konkretisiert sowie Fähigkeiten ausgeübt sowie nicht ausgeübt sein können, ergibt sich folgendes Begriffsschema:

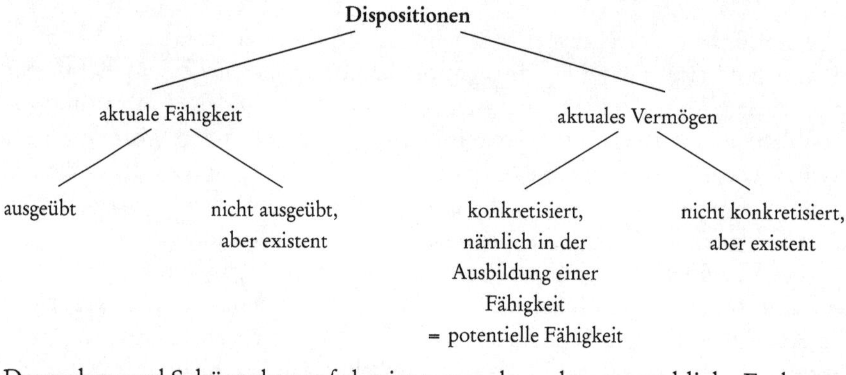

Damschen und Schönecker zufolge ist zuzugeben, dass menschliche Embryonen die moralrelevanten personalen Eigenschaften nicht im Sinne aktualer Fähigkeiten besitzen. Doch deshalb sei die Rede von einer ›Disposition‹ des Embryos zur Personalität nicht überhaupt verfehlt. Vielmehr zielt nach Damschens und Schöneckers Meinung der Rekurs auf Potentialität im Rahmen des Potentialitätsarguments einfach auf eine andere Art der Dispositionalität, nämlich auf ein dem menschlichen Embryo aktual zuschreibbares Vermögen, die fraglichen personalen Fähigkeiten zu entwickeln. »Jeder menschliche Embryo ist ein Wesen, das potentiell ϕ ist«, insofern der Embryo »jetzt das aktuale Vermögen [hat], später aktuale moralrelevante Fähigkeiten auszubilden« (Damschen/Schönecker 2003, 227). Dies, so die These, ist die Bedeutung von Potentialität, die eine Subsumption menschlicher Embryonen unter die allgemeine Klasse potentiell personale Eigenschaften besitzender Wesen erlaubt,[14] ohne mit der Potentialität des Besitzes aktualer, jedoch nicht ausgeübter personaler Fähigkeiten zusammenzufallen. Beide Potentialitätstypen sind aber Fälle von Dispositionalität, insofern die Potentialität hier jeweils das Resultat solcher Eigenschaften, nämlich personaler Eigenschaften, ist, die ihren Trägern unabhängig von ihrer Manifestierung real zukommen.

Dies sieht aus wie ein vielversprechender Ansatz und Fortschritt gegenüber der simplen Fassung des dispositionalen Potentialitätsarguments. Statt univok ein und dieselbe ›Disposition zur Personalität‹ sowohl menschlichen Erwachsenen als auch menschlichen Embryonen zuzuschreiben, wird der ontologischen Differenz zwischen den Subjekten der zugeschriebenen Disposition Rechnung getragen durch eine entsprechende Differenzierung zwischen verschiedenen Typen einer ›Disposition zur Personalität‹: Weil menschliche Embryonen und erwachsene menschliche Personen ontologisch signifikant verschieden sind, ist offenbar die Art und Weise, in der sie zur Personalität disponiert sind, ebenfalls verschieden.

Leider ist auch das anspruchsvolle dispositionale Potentialitätsargument mit einer ganzen Reihe von Problemen behaftet, wie ich im Folgenden ausführen möchte. Gleich als erstes fällt auf, dass Damschen und Schönecker in der Weise, wie sie für einen strikten Embryonenschutz von der Verschmelzung von Samen und Eizellen an argumentieren, die ontologische Differenz zwischen menschlichen Erwachsenen und menschlichen Embryonen gezielt marginalisieren. Wenn, so argumentieren sie, beide Gruppen von Wesen darin übereinkommen, dass sie die fraglichen Eigenschaften (›ϕ -Eigenschaften‹) nicht aktual realisieren, sondern nur potentiell besitzen,[15] und reversibel Komatöse, Neugeborene und Schlafende offenbar aufgrund dieses potentiellen

[14] Damschen und Schöneckers Formulierung des Potentialitätsarguments lautet: »(1) Jedes Wesen, das potentiell ϕ ist, hat Würde$_{M}$. [...] (2) Jeder menschliche Embryo ist ein Wesen, das potentiell ϕ ist. [...] Also: (3) Jeder menschliche Embryo hat Würde$_{M}$. [...]« (Damschen/Schönecker 2003, 222).

[15] Vgl. die ersten drei Grundprämissen, die Damschen und Schönecker zur Plausibilisierung des Obersatzes ihrer Fassung des Potentialitätsarguments (»Jeder lebendige menschliche Körper, der Träger potentieller ϕ -Eigenschaften ist (oder diese selbst hat), hat Würde$_{M}$«) anführen: »(G1): Aktual ϕ zu sein ist hinreichend für Würde$_{M}$. (G2) Reversibel Komatöse (sowie Neugeborene und Schlafende) haben Würde$_{M}$. (G3) Reversibel Komatöse (sowie Neugeborene und Schlafende) sind potentiell ϕ « (Damschen/Schönecker 2003, 230). Damschen und Schönecker halten diese Prämissen für unkontrovers, vgl. a. a. O., 229f.

Besitzes der ϕ-Eigenschaften geschützt werden,[16] warum sollte dasselbe dann nicht auch für menschliche Embryonen gelten? Warum sollte, mit anderen Worten, »die aktual nicht-realisierte Fähigkeit, bestimmte ϕ-Eigenschaften zu haben, höher einzuschätzen sein als das aktuale Vermögen, solche Fähigkeiten zu entwickeln?« (Damschen/Schönecker 2003, 232).

Der von Damschen und Schönecker zunächst relativ aufwendig eingeführte Unterschied zwischen zwei Typen von Potentialität, nämlich zwischen ›dispositionellen Möglichkeiten‹ als Vermögen und ›dispositionellen Möglichkeiten‹ als Fähigkeiten, schlägt sich somit gerade nicht in einem Unterschied in der moralischen Bewertung nieder. Stattdessen betonen Damschen und Schönecker die Tatsache, dass Vermögen und Fähigkeiten »doch beide Dispositionen sind«.[17] So wie der reversibel Komatöse eine Disposition zur Personalität besitzt, indem er die aktuale Fähigkeit dazu besitzt, die er nur aufgrund gewisser ungünstiger Umstände gerade nicht realisieren kann, so habe auch der Embryo eine Disposition zur Personalität, nämlich in Form des aktualen Vermögens, die aktuale Fähigkeit zur Personalität auszubilden. »Beide haben [...] eine dispositionelle Möglichkeit dazu, *in Zukunft* über [...] ϕ-Eigenschaften zu verfügen« (Damschen/Schönecker 2003, 233),[18] der eine nämlich in circa neun Monaten, der andere möglicherweise bereits in ein paar Stunden (ebd.).

Dieselbe Tendenz zur Marginalisierung der Differenz, die das anspruchsvolle in gefährliche Nähe zum einfachen dispositionalen Potentialitätsarguments bringt, findet sich bei Rothhaar (2017), der allerdings gewissermaßen versucht, den Spieß umzudrehen. Wer im Namen einer ›bioethisch liberalen‹ Position den »Unterschied zwischen einer Fähigkeit (z. B. zum Vollzug praktischer Vernunft) und einer Fähigkeit zur Ausbildung dieser Fähigkeit'« betone, müsse angeben, warum dieser moralisch relevant sei:

> Um die ›bioethisch liberale‹ Position zu rechtfertigen, genügt es [...] nicht, festzustellen, dass es diesen Unterschied gibt – das steht eigentlich außer Zweifel. Vielmehr muss auch gezeigt werden, dass er moralisch relevant, ja insofern moralisch entscheidend ist, als sich aus ihm der Unterschied zwischen einen Träger von Rechten und einem Wesen, das nicht Träger von Rechten ist, ergibt (Rothhaar 2017, 3).

---

[16] Dies ist die vierte Grundprämisse: »(G4) Reversibel Komatöse (sowie Neugeborene und Schlafende) haben Würde$_{M}$, *weil* sie potentiell ϕ sind« (Damschen/Schönecker 2003, 230; Hervorh. im Orig.). Im Gegensatz zu den angeblich »von allen Menschen geteilten Prämissen« (G1)–(G3) gestehen Damschen und Schönecker in bezug auf (G4) eine schwächere Akzeptanz zu, insistieren jedoch auf der Ableitbarkeit von (G4) aus (G1)–(G3) (vgl. ebd.).

[17] »[W]arum soll der Unterschied zwischen aktualer Fähigkeit und aktualem Vermögen – die doch beide Dispositionen sind – auf den Unterschied zwischen Leben und Tod hinauslaufen?« (Damschen/Schönecker 2003, 233, Anm. 81).

[18] Hervorh. im Orig.

Rothhaar scheint anzunehmen, sofern sich kein überzeugender Grund für die moralische Relevanz des fraglichen ontologischen Unterschieds angeben lasse (wovon Rothhaar ausgeht),[19] könne man letzteren auch getrost vernachlässigen. Ontologische Differenzen sind, mit anderen Worten, für den Diskurs über den moralischen Status des menschlichen Embryos nur interessant, wenn sie sich in ethische Differenzen übersetzen lassen.

Ich muss gestehen, dass ich nicht sehe, warum der Vertreter der sogenannten ›bioethisch liberalen‹ Position unter einem *größeren* Beweisdruck stehen sollte mit Blick auf seine These, der ontologische Unterschied zwischen einer Fähigkeit zur Personalität einerseits und einer Fähigkeit zur Ausbildung einer solchen Fähigkeit andererseits mache auch moralisch einen Unterschied, als der Vertreter der sogenannten ›bioethisch konservativen‹ Position mit Blick auf seine gegenteilige These; aber dieses Problem können wir hier auf sich beruhen lassen, da es in den Bereich dessen fällt, was ich eingangs als ethische Fragestellung von der ontologischen Fragestellung unterschieden habe. Eindeutig scheint mir allerdings, dass der Vertreter des Potentialitätsarguments die Beweislast hat, zu zeigen, dass es *überhaupt sinnvoll ist*, dem Embryo so etwas wie eine Fähigkeit zur Ausbildung einer Fähigkeit zur Personalität – ein Vermögen zur Entwicklung dispositionaler personaler Eigenschaften – zuzuschreiben, bevor man sich dann an dessen moralische Beurteilung macht, das heißt, bevor man die Frage zu klären versucht,

> ob die gewissermaßen in der Entwicklung sehr weit ›vorverlegte‹ ›Fähigkeit zur Ausbildung einer Fähigkeit‹ moralische Relevanz besitzt oder nicht, ob sie also den Status eines Trägers von Rechten und Würde begründen kann oder nicht (Rothaar 2017, 3).[20]

Anders gesagt, Rothhaars Einschätzung, der kontroverse Punkt sei ein moraltheoretischer, während der ontologische Unterschied zwischen disposi-

[19] Rothhaar (2017, 3f., 6f.) spekuliert, im Hintergrund der Behauptung der Moralrelevanz des ontologischen Unterschieds stehe die Annahme, menschlicher Embryo und menschlicher Erwachsener gehörten zwei verschiedenen ›natural kinds‹ an. Abgesehen von Zweifeln an der Triftigkeit dieser Spekulation würde eine solche Annahme keineswegs per se die These eines moralischen Unterschieds rechtfertigen, ebenso wenig wie die gegenteilige Annahme, dass menschlicher Embryo und menschlicher Erwachsener derselben ›natural kind‹ angehören, per se eine moralische Gleichbehandlung beider rechtfertigt. Die Zulässigkeit eines Schlusses von ontologischer Artgleichheit oder ontologischer Artdifferenz auf eine entsprechende moralische Gleichheit oder Differenz bedarf einer eigenen Rechtfertigung im Rahmen von metaethischen und ethischen Überlegungen.

[20] Rothhaar (2017: 3, Fußn. 3) verweist auf meinen Artikel (Meincke 2015) als »einen Ansatz, der die Problematik unter genau dieser Perspektive behandelt«. Das ist nicht richtig, insofern ich in dem fraglichen Artikel die metaethische und die ethische Fragestellung, bis auf einige Andeutungen am Ende, ausdrücklich ausschließe, um mich auf die metaontologische und ontologische Dimension des Problems zu konzentrieren.

tionalen personalen Eigenschaften und der Fähigkeit, solche Eigenschaften auszubilden, ›außer Zweifel stehe‹, könnte sich als falsch erweisen. Ein Unterschied zwischen *a* und *b* besteht nur, wenn *a* und *b* existieren. Es reicht, nur einen der beiden Unterschiedenen zu verlieren, entweder *a* oder *b*, um den Unterschied zwischen *a* und *b* zu verlieren. Das erscheint trivial – und ist doch grundlegend für ein Argument, das die Annahme einer embryonalen Disposition zur Personalität durch den Rekurs auf den Unterschied zwischen zwei Arten des Disponiertseins zur Personalität zu retten sucht.

Es sind im Wesentlichen zwei Gründe, weshalb die Angemessenheit der Zuschreibung eines Vermögens zur Ausbildung personaler Fähigkeiten zum Embryo bezweifelt werden kann. Der erste ist ein grundlegendes formales Problem; der zweite ist, dass die Zuschreibung in der Form, in der sie – auch in Reaktion auf das erste Problem – von Vertretern des anspruchsvollen Potentialitätsarguments vorgenommen wird, mit wissenschaftlichen Erkenntnissen über die Embryonalgenese unverträglich ist.

Das formale Problem besteht in der metadispositionalen Struktur des hypothetischen Vermögens zur Ausbildung personaler Fähigkeiten: es handelt sich bei diesem um eine Disposition der Disposition, nämlich eine Disposition zur Ausbildung einer Disposition. Weil Dispositionen aber allein anhand ihrer Manifestationen identifizierbar sind, kann ein derartiges personales Entwicklungsvermögen niemals direkt identifiziert werden; seine ›Manifestation‹ ist ja selbst nur eine Disposition, nämlich das Vorliegen bestimmter Fähigkeiten. Allenfalls indirekt kann auf das Vorliegen eines solchen Vermögens geschlossen werden, nämlich immer dann, wenn eine erwachsene menschliche Person ihre personalen Fähigkeiten faktisch ausübt. Immer dann, so Damschens und Schöneckers Beispiel, wenn Anna Latein spricht, stellt sie ihre Fähigkeit, Latein zu sprechen, unter Beweis, und weil Anna die Fähigkeit, Latein zu sprechen, nicht besäße, wenn sie nicht vorher das Vermögen besessen hätte, Latein zu lernen und das heißt die Fähigkeit des Lateinsprechens auszubilden, ist jede Aktualisierung ihrer Fähigkeit, Latein zu sprechen, ein indirekter Beweis ihres Vermögens, Latein zu lernen (Damschen/Schönecker 2003, 226f.).

Der Hinweis auf die wenigstens indirekte Identifizierbarkeit des personalen Entwicklungsvermögens des Embryos bleibt freilich unbefriedigend. Er ist ungeeignet, den Eindruck einer spekulativen *Ad-hoc*-Postulierung eines solchen Vermögens zu zerstreuen, und hat zugleich den Beigeschmack einer gewissen Trivialisierung der Vermögenszuschreibung. Dass erwachsene menschliche Personen, an denen personale Eigenschaften wie Rationalität, Selbstbewusstsein und Moralfähigkeit beobachtbar sind, offenbar das Vermögen besessen haben, die diesen Eigenschaften (qua dispositionalen Eigenschaften) zugrundeliegenden Fähigkeiten auszubilden, scheint ebenso klar wie nichtssagend zu sein. Ist der Rückschluss vom aktualen Vorliegen bestimmter Fähigkeiten auf ein kausal ursächliches Entwicklungsvermögen nicht vergleichbar der Auskunft des Arztlehrlings in Molières Komödie »Der eingebildete Kranke«, die einschläfernde Wirkung von Opium verdanke sich dessen *virtus dormitiva*?[21]

Damschen und Schöneckers Lösungsvorschlag für dieses Problem besteht in der These, dass das Vermögen zur Ausbildung personaler Fähigkeiten im Genom enthalten sei. Ringelblumen können nicht Latein lernen, »Handlungssubjekte wie Anna« können es aber sehr wohl, nämlich aufgrund einer in ihrem Genom lokalisierbaren »Anlage« hierzu.[22] Das Potential, um dessentwillen Damschen und Schönecker zufolge bereits die Zygote geschützt werden muss, ist das Potential, »aufgrund ihres Genoms ein Wesen mit einer oder der moralrelevanten ϕ -Eigenschaft zu werden« (Damschen/Schönecker 2003, 220). Nur ein Embryo, der in diesem Sinne »entwicklungsfähig« ist und das heißt »keine genetischen Defekte hat, die es ihm selbst unmöglich machen, sich jemals zu einem geborenen Menschen mit ϕ -Eigenschaften zu entwickeln«, fällt unter das Potentialitätsargument, »weil man nur von einem Wesen, das sich überhaupt zu einem x entwickeln kann, sinnvoll behaupten darf, es habe das Potential zu x« (Damschen/Schönecker 2003, 228). Das Genom fungiert als das ontologische fundamentum in re für das aus der faktischen Aktualisierung personaler Eigenschaften ex post zu erschließende Vermögen, diese Fähigkeiten zu entwickeln (Damschen/Schönecker 2003, 246).[23]

Ich denke nicht, dass diese Antwort auf das Problem der metadispositionalen Struktur des angenommenen personalen Entwicklungsvermögens überzeugend ist. Dabei werde ich hier nicht auf die sich ergebenden vielfältigen epistemischen Schwierigkeiten eingehen[24] und auch nicht auf die problematische Verquickung des Vorschlags mit der These einer numeri-

---

21 Zum notorischen *Virtus-dormitiva*-Einwand gegen eine realistische Auffassung von Dispositionen vgl. Jansen (2004), 131 ff.

22 »Solange Anna die Fähigkeit [Latein zu lernen; A. S. M.] noch nicht erlangt hat, hat sie diese Fähigkeit nur potentiell. Denn es ist ihr dispositionell möglich, diese Sprache zu erlernen; sie hat prinzipiell die Anlage dazu (diese Anlage ist bereits in ihrem Genom enthalten)« (Damschen/Schönecker 2003, 226). Wohlwollend sollte man diese Aussage als Behauptung eines *generischen* Vermögens zurm Erwerb von rationalen und das heißt personalen Fähigkeiten interpretieren, vgl. hierzu Meincke (2015), 286.

23 Umgekehrt kann aus dem Auftreten von Entwicklungsstörungen, wenn etwa eine Zygote sich statt zu Trophoblast und Embryoblast zu einer Plazenta entwickelt, auf das Vorliegen eines frühen genetischen Defekts geschlossen werden (sofern nicht äußere Umstände als ursächlich angenommen werden müssen), vgl. ebd.

24 Erlaubt die Verortung des personalen Entwicklungsvermögens im Genom eine zuverlässige Prognose der Entwicklung von Personalität? Welche genetischen Defekte müssen als Ausschlussfaktoren mit Blick auf Personalität gelten und welche nicht? Wie ist damit umzugehen, dass genetische Defekte, und insbesondere ihre Abwesenheit, sich möglicherweise nicht ein-

schen Identität zwischen menschlichem Embryo und menschlicher Person (Damschen/Schönecker 2003, 228 ff.), die ich andernorts ausführlich behandelt habe (Meincke 2015, 288 ff.).[25] Statt dessen möchte ich lediglich den meiner Ansicht nach entscheidenden Punkt hervorheben, nämlich dass im Rahmen von Damschens und Schöneckers Version des dispositionalen Potentialitätsarguments das Genom exakt dieselbe funktionale Rolle spielt, die im klassischen Potentialitätsargument die Annahme von den Dingen inhärenten und ihr teleologisches Profil bestimmenden Essenzen innehat, mit dem Resultat, dass die dispositionale Neuauflage des Arguments nicht minder als ihr klassischer Vorgänger mit den modernen wissenschaftlichen Erkenntnissen über die menschliche Embryonalgenese in Konflikt gerät.

Damschen und Schönecker sehen die Bedeutung des Genoms in seinem, wie sie glauben, zentralen Beitrag zur Selbstorganisation des menschlichen Organismus. Nicht die Einzigartigkeit des je individuellen Genoms ist, worauf es ankommt (Damschen/Schönecker 2003, 220), sondern vielmehr das Vermögen des Embryos zur genetischen Selbststeuerung. Die personalen Fähigkeiten, die ein menschlicher Organismus zu einem späteren Zeitpunkt seiner Existenz besitzt, sind Damschen und Schönecker zufolge ontologisch im Vermögen dieses Organismus gegründet, seine eigene Entwicklung genetisch in diese Richtung zu steuern und das heißt selbst – als »selbständige, aus sich heraus lebende und sich gemäß einem eigenen individuellen menschlichen Genom organisierende und replizierende Einheit« (Damschen/Schönecker 2003, 236)[26] – die biologischen Voraussetzungen für den Erwerb dieser Fähigkeiten zu schaffen. Dank diesem Vermögen bildet bereits die imprägnierte Oozyte »eine raum-zeitliche kontinuierliche *Einheit* (wenn man so will, den

---

deutig und zuverlässig feststellen lassen? Diese epistemischen Fragen sind evidentermaßen von entscheidender Bedeutung für sich anschließende ethische Überlegungen, einschließlich Fragestellungen der angewandten Ethik bezüglich möglicher Auskunftspflichten von Ärzten versus mögliche Rechte Betroffener auf Unwissenheit, etc.

[25] Als wichtigstes Ergebnis meiner dortigen Diskussion lässt sich festhalten, dass, abgesehen von der Bestreitbarkeit der numerischen Identität zwischen menschlichem Embryo und menschlichem Erwachsenen (vgl. dazu auch Stier (2017a)), aus dieser Identität, anders als Damschen/Schönecker (2003, 238) behaupten, *keineswegs* eine Identität auch der besessenen Vermögen (einschließlich eines identischen Vermögens zur Ausbildung personaler Fähigkeiten) abgeleitet werden kann.

[26] Dies ist Damschens und Schöneckers Definition des Begriffs ›lebendiger menschlicher Körper‹, die in Gänze lautet wie folgt: »Unter einem ›lebendigen menschlichen Körper‹ verstehen wir das menschliche materielle Substrat, das als eine selbständige, aus sich heraus lebende und sich gemäß einem eigenen individuellen menschlichen Genom organisierende und replizierende Einheit Träger aktualer oder potentieller Eigenschaften ist (oder diese Eigenschaften hat), aufgrund derer wir Menschen unter den Schutz des Tötungsverbotes stellen« (Damschen/Schönecker 2003, 236). Menschliche Körper haben mit anderen Worten, *qua* menschliche Körper, immer schon mindestens *dispositionale* personale Eigenschaften.

›Körper‹ des Menschen), die alle Elemente in sich umfaßt, die für den weiteren Entwicklungsprozeß notwendig sind« (Damschen/Schönecker 2003, 243).[27]

Die Annahme, dass der Embryo selbst alle wesentlichen Voraussetzungen zu seiner eigenen Entwicklung mitbringt,[28] ist der ontologische Dreh- und Angelpunkt des klassischen Potentialitätsarguments. Es ist das bereits der Zygote inhärente ›aktive Vermögen‹, ›aus sich selbst heraus‹ ein Mensch bzw. eine menschliche Person zu werden, – im Unterschied etwa zum bloß ›passiven Vermögen‹ von Gameten oder somatischen Zellen, zu einem Menschen gemacht zu werden –, das gemäß der traditionellen Argumentation die Schutzwürdigkeit menschlicher Embryonen begründen soll (Rager 2006, z. B. 187, 235 u. 279; Gómez-Lobo 2005; Honnefelder 1998, 275; Reichlin 1997, 4 u. 13ff.).[29] Damschen und Schönecker folgen dem überlieferten Argumentationsschema mit dem einzigen Unterschied, dass sie das aktive intrinsische Potential, welches Aristoteles ›Entelechie‹ nennt, im Genom verorten. Das Postulat, die genetische Selbststeuerung des Embryos sei ein Vermögen zur Ausbildung von Personalität und das heißt ein Vermögen zur Verwirklichung der personalen Natur, welche ›von Anfang an‹ im menschlichen Embryo, nämlich in seinem Genom, angelegt sei, ist strukturanalog mit der Essenzenlehre des Aristoteles.

Ein kurzer Blick in die neueste Forschung zur Embryonalentwicklung zeigt, dass es, so wenig wie für die alten Thesen des Essentialismus à la Aristoteles, auch keine biologische Rechtfertigung für die neuen Thesen des genetischen Essentialismus gibt. Ein essentialistisches Konzept ›natürlicher Arten‹ steht in deutlicher Spannung zum Artenverständnis der Biologie, und inwieweit biologische Prozesse teleologisch zu verstehen sind, ist unter Biologen und Philosophen der Biologie aufs heftigste umstritten. Die spezielle Problematik des genetischen Essentialismus liegt aber darin, dass er den Genen eine Rolle zumutet, die sie nicht haben. Insbesondere trifft es nicht zu, dass das Genom alle für die Embryonalentwicklung wesentlichen Informationen enthält. Diese ist vielmehr, wie aktuelle Erkenntnisse der Entwicklungsbiologie und Systembiologie zeigen, in hohem Maße abhängig von extrinsischen und sukzessive generierten Informationen, nämlich von sogenannten Positionsinformationen einschließlich maternaler hormoneller

---

[27] Hervorh. im Orig.

[28] »[T]he embryo's development does not depend on external causes, rather on an inherent teleology that only demands certain environmental factors to be displayed: the embryo has in itself the potential for full personhood, and does not receive it from outside« (Reichlin 2007, 7). »[The embryo] has all the information needed in order to accomplish the projected person it is« (a. a. O., 16).

[29] Vgl. ebenfalls Labuda/Bańas (2009), 59f.

Informationen, maternaler cytoplasmatischer Determinanten und Informationen aus Zellinteraktionen, von epigenetischen Informationen und möglichen weiteren (Wolpert 1969, 2011, 2016; Wolpert/Tickle/Martinez-Arias 2015; Kerszberg/Wolpert 2007; Verd/Crombach/Jaeger 2017; Jaeger et al. 2004; Jaeger/Reinitz 2006; Jaeger/Irons/Monk 2008; Dupré 2003, 2010, 2013; Dusheck 2002; O'Neill 2015; Seidel 2010; Bedate/Cefalo 1989).[30] Es gibt kein genetisches ›Programm‹, nach dem sich die Entwicklung des Embryos abspult.[31] Stattdessen erweist sich die Embryonalgenese als ein multifaktorieller, in hohem Maße kontextsensitiver Prozess.[32]

[30] Lewis Wolpert hat bereits 1969 ein Modell der in der Embryogenese erfolgenden Zelldifferenzierung entwickelt, welches die Bedeutung maternaler sogenannter ›Morphogene‹ betont (das sogenannte *French-Flag*-Model). Dieses Modell ist seitdem verfeinert worden und wird aktuell insbesondere mit Hinblick auf die Dynamizität und Zeitabhängigkeit der relevanten Prozesse diskutiert (siehe hierzu die Beiträge von Johannes Jaeger und Kollegen). Rothhaar (2017, 14) (ebenso wie Denker (2017), Kap. 2. 3) verweist auf scheinbar gegenteilige Befunde aus einer Studie einer Forschergruppe in Großbritannien an menschlichen In-vitro-Embryonen (Shahbazi et al. 2016 und Deglincerti et al. 2016). Demnach können die Schlüsselereignisse auch der postnidativen Embryonalentwicklung vom siebten bis zum dreizehnten Tag nach Befruchtung in Abwesenheit mütterlichen Gewebes beobachtet werden, was die Autoren als einen Beleg für bemerkenswerte selbstorganisierende Eigenschaften des menschlichen Embryos werten. Allerdings darf nicht übersehen werden, dass die berichteten Beobachtungen das Ergebnis einer technischen Hochleistung sind. Die untersuchten in vitro fertilisierten Embryonen entwickeln sich keineswegs ›einfach so‹ in der von den Autoren beschriebenen Weise, sondern ausschließlich unter höchstspezifischen künstlichen Laborbedingungen, zu denen auch die Verwendung spezifischer Zellkulturmedien gehört (wie zum Beispiel IVC1, IVC2 und Matrigel). Das Ziel all dieser komplexen (und überaus störanfälligen) Maßnahmen ist die *Simulation natürlicher uteriner Bedingungen*. Rothhaars Schlussfolgerung, »[n]aturwissenschaftlich gesehen« scheine »die These, für die frühe Embryonalentwicklung seien biochemische trigger des mütterlichen Organismus erforderlich, also nach aktuellem Stand der Forschung auf einem eher schwachen Fundament zu stehen« (Rothhaar (2017), 14; vgl. ähnlich auch Denker (2017), 23), steht daher selbst auf einem schwachen Fundament. Es ist außerdem zu betonen, dass, selbst falls in der Tat die Bedeutung maternaler Informationen für die frühe Embryonalentwicklung zu relativieren wäre, damit noch gar nichts über die spätere Embryonalentwicklung gesagt wäre (das von Rothhaar (und Denker) zitierte Experiment beschränkte sich zeitlich auf die frühe Entwicklungsphase vor der Gastrulation). Es ist mehr als unwahrscheinlich, dass die gesamte (!) Embryonalentwicklung auf die beschriebene Weise in vitro – und in diesem Sinne unter Abwesenheit maternaler Gewebe – durchgeführt werden kann.

[31] »A nature [...] is an inner principle a creature has from its beginning, which primarily determines a developmental path leading to the creature's adult stage and which also determines the creature's fundamental characteristics. [...] In higher animals we can identify a creature's nature with its genetic constitution« (Stone 1987, 819).

[32] Vgl. hierzu ausführlicher Meincke (2015), 293ff. Diese Kontextsensitivität lässt sich meines Erachtens nicht kohärent in die aristotelische Entelechie selbst einbauen, wie Rothhaar es versucht: »Die Zygote, ebenso wie der tetraploide Embryo, weisen nun offenbar die innere Struktur auf, sich im Austausch mit dem mütterlichen Organismus, in seinem Kontext und mit ihm als seiner Umwelt zu entwickeln. Diese innere Struktur ist es, die wir Entelechie

Die These, der menschliche Embryo besitze eine Disposition zur Personalität im Sinne eines genetisch verankerten Vermögens zur Ausbildung personaler Fähigkeiten,[33] lässt sich unter diesen Bedingungen nicht aufrechterhalten. Verfügt der menschliche Embryo schon nicht über die Voraussetzungen, ›aus sich selbst heraus‹ die arttypische Morphogenese zu durchlaufen, wird man ihm umso weniger die Voraussetzungen andichten können, sich ›aus sich selbst heraus‹ zu einer Person zu entwickeln[34] (es sei denn, man hat – im Sinne des Speziesargument – ›Mensch‹ und ›Person‹ gleichgesetzt; doch das lässt sich noch weniger biologisch rechtfertigen)[35]. Personalität ist keine ›Funktion der DNA‹;[36] das Vermögen des menschlichen Embryos zur genetischen Selbststeuerung kein aktives intrinsisches Potential[37] zur Personalität à la Aristoteles.[38]

Es besteht mithin keine Notwendigkeit, sich mit der Frage abzumühen, ob und inwieweit der ontologische Unterschied zwischen den personalen Fähigkeiten menschlicher Erwachsener einerseits und den Fähigkeiten menschlicher Embryonen zur Ausbildung personaler Fähigkeiten andererseits moralisch relevant ist. Ein solcher Unterschied existiert nicht, weil eines seiner angenommenen Relata nicht existiert. Die Annahme einer embryonalen Disposition zur Personalität wird nicht plausibler durch den Rekurs auf ein von den gewöhnlichen dispositionalen personalen Eigenschaften menschlicher Erwachsener unterschiedenes metadispositionales Vermögen zur Ausbildung

---

nennen und auf die das Potentialitätsargument in der hier entwickelten Form eigentlich abhebt« (Rothhaar 2017, 14f.). Eine kontextsensitive Entelechie ist ein Oxymoron oder schlicht keine Entelechie in irgendeinem ernstzunehmenden Sinn.

33 »[...] human embryo possesses a biological disposition – i. e. genetic program that will lead to actual occurrence of manifestations of the characteristics of human species, based on which it would later be called a person« (Labuda/Baňas 2009, 60, Anm. 15). »Embryo's biological program actually includes the dispositions of rationality, self-consciousness, etc. despite the fact that – due to mutation of biological program – these manifestations might not occur« (a. a. O., 59).

34 »[The embryo] has all the information needed in order to accomplish the projected person it is. It is obviously true that this accomplishment is dependent on several external conditions as well. However, these conditions, including a uterus to develop and the oxygen and nutritional support from the mother, are not constitutive of the personal quality of the process: they are necessary conditions for the development of an already existing human vital process, not necessary conditions for the existence of a project of full personal life« (Reichlin 1997, 16).

35 Zu den intimen Beziehungen zwischen Potentialitäts- und Speziesargument vgl. Stier (2017a).

36 »[...] personhood is a function of our DNA [...]« (Gómez-Lobo 2007, 333).

37 »All living things have within themselves an active potentiality that scientists today view as encoded in their genome« (Gómez-Lobo 2005, 106).

38 »[T]he embryo's development does not depend on external causes, rather on an inherent teleology that only demands certain environmental factors to be displayed: the embryo has in itself the potential for full personhood, and does not receive it from outside« (Reichlin 2007, 7).

solcher personaler Dispositionen. Im Gegenteil – sie bringt uns in Konflikt mit wissenschaftlichen Erkenntnissen über die menschliche Embryonalentwicklung.

4. Zusammenfassung und Ausblick

Die dispositionale Reformulierung des klassischen Potentialitätsarguments war Gegenstand der Untersuchung in diesem Beitrag, weil sie, wie ich eingangs ausgeführt habe, die Hoffnung weckt, man könne mit Hilfe des Potentialitätsarguments für ein Lebensrecht menschlicher Embryonen argumentieren, ohne sich dabei auf fragwürdige metaphysische Annahmen zu verpflichten. Diese Hoffnung hat sich nicht erfüllt. Die dispositionale Aufmachung der neueren Bemühungen, das Potentialitätsargument wiederzubeleben, kann nicht darüber hinwegtäuschen, dass die zentralen Annahmen die altbekannten der aristotelischen Substanzmetaphysik sind, pseudowissenschaftlich verpackt in einem modernen genetischen Essentialismus. Das dispositionale Potentialitätsargument offeriert uns mit anderen Worten den alten essentialistischen Wein in neuen dispositionalen Schläuchen.

Ist die Leitfrage dieses Beitrages – ›Haben menschliche Embryonen eine Disposition zur Personalität?‹ – negativ zu beantworten, sieht es schlecht aus für das Potentialitätsargument, das, wie ausgeführt, auf der Annahme einer solchen Disposition oder Potentialität (beides kommt, wie wir gesehen haben, am Ende auf dasselbe hinaus) als einer ontologischen Prämisse beruht. Unter der Voraussetzung, dass ontologische Thesen über biologische Wesen sich empirisch müssen ausweisen lassen (mindestens in dem Minimalsinn, dass sie mit den Erkenntnissen der relevanten Biowissenschaften nicht unverträglich sind), müssen wir jenen Kritikern des Potentialitätsarguments beistimmen, die dieses Argument aufgrund der involvierten empirisch unhaltbaren Annahmen über die Beschaffenheit menschlicher Embryonen und ihrer Entwicklung ablehnen. Dies bedeutet *nicht*, dass wir auch die aus dieser Kritik häufig gezogenen ethischen Schlussfolgerungen teilen müssen. *Ex falso quodlibet.* Aus dem Wegbrechen der ontologischen Prämisse des Potentialitätsarguments folgt alles und gar nichts mit Blick auf die von der ontologischen zu unterscheidende ethische Fragestellung nach dem moralischen Status menschlicher Embryonen.

Diese Erinnerung im Hinterkopf, möchte ich mit einem vorsichtig versöhnlichen Ausblick schließen. Ausgangspunkt hierfür ist die Einsicht, dass die Zurückweisung der ideologisch motivierten Projektion aristotelischer Entelechien in die menschliche Embryonalgenese nicht per se gleichbedeutend ist mit einer Sichtweise, der zufolge menschliche Embryonen ontologisch ohne Besonderheiten sind. Genauer: Die Tatsache, dass menschliche

Embryonen nach dem, was wir biologisch wissen, keine Disposition zur Personalität haben, impliziert nicht, dass sie überhaupt keine interessanten Dispositionen haben.

Dispositionale Eigenschaften sind definiert als kausal wirksame Eigenschaften, die sich unter bestimmten Bedingungen manifestieren. An dieser Definition als solches ist nichts verkehrt. Sie verpflichtet nicht automatisch auf einen problematischen Essentialismus, und das heißt sie ist verträglich mit der Annahme, dass Dispositionen oder Vermögen in Abhängigkeit von extrinsischen Faktoren sukzessive erworben werden können, nämlich pränatal und postnatal. Wir können also die biologische Einsicht in die Kontextabhängigkeit der Embryonalgenese ontologisch ernstnehmen und gleichzeitig die Ansicht vertreten, dass der Embryo nichtsdestotrotz selbst einen kausalen Beitrag zu dieser seiner Entwicklung leistet: etwas ›am Embryo selbst‹ ist zumindest mitverantwortlich für den Verlauf der Entwicklung, nämlich die biologischen und biochemischen Vermögen der Einheiten und Subeinheiten des embryonalen Organismus sowie deren komplexes Zusammenspiel untereinander und mit umgebenden (maternalen) biologischen und biochemischen Prozessen.

Die Gesamtheit dieser, wie zu betonen ist, rein biologischen Vermögen, deren gemeinsame Leistung abstrakt gesprochen in der kontextsensitiven Kanalisierung und Koordinierung von Entwicklungstrajektorien liegt, ist nicht spezifisch für menschliche Embryonen. Die vielstudierten Embryonen der Fruchtfliege *drosophila melanogaster* bieten dasselbe Bild, wenngleich mit abweichendem dispositionalen Profil im Detail. Kurz gesagt: *Alle* lebendigen Systeme weisen Fähigkeiten zur sogenannten Selbstorganisation auf.[39] Um über diesen Gemeinplatz hinaus irgendetwas Spezifisches in Bezug auf den menschlichen Embryo auszumachen, müssen wir uns meines Erachtens mit den Besonderheiten der menschlichen Reproduktionsbiologie sowie mit den – hiermit verknüpften – Besonderheiten der menschlichen Physiologie beschäftigen, und zwar aus biologischer, ontologischer und anthropologischer Perspektive.

---

[39] Wobei man sich hier vor irreführenden Assoziationen des Begriffs in Acht nehmen muss: Kein Organismus organisiert im Wortsinn *sich selbst*, das heißt ohne Interaktion mit einer Umwelt. Ganz im Gegenteil: Nur vermittelst einer Interaktion mit umgebenden Prozessen grenzen bestimmte Prozesse sich als – lebendige – Einheiten ab, wie ebenso eindrücklich wie grundlegend das Beispiel des Metabolismus zeigt; vgl. hierzu Meincke (im Erscheinen b). Die essentielle interaktive Dimension biologischer Selbstorganisation scheint mir von Rothhaar (2017) und Denker (2017) (ebenso wie in den von ihnen angeführten biologischen Studien; vgl. oben Anm. 30) unterbewertet bzw. systematisch abgeblendet zu werden. Zur Kritikwürdigkeit des weitergehenden Schlusses von der (derart missdeuteten) Selbstorganisationsfähigkeit oder ›Autonomie‹ auf die Schutzwürdigkeit menschlicher Embryonen vgl. Stiers Kommentar zu Denkers Beitrag in diesem Band (2017b).

Aus der tiefsitzenden Intuition, es könne doch kein Zufall sein, dass gerade menschliche Embryonen sich zu Personen entwickeln, schließt das Potentialitätsargument: ›Also muss es im menschlichen Embryo ein spezifisches Vermögen zur Personalität geben.‹[40] Die implizite Voraussetzung hier ist, dass Personalität eine objektive Eigenschaft ist, oder eine Reihe von Eigenschaften, die einer Entität inhärent ist als ein intrinsischer Sachverhalt und entsprechend sich in einer ontologischen Tiefenstruktur festmachen lassen muss (zum Beispiel in seiner biologischen Natur), aufgrund welchen Umstandes eben die Entität dann eine ›Person‹ genannt werden kann.

Die durch diese Voraussetzung angestoßene und, wie wir gesehen haben, erfolglose Suche nach einem intrinsischen Vermögen zur Personalität im menschlichen Embryo erübrigt sich, wenn man annimmt, dass Personalität sozial konstituiert wird. Der Mensch beginnt demnach als ein biologisches Subjekt, das zum personalen Subjekt wird in der Interaktion mit anderen Personen. Wenn wir wissen sollen, wie der Mensch zur Person wird, müssen wir in erster Linie diese Interaktion studieren, angefangen beim Neugeborenen, vielleicht auch schon beim noch ungeborenen Fötus vom Ende des zweiten Trimenons an, der akustische Reize, etwa die Stimmen der Eltern, wahrzunehmen in der Lage ist. Insoweit die soziale Interaktion geformt ist durch biologische Bedingungen, sind diese ebenfalls Gegenstand der Untersuchung (welche, wie oben angedeutet, interdisziplinär zu verfahren hätte). Ich bestreite mit anderen Worten nicht, dass es biologische Grundlagen für die Entwicklung von Personalität gibt.[41] Ich möchte aber davor warnen, jene Grundlagen mit dem Phänomen selbst zu identifizieren, für welches sie die Grundlage – und *nicht mehr* als die Grundlage – sind. Es führt kein direkter Weg von der Biologie zur Personalität.

Diese Überlegung erlaubt zwei interessante Schlussfolgerungen.

Die erste ist metaphysischer Natur. Ich denke, die unter dem neuen Stichwort ›Disposition‹ fortgesetzte Kontroverse um ein Vermögen des menschlichen Embryos zur Ausbildung von Personalität veranschaulicht, dass es an der Zeit ist, gewisse implizite generelle Annahmen über die Metaphysik der menschlichen Personalität zu überdenken (mit möglichen weiteren fundamentalen Implikationen für unsere Sichtweise der Wirklichkeit überhaupt). Ein Aspekt hiervon ist die Metaphysik der Schwangerschaft.

Das Standardmodell der (Säugetier-) Schwangerschaft ist das Behälter-Modell, wonach der mütterliche Organismus lediglich eine Art Behälter für

[40] Der entsprechende Schluss des Speziesarguments lautet: ›Also sind Mensch und Person identisch.‹

[41] Interessant sind in diesem Zusammenhang insbesondere Theorien, die den evolutionären Vorteil der auffälligen Hilflosigkeit menschlicher Babys im Vergleich zu anderen Säugetierbabys in der wesentlich sozialen Dimension menschlicher Intelligenz und Gehirnentwicklung verorten.

den Embryo ist, welcher sich in diesem weitgehend autark entwickelt (das war ungefähr Aristoteles' Ansicht). Die biologischen Fakten legen aber ein anderes Modell nahe, nämlich eines, wonach Mutter und Embryo miteinander verwobene Prozesse sind, die sich erst allmählich, und keinesfalls schon mit der Geburt, voneinander ablösen (die Geburt markiert nur den Augenblick einer physischen Ablösung, nicht einer funktionalen, und schon gar nicht einer emotionalen und sozialen, wie jede Mutter eines Säuglings und Kleinkindes allzu gut weiß). Mutter und Kind als Prozesse zu sehen, die auf einer biologischen und sozial-emotionalen Ebene miteinander interagieren, ist aber eine natürliche Annahme innerhalb einer Metaphysik, der zufolge die Welt prinzipiell nicht in erster Linie von Substanzen oder Dingen bevölkert ist (wie Aristoteles dachte), sondern ein Netzwerk von Prozessen ist.[42]

Die zweite Schlussfolgerung ist metaethischer Natur: Die Anerkennung des sozialen und damit – ontologisch betrachtet – relationalen und prozessualen Charakters von Personalität mindert weder deren subjektiven Wert noch ihre objektive Schutzwürdigkeit. Anders ausgedrückt: Dass es uns, wie gezeigt, nicht gelingt, Personalität ontologisch-objektiv im Menschen dingfest zu machen (etwa in seinem Genom), ist weder überraschend noch – und das ist entscheidend – in sich selbst ethisch folgenschwer, da Personalität nichts ist, was ›an‹ einem Träger ›haftet‹, sondern vielmehr in den Interaktionen zwischen Personen lebt.[43] Die einzig auffindbare ontologische Tiefenstruktur menschlicher Personen ist die beispiellose Plastizität der menschlichen

[42] Für Argumente, warum eine Prozessontologie mindestens für den Bereich des Lebendigen unumgänglich ist, vgl. Dupré (2012) sowie Meincke (im Erscheinen b).

[43] Das metaethische Profil einer auf dieser Einsicht basierenden Position zum moralischen Status menschlicher Embryonen lässt sich durchaus im Rahmen einer Anerkennungstheorie der Personalität ausbuchstabieren, und zwar in einer Weise, die ohne eine Verpflichtung auf das Speziesargument und ohne den daraus abgeleiteten Appell an ein in der ›Natur‹, im ›Leben‹ oder gar in der ›Entelechie‹ der Natur oder des Lebens gegründetes übersubjektives Anerkennungsgeschehen auskommt, wie es sich bei Rothhaar findet: »Der Anerkennungsakt ist nur dann einer, wenn er sich nicht partikularen, subjektiven Setzungen verdankt, also nicht von uns als einzelnen, endlichen Subjekten entsprechend deren partikularen Zwecksetzungen hervorgebracht worden ist. Für dasjenige, was nicht von uns als einzelnen, endlichen Subjekten ›gemacht‹ ist, was nicht von uns gesetzt ist, sondern sich aus sich selbst hervorbringt, haben wir aber seit jeher den Begriff der Natur bzw. des Lebens und damit letztlich auch den der Entelechie [...]. Der Rekurs auf die Natur bzw. das Leben ergibt sich hier also aus der Einsicht, dass der jedes Einzelsubjekt übersteigende Intersubjektivitätscharakter des Anerkennungsgeschehens es erfordert, ihn von allen subjektiv-partikularen Setzung [sic] unabhängig zu denken« (Rothhaar 2017, 18). Intersubjektivität lässt sich nicht überzeugend in eine partikulare Setzungen transzendierende Übersubjektivität verwandeln. Es ist nicht die ›Natur‹, die uns als Personen anerkennt, sondern es sind und bleiben wir selbst, die Menschen, die einander – möglicherweise aufgrund ihrer Natur (welche auch immer das ist) – als Personen anerkennen – oder eben auch nicht. Ethik kann sich nicht durch den Verweis auf die zweifelhafte Autorität der menschlichen Natur von der Mühe der Herstellung eines gesellschaftlichen Konsenses

Natur (Dupré 2003, im Erscheinen) und das heißt, paradox gesprochen, die Abwesenheit einer personalen Tiefenstruktur oder ›menschlichen Natur‹ im traditionellen Sinne. Ich bin geneigt anzunehmen, dass die hierin offenbare Abhängigkeit menschlicher Personalität von personaler (und in diesem Sinn ›humaner‹) Behandlung faktisch eine Verschärfung der Verantwortung bedeutet, die wir als menschliche Personen füreinander haben.

Literaturverzeichnis

Baertschi, Bernard (2008): The question of the embryo's moral status, in: Bioethica Forum 1, 76–80.

Bedate, Carlos A./Cefalo, Robert C. (1989): The Zygote: To be or not to be a person, in: The Journal of Medicine and Philosophy 14, 641–645.

Birnbacher, Dieter (2006a): Wie überzeugend ist das Potentialitätsargument?, in: Jahrbuch für Wissenschaft und Ethik 11, 327–335.

Birnbacher, Dieter (2006b): Bioethik zwischen Natur und Interesse, Frankfurt am Main: Suhrkamp.

Brown, Mark T. (2007): The Potential of the Human Embryo, in: The Journal of Medicine and Philosophy 32, 585–618.

Burgess, John A. (2010): Potential and Foetal Value, in: Journal of Applied Philosophy 27, 140–153.

Damschen, Gregor/Schönecker, Dieter (2003): In dubio pro embryone. Neue Argumente zum moralischen Status menschlicher Embryonen, in: Damschen, Gregor/Schönecker, Dieter (Hg.): Der moralische Status menschlicher Embryonen. Pro und contra Spezies-, Kontinuums-, Identitäts- und Potentialitätsargument. Berlin/New York: de Gruyter, 187–267.

Deglincerti, Alessia et al. (2016): Self-organization of the in vitro attached human embryo, in: Nature 533, 251–254.

Denker, Hans-Werner (2017): Embryonen, Embryoide, Gastruloide … Ethische Aspekte zur Selbstorganisation und zum Engineering von Stammzellkolonien und Embryonen, im vorliegenden Band.

Dennett, Daniel C. (1976): Conditions of Personhood, in: A. Rorty Oksenberg (Hg.): The Identities of Persons, Berkeley/Los Angeles / London: University of California Press, 175–196.

Devolder, Katrien/Harris, John (2007): The Ambiguity of the Embryo: Ethical Inconsistency in the Human Embryonic Stem Cell Debate, in: Metaphilosophy 38, 154–169.

Dusheck, Jennie (2002): The Interpretation of Genes, in: Natural History 111, 52–59.

dispensieren. Vgl. Meincke (2015), 300f., für einige skizzenhafte Überlegungen zu einer im weiten Sinne konventionalistischen metaethischen Strategie, die nicht mit dem in der Debatte um den Embryonenschutz verbreiteten instrumentalistischen Relativismus zusammenfällt.

Dupré, John (2003): On Human Nature, in: Human Affairs 2, 109–122.

Dupré, John (2010): The Polygenomic Organism, in: The Sociological Review 58, Suppl. 1, 19–31.

Dupré, John (2012): Processes of Life. Essays in the Philosophy of Biology, Oxford: Oxford University Press.

Dupré, John (2013): Living Causes, in: Proceedings of the Aristotelian Society Supplementary Volume 87, 19–37.

Dupré, John (im Erscheinen): Human Nature: A Process Perspective, in: Lewens, Tim (Hg.): Why We Disagree about Human Nature, Oxford: Oxford University Press.

FitzPatrick, William J. (2004): Totipotency and the Moral Status of Embryos: New Problems for an Old Argument, in: Journal of Social Philosophy 35, 108–122.

Gómez-Lobo, Alfonso (2004): Does Respect for Embryos Entail Respect for Gametes?, in: Theoretical Medicine and Bioethics 25, 199–208.

Gómez-Lobo, Alfonso (2005): On Potentiality and Respect for Embryos: A Reply to Mary Mahowald, in: Theoretical Medicine and Bioethics 26, 105–110.

Honnefelder, Ludger (1998): Natur und Status des menschlichen Embryos: Philosophische Aspekte, in: Dreyer, M./Fleischhauer, K. (Hg.): Natur und Person im ethischen Disput, Freiburg/München: Alber, 259–285.

Jaeger, Johannes et al. (2004): Dynamic control of positional information in the early Drosophila embryo, in: Nature 430, 368–371.

Jaeger, Johannes/Reinitz, John (2006): On the dynamic nature of positional information, in: BioEssays 28, 1102–1111.

Jaeger, Johannes/Irons, David/Monk, Nick (2008): Regulative feedback in pattern formation: towards a general relativistic theory of positional information, in: Development 135, 3175–3183.

Jansen, Ludger (2004): Dispositionen und ihre Realität. In: Halbig, C./Suhm, C. (Hg.): Was ist wirklich? Neuere Beiträge zu Realismusdebatten in der Philosophie. Berlin/Boston: de Gruyter, 117–137.

Keil, Gert (2000): Handeln und Verursachen, Frankfurt am Main: Klostermann.

Kerszberg, Michel/Wolpert, Lewis (2007): Specifying Positional Information in the Embryo: Looking Beyond Morphogens, in: Cell 130, 205–209.

Labuda, Pavol/Baňas, Jan (2009): Conceptual Analysis of the Potentiality Argument in Favor of Human Embryo's Right to Life, in: International Journal of Philosophy, 49–64.

Locke, John (1987): An Essay Concerning Human Understanding. Ed. with an introduction, critical apparatus and glossary by Peter H. Nidditch, (The Clarendon edition of the works 7), reprint. with corr., Oxford: Clarendon Press.

Meincke, Anne Sophie (2015): Potentialität und Disposition in der Diskussion über den Status des menschlichen Embryos: Zur Ontologie des Potentialitätsarguments, in: Philosophisches Jahrbuch 122, 271–303.

Meincke, Anne Sophie (Hg.) (im Erscheinen a): Dispositionalism. Perspectives from Metaphysics and the Philosophy of Science, (Synthese Library book series), Springer: Dordrecht et al.

Meincke, Anne Sophie (im Erscheinen b): Persons as Biological Processes. A Bio-Processual Solution of the Personal Identity Dilemma, in: Nicholson, Daniel/Dupré, John (Hg.): Everything Flows. Towards a Process Philosophy of Biology, Oxford: Oxford University Press.

Mumford, Stephen (2003): Dispositions, Oxford: Clarendon Press.

Mumford, Stephen/Anjum, Rani Lill (2011): Getting Causes from Powers, Oxford: Oxford University Press.

O'Neill, Chris (2015): The epigenetics of embryo development, in: Animal Frontiers 5, 42–49.

Rager, Günter (2006): Die Person. Wege zu ihrem Verständnis, (Studien zur theologischen Ethik 115), Freiburg, Schweiz: Academic Press Fribourg und Freiburg/Wien: Herder.

Reichlin, Massimo (2007): The Argument from Potential: A Reappraisal, in: Bioethics 11, 1–23.

Rothhaar, Markus (2017): Der systematische Ort von Spezies- und Potentialitätsargument, im vorliegenden Band.

Sagan, Agata/Singer, Peter (2007): The Moral Status of Stem Cells, in: Metaphilosophy 38, 264–284.

Schöne-Seifert, Bettina (2003): Contra Potentialitätsargument: Probleme einer traditionellen Begründung für embryonalen Lebensschutz, in: Damschen, Gregor/Schönecker, Dieter (Hg.): Der moralische Status menschlicher Embryonen. Pro und contra Spezies-, Kontinuums-, Identitäts- und Potentialitätsargument. Berlin/New York: de Gruyter, 169–185.

Seidel, Johannes (2010): Schon Mensch oder noch nicht? Zum ontologischen Status humanbiologischer Keime (Ethik im Diskurs 4), Stuttgart: Kohlhammer.

Shahbazi, Marta N. et al. (2016): Self-organization of the human embryo in the absence of maternal tissues, in: Nature Cell Biology 18, 700–708.

Singer, Peter/Dawson, Karen (1988): IVF Technology and the Argument from Potential. In: Philosophy & Public Affairs 17, 87–104.

Stier, Marco (2017a): Von Missverständnissen und Absurditätsvorwürfen, oder: Wie sich das Potenzialitätsargument in Luft auflöst, im vorliegenden Band.

Stier, Marco (2017b): Kann eine Stammzellkolonie eine Person sein? Kommentar zum Beitrag von Hans-Werner Denker, im vorliegenden Band.

Stone, Jim (1987): Why Potentiality Matters, in: Canadian Journal of Philosophy 17, 815–830.

Spann (geb. Meincke), Anne Sophie/Wehinger, Daniel (Hg.) (2014): Vermögen und Handlung. Der dispositionale Realismus und unser Selbstverständnis als Handelnde, Münster: Mentis.

Verd, Berta/Crombach, Anton/Jaeger, Johannes (2017): Dynamic Maternal Gradients Control Timing and Shift-Rates for Drosophila Gap Gene Expression, in: PLOS Computational Biology 3(2): e1005285. DOI:10.1371/journal.pcbi.1005285.

Wieland, Wolfgang (2003): Pro Potentialitätsargument: Moralfähigkeit als Grundlage von Würde und Lebensschutz, in: Damschen, Gregor / Schönecker, Dieter (Hg.): Der moralische Status menschlicher Embryonen. Pro und contra Spezies-, Kontinuums-, Identitäts- und Potentialitätsargument, Berlin / New York: de Gruyter, 149–168.
Wolpert, Lewis (1969): Positional information and the spatial pattern of cellular differentiation, in: Journal of Theoretical Biology 25, 1–47.
Wolpert, Lewis (2011): Positional information and patterning revisited, in: Journal of Theoretical Biology 269, 359–365.
Wolpert, Lewis (2016): Positional Information, in: eLS (Encyclopedia of the Life Sciences), John Wiley & Sons, Ltd: Chichester. DOI: 10.1002/9780470015902.a0020914.pub2.
Wolpert, Lewis / Tickle, Cheryll / Martinez-Arias, Alfonso (2015): Principles of Development, 5. Aufl., Oxford: Oxford University Press.

Günther Pöltner

PROZESSE SIND WEDER MIT PROZESSEN SCHWANGER NOCH GEBÄREN SIE PROZESSE

Ein Kommentar zum Beitrag von Anne Sophie Meincke

Es gibt Themenkreise, über die ein Gespräch zu führen beinahe hoffnungslos ist, weil sie zu Gegenständen steriler Diskussionen geworden sind. Zu diesen Themenkreisen gehört auch die Frage, ob menschliche Embryonen eine Disposition zu Personalität haben. Steril sind die diesbezüglichen Diskussionen, weil die eigentlichen Fragen erst gar nicht berührt werden. Zu einem Gespräch gehört u. a. das Bemühen um die richtige Wiedergabe von Gedankengängen. Habe ich auch *wirklich* verstanden, wovon der Andere spricht, oder habe ich das Problem durch die Art meiner Fragestellung von vornherein verkürzt? Ohne diese selbstkritische Rückfrage besteht die Gefahr, das eigene Un- bzw. Missverständnis der Sache, um die es geht, dem Gesprächspartner zu unterstellen. Das gilt auch für philosophiegeschichtliche Gedankengänge. Mit einem Popanz hat man bekanntlich leichtes Spiel. Die Kritik sagt dann allerdings mehr über den Kritiker aus als über das Kritisierte.

Anne Sophies Meinkes Thema ist die kritische Analyse des dispositionalen Potentialitätsarguments, gemäß dem menschliche Embryonen eine Disposition zur Personalität bzw. eine Disposition zur Ausbildung solch einer Disposition besitzen. Meincke erblickt im dispositionalen Argument den Nachfolger des »von der Mehrzahl der Diskussionsteilnehmer als unhaltbar« verworfenen klassischen Potentialitätsarguments (148), das nach Meincke behauptet, der menschliche Embryo besitze ein inhärentes »Vermögen zur Entwicklung von Personalität« (148). Für Meincke ist die Frage, ob menschliche Embryonen eine Disposition zur Personalität haben, »negativ zu beantworten« (164). Ob nicht bereits mit der Art der Fragestellung die Sache verfehlt wird, wird allerdings nicht gefragt. Da sich Meinckes Alternativvorschlag als eine Variante des von ihr zurückgewiesenen dispositionalen Potentialitätsarguments erweist, seien einige Bemerkungen zum Dispositionsbegriff und zum Begriff des Embryos gemacht. Gewichtige Vorfragen müssen ausgespart bleiben, wie z. B. die von vornherein verfälschende Wiedergabe unseres lebenspraktischen Selbstverständnisses oder die Frage nach dem Verhältnis von Ontologie und empirischer Fachwissenschaft oder nach dem von Ontologie und Ethik. Auch wird das Problem einer Ontologie, die nur Eigenschaften kennt, in den Bemerkungen bloß anklingen können.

1. Zum Dispositionsbegriff

»Unter einer Disposition versteht man eine kausal wirksame Eigenschaft, die sich unter bestimmten Bedingungen manifestiert« (148). »Dispositionen sind kausal wirksame Eigenschaften von Dingen, die diese besitzen, auch wenn sie gerade nicht manifest sind« (150). An dieser Definition »ist nichts verkehrt« (165). Als Beispiel werden (a) die Brennbarkeit eines Streichholzes, (b) das »Vermögen, Klavier zu spielen«, sowie (c) »Rationalität, Selbstbewusstsein und Moralfähigkeit« (151) angeführt. (ad a) Was soll unter einer kausal, d. i. ursächlich wirksamen Eigenschaft verstanden werden, die sich unter gegebenen Bedingungen manifestiert? Sind Eigenschaften Ursachen? Die Brennbarkeit ist doch nicht die Ursache dafür, dass ein Streichholz tatsächlich brennt, sondern dass es (im Normalfall) von jemandem entzündet worden ist. Die »Reibung des Zündkopfes an einer rauhen Oberfläche« wird jedoch unter die »Bedingungen« (150) gezählt. Abgesehen davon, dass nicht zwischen Ursache und Bedingung unterschieden wird, ist genau genommen auch nicht die Reibung, sondern jemand, der gerieben hat, die Ursache dafür, dass das Streichholz brennt. (ad b) Und es ist auch nicht »Marias Vermögen, Klavier zu spielen« (150) die Ursache, dass (unter entsprechenden Bedingungen) tatsächlich Klaviermusik erklingt. Wer es anders meint und ein Vermögen zu einer unter Bedingungen stehenden kausal wirksamen Eigenschaft verdreht, macht die Klavier spielende Maria zur Wirkung ihres Vermögens. Es spielt dann nicht mehr Maria, sondern ihr Vermögen besorgt das für sie. (ad c) Und schließlich sind auch »Rationalität, Selbstbewusstsein und Moralfähigkeit« keine Dispositionen, d. i. kausal wirksame, sich unter entsprechenden Bedingungen sich manifestierende Eigenschaften.

Die diesbezügliche Meinung basiert offenkundig auf einem Unverständnis der klassischen Wesensdefinition des Menschen als eines vernunftbegabten Lebewesens (*animal rationale*). Man verwechselt eine Definition mit einem Aussagesatz und schließt unkritisch von sprachlich-logischen Strukturen auf ontologische Verhältnisse. *Genus proximum* und *differentia specifica* verhalten sich nicht wie Eigenschaftsträger und Eigenschaften zueinander. Wenn der Mensch als vernunftbegabtes Lebewesen definiert wird, wird gesagt, was es für den Menschen heißt *zu sein*. Es wird nicht einem Lebewesen (welchem denn?) eine Eigenschaft namens ›Vernunft‹ zugesprochen, sondern gesagt, in welcher Weise der Mensch lebt, auf welche Weise er ein selbständiges Wesen ist – dass er nämlich *als Vernunft- und Freiheitswesen* ein Lebewesen ist. Die *differentia specifica* bezeichnet nicht eine dispositionale Eigenschaft des Menschen, deren Besitz ihn zu einer Person macht (wie Meincke und die Vertreter des bewusstseinstheoretischen Personbegriffs annehmen), sondern das Konstituens seiner *Seinsweise*. Personalität ist ebensowenig eine dispositionale Eigenschaft wie es Rationalität, Selbstbewusstsein und Moralfähigkeit sind. Zu einer Eigenschaft werden sie nur für den, der glaubt, dass alle Prädikate Eigenschaften bezeichnen, und der leben (verbal zu verstehen!) mit einem Ding, das lebt, verwechselt. Weil ich Mensch bin, habe ich bzw. kann ich bestimmte Eigenschaften und Fähigkeiten haben. Mensch zu sein ist aber keine Eigenschaft, die ich habe: Ich bin nicht die Eigenschaft von etwas anderem. Mensch zu sein ist keine Eigenschaft, sondern der Ermöglichungsgrund, welche zu haben. Eine Ontologie, die nur Eigenschaften kennt, kann nicht mehr angeben, wem die Eigenschaft ›Mensch‹ zukommt. Ein Mensch darf es ja nicht sein, weil der ja ebenfalls die Eigenschaft von etwas anderem ist und so fort ins Endlose.

Indem das Vermögen, Klavier zu spielen, zusammen mit Rationalität, Selbstbewusstsein und Moralfähigkeit in einen Topf geworfen werden, wird darüber hinaus auch der Unterschied von *erwerbbarer Fähigkeit* und *prinzipiellem Können* missachtet. Nicht alles, was der Mensch kann, ist eine durch Lernen und Übung erworbene Fähigkeit. Durch eifriges Üben kann ich das Klavierspielen erlernen. Ich kann es dann und bin Pianist, auch wenn ich gerade (aus welchen Gründen auch immer) nicht spiele. Gewiss ist der Erwerb solch einer Fähigkeit an entsprechende Voraussetzungen gebunden. Das ändert aber nichts daran, dass es sich um eine *erwerbbare* Fähigkeit handelt, deren Erwerb mir freisteht. – Ganz anders verhält es sich bei einem Können, das für den Menschen *als Menschen* charakteristisch ist wie z. B. sittlich handeln können. Dieses Können ist keine Fähigkeit, deren Erwerb oder Nicht-Erwerb mir freigestellt ist. Ich kann mir nicht vornehmen, das Frei-sein-*können* und damit das Erkennen- bzw. Handeln-*können* zu erwerben. Versteht man unter einer Fähigkeit ein (unter entsprechenden Voraussetzungen) erwerbbares, den Gegenstand einer Wahl bildendes Können, dann ist das Handeln-*können* keine Fähigkeit (Moralfähigkeit), sondern ein *prinzipielles,* mit dem Menschsein gegebenes *Können.* Es ist eine *Möglichkeit* des mir vorgegebenen Menschenlebens (gen. subj.). Gewiss eröffnet sich dieses Können erst in einem bestimmten Lebensalter und ist an die Funktionstüchtigkeit der leiblichen Natur und an Erziehung gebunden. Allein: Ein bestimmtes Lebensalter erreicht haben, heißt *nicht*, im Besitz einer Disposition zur Ausbildung einer Disposition sein. Der ontologische Unterschied zwischen erwerbbarer Fähigkeit und prinzipiellem Können wird nivelliert, wenn letzteres auf eine höhere Fähigkeit reduziert und von einer Fähigkeit zur Fähigkeit (Dispositionsdisposition, Metadisposition) gesprochen wird. Ein mit meinem Leben sich eröffnendes Können ist kein Vermögen, das ich besitze, weil Leben keine von mir ausübbare Tätigkeit ist.

2. Zum Begriff des Embryos

Der Entwicklungsprozess, den der Embryo noch durchlaufen muss, wirft nach Meincke die Frage auf, »ob menschlichen Embryonen und menschlichen Erwachsenen die Disposition zur Personalität tatsächlich in gleicher Weise zukommt« (152). Die »Nichtaktualisierung personaler Eigenschaften durch menschliche Erwachsene aufgrund von Schlaf oder Koma [ist] signifikant verschieden von der Nichtaktualisierung personaler Eigenschaften durch menschliche Embryonen« (152). Diese Verschiedenheit wurzelt in der »ontologischen Verschiedenheit« (152) der Dispositionsträger. Da der Embryo die Disposition zur Personalität aus Entwicklungsgründen »überhaupt gar nicht aktualisieren« kann, hat er sie auch nicht: »er muss vielmehr ›warten‹, bis er eine erwachsene menschliche Person ist, die das kann« (152). Denn es gilt: »Eine Disposition, die aus im Träger selbst liegenden Gründen nicht verwirklicht werden kann, ist keine Disposition dieses Trägers« (153). Sie »existiert« nicht (153). Und da ein Unterschied zwischen *a* und *b* nur dann besteht, »wenn *a* und *b* existieren« (158), er also dahinfällt, wenn eines der Unterschiedenen (= die Disposition des menschlichen Embryos zur Personalität) nicht existiert, geht auch der Rückgriff auf »metadispositionales Vermögen zur Ausbildung solcher personaler Dispositionen« (163 f) ins Leere, womit sich auch die Frage nach der moralischen Relevanz dieses Unterschieds erübrigt (163).

Meinckes Argumentation basiert auf einer (durch Sprachverführung induzierten?) *Hypostasierung* von Lebensphasen zu lebenden Subjekten. Solch eine Hypostasierung ist so lange akzeptabel, als sie durchschaut wird. Geschieht das nicht, gerät das *ontologische* Problem von vornherein aus dem Blick. Bezeichnenderweise werden die Fragen: Was heißt *werden* bzw. *leben?* und: Wer oder was ist das *Subjekt* des Lebens? Wer oder was lebt? schlicht und einfach übergangen. Infolge dessen wird auch der methodische Reduktionismus des wissenschaftlichen Beobachterstandpunkts nicht problematisiert.

Entgegen der substantivischen Form ›der Embryo‹ bezeichnet dieses Wort *nicht* ein *Subjekt* des Lebens, sondern die *Lebensphase* eines Subjekts. (Dasselbe gilt von Ausdrücken wie Kind, Mädchen, Jüngling, Greis.) Wäre es in der Tat so, dass der *Embryo* warten muss, »bis er [= der Embryo!] eine erwachsene menschliche Person ist« (152), dann würden *Embryonen* unterschiedlichen Alters über das Embryonenproblem Beiträge verfassen. Mit Recht reden wir nicht so. Das aber nicht deshalb, weil wir immer noch Opfer obsolet gewordener metaphysischer Annahmen sind, sondern weil diese Rede mit unserer lebenspraktischen Erfahrung und unserem jeweiligen Selbstverständnis unvereinbar ist. Kein vernünftiger Mensch versteht sich als so und so alt gewordener Embryo.

Nur für den naturwissenwissenschaftlichen Beobachter, der *vergessen* haben muss, dass auch *er selbst* einmal Embryo gewesen ist, erscheint der auf einen manipulierbaren wissenschaftlichen Gegenstand reduzierte Embryo als ein Eigenschaftsträger und der Erwachsene als ein davon verschiedener anderer Eigenschaftsträger. Und weil der eine kann, was der andere nicht kann, meint man, eine »ontologische Differenz zwischen menschlichen Erwachsenen und menschlichen Embryonen« feststellen und beide zu verschiedenen Subjekten machen zu können (»ontologische Differenz zwischen den Subjekten«) (155). Aus ein und demselben, sich in unterschiedlichen Lebensphasen befindenden Subjekt werden verschiedene Subjekte: so viel Lebensphasen, so viel Subjekte.

Auf dem Beobachterstandpunkt, der von einer methodischen Selbstausschaltung des Beobachtenden lebt, lassen sich jedoch über den menschlichen Embryo keine *ontologisch* relevanten Aussagen machen. *Ontologisch relevante* Aussagen lassen sich erst dann machen, wenn man damit ernst macht, *selbst* einmal Embryo *gewesen zu sein.* Jeder/jede von uns ist einmal ein Embryo gewesen – *das aber heißt*: Jeder/jede von uns hat sich einmal in seiner/ihrer *embryonalen Lebensphase* befunden. Wer das von sich bestreitet, kann nicht mehr von sich sagen, seine Eltern hätten *ihn selbst* gezeugt, *er selbst* sei dann und dann geboren worden. So jemand negiert seine eigene Lebensgeschichte. (Weil sich damit jede weitere Diskussion ohnehin erübrigt, ist das nicht weiter schlimm.) Es lebt weder ein anonymes menschliches Leben, noch leben Lebensphasen, sondern jeweils *jemand,* ein namentlich zu nennendes Subjekt, *du selbst, ich selbst.* Meine Eltern haben *mich selbst,* nicht aber ein Vorgänger-Subjekt namens ›Embryo‹ gezeugt, das sich zu mir hin entwickelt hat. *Ich selbst* bin schon dagewesen, als ich noch im Mutterleib gewesen bin und weder habe handeln noch Fragen stellen können. Anderenfalls hätte meine Mutter nicht *mich selbst* geboren. Erst wenn auf das *Subjekt* des Lebens und damit des Werdens reflektiert wird, ist die *ontologische* Fragestellung erreicht.

Die übliche Rede – dass aus einem Kind ein Erwachsener geworden ist oder dass »menschliche Embryonen sich zu Personen entwickeln« (166) – verschweigt das Subjekt des Lebens. Es wird nicht ein Subjekt (namens ›Erwachsener‹) aus einem anderen Subjekt (namens ›Kind‹), oder ein Subjekt zu einem anderen Subjekt, sondern *jemand* ist *älter geworden: jemand,* der Kind (Mädchen, Bub) *gewesen ist*, ist jetzt ein Erwachsener und wird – wenn nichts dazwischen kommt (!) – ein Greis/eine Greisin sein. Ich habe mich nicht aus einem Embryo entwickelt, sondern ich bin einer gewesen. Eine Dispositionsontologie – gleichgültig, welche Konsequenzen man aus ihr zieht – scheitert an der Frage, was es für uns Menschen heißt zu leben.

Wer lebt, befindet sich jeweils in einer Lebensphase. Lebensphasen sind aber weder Dispositionen noch Dispositionen zu Dispositionen, sondern überhaupt keine Dispositionen. Denn Dispositionen sind per definitionem Eigenschaften, *leben* ist aber keine Eigenschaft, die etwas besitzt. Daher ist es müßig, darüber zu diskutieren, ob dem Embryo Dispositionen zuzuschreiben sind oder nicht. Dass ich *lebe* heißt, dass *ich selbst* Mensch bin – nicht aber, dass etwas anderes mich als Eigenschaft besitzt. Leben besteht auch nicht im Besitz eines inhärenten Vermögens, weil solch ein Besitz Leben bereits voraussetzt.

Menschliches Leben ereignet sich als Eröffnung bzw. Verschließung von Lebensmöglichkeiten (gen. subj.). Eine noch verschlossene *Lebens*möglichkeit ist *nicht* einfach eine *nicht existente* Disposition (153, 158), sondern eine *sich erschließende, auf mich zukommende* Möglichkeit. Nicht ich erschließe sie, sondern sie erschließt sich mir, indem ich selbst für sie erschlossen werde. Leben besagt Sein im Werden, d. h. *älter werden*. Nicht mein Leben, sondern *ich selbst* werde älter – ob ich will oder nicht, dergleichen geschieht mit mir. Lebensphasen sind keine nacheinander ablaufenden Ereignisse, vielmehr ist in jeder Lebensphase das ganze sich zeitlich erstreckende Leben präsent. Mein gegenwärtiges Leben umfasst *in sich* mein gewesenes und mein auf mich zukommendes Leben. Und mit der ersten Lebensphase hat das ganze Leben eines Menschen angefangen.

Meinckes Alternativvorschlag lautet, man könne der Dispositionsfrage entkommen, wenn man in der Personalität nicht die Manifestation einer Disposition oder Metadisposition erblickt, sondern sie als soziales Konstitutionsergebnis begreift. »Der Mensch beginnt demnach als ein biologisches Subjekt, das zum personalen Subjekt wird in der Interaktion mit anderen Personen« (166). Zwar gebe es »biologische Grundlagen für die Entwicklung von Personalität« (166), aber zur wirklichen Personalität kommt es erst durch die faktische Interaktion mit anderen Personen. – Dazu wäre zu bemerken, dass ein ›biologisches‹ Subjekt ein zum Gegenstand der Biologie gemachtes Subjekt ist. Zu einem ›biologischen‹ Subjekt kann auch eine erwachsene Person gemacht werden. Eltern zeugen nicht ein biologisches Subjekt, sondern ihr Kind. Soll unter einem biologischen Subjekt jedoch der menschliche Embryo verstanden werden (der Mensch soll ja als biologisches Subjekt beginnen), der durch eine ontologische Differenz von der erwachsenen Person getrennt ist, dann stehen wir wieder bei der Vervielfältigung ein und desselben älterwerdenden Subjekts in eine Vielfalt von Individuen. Der Alternativvorschlag hat vor den kritisierten Dispositionsargumenten nichts voraus.

Wenn aus einem biologischen Subjekt aufgrund von Interaktion ein personales Subjekt werden soll, dann setzt die Interaktion stillschweigend voraus, dass das biologische Subjekt das auch *werden kann*. Denn könnte es das nicht, nützte auch eine noch so intensive Interaktion nichts. Es muss *dem* biologischen *Subjekt* möglich sein, zu einem personalen zu werden. Diese *vorausgesetzte Möglichkeit* kann aber *keine bloße Eignung* eines Materials sein. Die Interaktion ist ja keine Herstellung, sie stellt offensichtlich nicht ein personales aus einem biologischen Subjekt her. Meincke spricht von einer »Entwicklung von Personalität« (166). *Sich* zu etwas zu *entwickeln* ist etwas anderes als zu etwas *geeignet sein*. Die vorausgesetzte Potentialität ist auch keine Fähigkeit (Vermögen), weil *leben* kein von einem lebenden Menschen erwerbbares Vermögen ist. Sie muss vielmehr die *Seinsweise* des Subjekts ausmachen, dessen *Lebenspotentialität* sein – ist also keine wie auch immer geartete Disposition. Da aber Potentialität so viel wie Disposition besagt (»beides kommt [...] auf dasselbe hinaus«, 164), entpuppt sich Meinckes Alternativvorschlag als Variante des von ihr abgelehnten Dispositionsarguments – mit allen damit verbundenen Problemen.

Die knappen Ausführungen zu einer »Metaphysik [!] der Schwangerschaft« (166) sind für mich, wie ich gestehe, einfach unverständlich. Was soll eine »Personalität« sein, die »in den Interaktionen zwischen Personen lebt« (167)? Mutter und Kind seien als »Prozesse zu sehen, die auf einer biologischen und sozial-emotionalen Ebene miteinander interagieren« (167). Liegt das ›Metaphysische‹ in der Aufforderung, wir sollten uns in Hinkunft nicht mehr als Menschen, sondern als Prozesse verstehen? Die Hypostasierung von Prozessen zu interagierenden Instanzen ist für mich einfach unsinnig. Prozesse sind weder mit Prozessen schwanger noch gebären sie Prozesse.

Marco Stier

VON MISSVERSTÄNDNISSEN UND ABSURDITÄTSVORWÜRFEN

oder: Wie sich das Potentialitätsargument in Luft auf löst

Abstract

Das Potentialitätsargument ist das prominenteste unter den sogenannten SKIP-Argumenten. Das verdankt sich nicht nur dem Umstand, dass es in den vergangenen fast fünfzig Jahren so viele Verteidiger und Kritiker gefunden hat. Der Grund liegt vielmehr darin, dass beide Parteien nicht selten aneinander vorbeidiskutieren, weil sie Unterschiedliches darunter verstehen. Ich möchte im Folgenden zeigen, dass das Argument entweder absurd ist, versteht man es in der Lesart seiner Kritiker, oder aber gar nicht existiert, wenn man die Lesart seiner Verteidiger ausbuchstabiert.

> The argument, as understood by proponents,
> and the argument, as understood by critics,
> have been like ships that pass in the night.
> *(John A. Burgess)*

»Potential« ist ein schillernder Begriff. Nicht genug, dass der interdisziplinäre Diskurs darunter leidet, dass Biologen dabei an Zellmechanismen denken und Philosophen an Aristoteles. Auch innerhalb der Philosophie kommt es immer wieder zu terminologischen Verwirrungen. Auch hier gibt es keinen Konsens über die genaue Bedeutung des Begriffs, seine metaphysischen Voraussetzungen oder seine ethischen Implikationen. Das Problem wird noch größer, sobald es nicht mehr allein um die Bedeutung und die Verwendung des Begriffs geht, sondern um das auf diesem beruhende Potentialitätsargument (PA), das in zweierlei Hinsicht weitreichend ist: Es reicht weit »zurück« in die Metaphysik und es reicht hinsichtlich der ethischen Implikationen seiner unterschiedlichen Lesarten weit »voraus«. Vor diesem Hintergrund geschieht es nicht selten, dass Antipotentialisten[1] Behauptungen der Potentialisten zu

[1] Aus Gründen sprachlicher Sparsamkeit werde ich die Verteidiger des Potentialitätsarguments im Folgenden *Potentialisten* nennen und die Kritiker *Antipotentialisten*. Letztere weisen zwar nicht

widerlegen versuchen, die diese gar nicht aufstellen. Viele Antipotentialisten sprechen nämlich von »potentiellen Personen«, während Potentialisten bei PA an »Personen mit Potential« denken, die gegen zentrale Argumente der Antipotentialisten immun sind. Gleichwohl hilft ihnen das nicht viel weiter, denn bei dem Versuch, PA für den Embryonenschutz zu retten, löst es sich unversehens in Luft auf. Und genau das soll im Folgenden gezeigt werden.

1. Begriffliche Präliminarien und Problemrahmen

Bevor man zu PA Stellung bezieht, sollte man sich noch einmal vergewissern, was mit einem Ausdruck wie »A ist potentiell B« gemeint sein soll und was klarerweise *nicht*. Drei Beispiele mögen das verdeutlichen helfen.

(1) Ein Stück Holz ist ein potentielles Essstäbchen.
(2) Ein Radfahrer ist ein potentielles Unfallopfer.
(3) Ein Embryo ist eine potentielle Person.

(1) Aus einem Stückchen Holz kann man ein Essstäbchen herstellen. Mit »potentiell« ist in diesem Fall lediglich Possibilität angesprochen – es ist nicht unmöglich. Zwar wird ein im Stadtpark herumliegendes Holzstück vermutlich niemals ein Esswerkzeug sein, es wäre aber nicht ausgeschlossen. (2) Dass ein Radfahrer »ein potentielles Unfallopfer« ist, lässt sich leichter einsehen. In diesem Fall ist mit »potentiell« über die bloße Feststellung hinaus, dass es nicht unmöglich ist, vor allem die erhöhte Probabilität gemeint. Bei (3) steht weder die Possibilität noch die Probabilität im Vordergrund,[2] hier beginnen die metaphysischen Untiefen. Bevor wir uns aber anhand von PA mit diesem Thema befassen, sollten wir uns noch bewusst machen, dass es mit einer Klärung des Potentialitätsbegriffs allein nicht getan ist.

PA wird fast ausschließlich verwendet, wenn der moralische Status von Embryonen zur Diskussion steht, also immer dann, wenn es um ethische Fragen des Schwangerschaftsabbruchs oder der Embryonen- und Stammzellforschung geht. Wer in diesem Zusammenhang ein Urteil über Aussage (3) fällen will, muss aber nicht nur wissen, was mit besagtem Potential gemeint ist. Vieles in der Welt besitzt ein Potential, ohne dass wir es darum für sonderlich schützenswert halten, die Larve der Asiatischen Tigermücke zum Beispiel. Er muss also auch darüber Auskunft geben können, was eine

---

den Begriff des Potentials zurück, wohl aber sind sie skeptisch hinsichtlich seiner normativen Relevanz für den Embryonenschutz.

[2] Letztere sollte eigentlich gar keine Rolle spielen, wenn es um die »Natur« des Embryos geht, zumal ja die Chance einer erfolgreichen Nidation bekanntermaßen eher gering ist.

»Person« ist, die der Embryo ja potentiell sein soll. Wie unten noch deutlich werden wird, ist die Antwort auf diese Frage für PA ebenso essentiell wie der Begriff des Potentials selbst. So vermutet beispielsweise John Lizza, dass sich der Dissens bezüglich der Potentialität letztlich von einem Dissens über die dabei immer schon implizierte Theorie der Personalität herschreibt (Lizza 2010, 54). In Zeiten vielfältiger biotechnologischer Erkenntnisse und Möglichkeiten ist auch nicht mehr selbstverständlich, was der Ausdruck »Embryo« bedeutet.[3] Doch damit sind wir noch immer nicht am Ende, denn im Zuge der Analyse von PA sind zusätzlich verschiedene normative Annahmen involviert. Wer den moralischen Status von Embryonen mit Hilfe von PA bestimmen will, der kommt daher nicht umhin, a) den Begriff des *Potentials* zu klären, b) anzugeben, was eine *Person* ist, c) einzugrenzen, was man unter einem *Embryo* zu verstehen hat (und was nicht) sowie d) die involvierten *normativen Annahmen* offenzulegen. Vor allem sollte man nicht meinen, aus der Klärung der Punkte a) bis c) allein ließe sich eine Antwort auf die Grundfrage nach dem moralischen Status von Embryonen ableiten, denn um den moralischen Status bestimmen zu können, müssen noch normative Prämissen hinzugezogen werden. All dies soll im Folgenden gleichwohl nur den Problemhintergrund für die im Titel erwähnten Missverständnisse und Absurditätsvorwürfe bilden.

2. Potentielle Personen

Vor allem Antipotentialisten interpretieren PA im Sinne »potentieller Personen«, weshalb wir auch vom »antipotentialistischen Potentialitätsargument« (aPA) sprechen können. Mit dem Aufstieg der akademischen Bioethik zu Beginn der 1970er Jahre erschien auch PA in der Diskussion. So verwendet John Noonan den Begriff des Potentials, um die theologische Auffassung vom Menschen und seinen Rechten zu kennzeichnen (Noonan 1970). Der Terminus »Potentialitätsprinzip« (potentiality principle) wird dann von Michael Tooley (1972, 55) geprägt. Das eigentliche PA, das auf diesem Potentialitätsprinzip beruht, ist seither immer wieder in verschiedenen Varianten formuliert worden, die aber alle letztlich das auf gleiche zielen. Bei Bertha Manninen (2007) findet sich folgende Formulierung des Arguments:

---

[3] Geert Keil ist beispielsweise der Ansicht, dass zumindest der wissenschaftliche Begriff »Embryo« angesichts unterschiedlicher juristischer Definitionen und mannigfaltiger biologischer Möglichkeiten vielleicht besser als Bündelbegriff verstanden werden sollte, also als ein Begriff der »nicht über eine Menge notwendiger und gemeinsam hinreichender Bedingungen definiert« ist (Keil 2014, 277).

(i) Alle unschuldigen Personen haben ein moralisches Recht zu leben.
(ii) Weil alle unschuldigen Personen ein moralisches Recht zu leben haben, haben auch alle potentiellen unschuldigen Personen ein moralisches Recht zu leben.
(iii) Der menschliche Embryo ist eine potentielle unschuldige Person.

Schlussfolgerung: Der menschliche Embryo hat ein moralisches Recht zu leben.

Während Prämisse (i) kaum Probleme bereitet und vor einer Beurteilung von Prämisse (iii) gefragt werden muss, was mit dem Ausdruck »potentielle unschuldige Person« gemeint ist, ist vor allem Prämisse (ii) strittig. Sie wird traditionell mit zwei Zentraleinwänden angegriffen, von denen der eine auf ein logisches Problem und der zweite auf eine absurde Implikation hinweist. Beide Einwände gehen allerdings aus Sicht von Potentialisten ins Leere, wie wir gleich sehen werden.

Der logische Einwand: Für diese Strategie gegen PA ist es entscheidend, dass der Embryo als »potentielle« Person bezeichnet wird. Zwar lässt sich durchaus zugeben, dass der Embryo eine potentielle Person ist, was der Potentialist mit PA bezweckt, kann man daraus aber nicht schlussfolgern. Der Grund ist dieser: Eine Person hat eine Reihe von Eigenschaften, die sie unter anderem mit einem Lebensrecht ausstatten. Wenn ein Embryo eine *potentielle* Person ist, dann hat er auch besagte rechtausstattende Eigenschaften nur potentiell, d. h. er hat sie *nicht aktuell.* Joel Feinbergs hat den hier lauernden Fehlschluss den »logical point about potentiality« genannt (Feinberg 1992, 42): Wie lässt sich ein aktuelles Recht aus den nur potentiell erfüllten Voraussetzungen für eben dieses Recht ableiten? Wie ist es möglich, dass ich *heute* ein Recht besitze, für dessen Besitz ich die Voraussetzungen erst in ein paar Jahren erfüllen kann? Es ist – so die nahe liegende Antwort – nicht möglich. Wenn das Erfüllen einer Bedingung *B* eine notwendige Voraussetzung für den Besitz eines Rechtes *R* ist, und wenn ich *B* erst in der Zukunft erfüllen kann, dann besitze ich auch *R* erst in der Zukunft: Der *potentielle* Präsident der Vereinigten Staaten ist als solcher eben *noch nicht* Oberbefehlshaber der Streitkräfte (Benn 1973, 102). In der Literatur ist dies seither mit immer neuen Beispielen illustriert worden: Der Prinz hat noch nicht die Rechte eines Königs, auch wenn er der potentielle König ist; der Fahrschüler darf noch kein Fahrzeug führen, auch wenn er potentieller Inhaber einer Fahrerlaubnis ist.

Die absurde Erweiterung: Für dieses Argument wird im ersten Schritt die Gültigkeit von PA vorausgesetzt. Daraufhin wird seine Anwendung im zweiten Schritt so »erweitert«, dass die Konsequenzen offenkundig »absurd« werden. Daraus lässt sich dann im dritten Schritt die Inkonsistenz des Arguments einsehen. Das geht folgendermaßen: Es sei *Z* ein Wesen mit moralischen Rechten. Weil *Y* ein potentielles *Z* ist, hat es kraft seines Potentials schon jetzt die gleichen moralischen Rechte wie *Z*. Bis hierher haben wir es ganz einfach mit PA zu tun. Der Antipotentialist fragt nun aber, warum man an dieser Stelle stoppen soll: Es sei *X* ein potentielles *Y* und *Y* sei ein potentielles *Z*. Weil *Z* moralische Rechte hat, hat *Y* (als potentielles *Z*) die gleichen moralischen Rechte, die sich nun wiederum auch auf *X* erstrecken (denn es ist via *Y* ebenfalls ein potentielles *Z*). Potentialität ist transitiv. Auf Embryonen bezogen heißt das etwa: Wenn der Embryo als potentielle Person die Rechte einer Person besitzt, dann müssen Eizelle und Spermium – zum Beispiel wenn sie sich gemeinsam in einer Petrischale befinden – als potentieller Embryo (der ja eine potentielle Person ist) ebenfalls die Rechte einer Person haben (so etwa Sumner 1981; ähnlich Kuhse und Singer 1982 aber auch andere). Weil nun niemand ernsthaft einer Eizelle oder einem Spermium ein Lebensrecht zugestehen wird, das aber aus PA folgt, muss PA ungültig sein. Entweder der Embryo hat einen hohen moralischen Status, dann haben Eizelle und Spermium ihn auch; oder aber Eizelle und Spermium haben ihn nicht, dann hat ihn auch nicht der Embryo.[4]

Wie oben angedeutet, lässt sich der Potentialist von beiden Einwänden nur wenig beeindrucken, denn er kann sofort drei Gegeneinwände vorbringen.

(I) Der logische Einwand trägt gegen PA nichts aus, weil es bei PA um ein aktives Potential geht, der Einwand sich aber gegen ein bloß passives richtet.
(II) Der logische Einwand verwendet den Begriff »Person« falsch.
(III) Potentialität setzt diachrone Identität voraus, die bei der absurden Erweiterung nicht gegeben ist.

Bevor wir uns mit den Einwänden (I) und (II) im Zusammenhang mit der zweiten Lesart von PA beschäftigen, soll das Problem der Identität erläutert werden. Es ist gegen die absurde Erweiterung durchaus gewichtig, kann aus gleich mehreren Gründen aber zumindest in der frühembryonalen Phase[5] gegen PA selbst geltend gemacht werden.

[4] Die absurde Erweiterung lässt sich zu einer »absurdesten Erweiterung« steigern, wenn man zeigt, dass aufgrund ihrer Reprogrammierbarkeit und im Rahmen der tetraploiden Komplementierung jede Körperzelle ein Lebensrecht haben müsste. Davon hängt mein Argumentationsziel in diesem Fall aber nicht ab und wir brauchen nicht weiter darauf einzugehen. Siehe stattdessen etwa Stier und Schöne-Seifert (2013), Stier (2014), Schickl et al. (2014).

[5] Der Kürze halber verwende ich »Frühembryo« im Folgenden für die Entwicklungsphase von der Befruchtung der Eizelle bis zum Abschluss der Möglichkeit einer Mehrlingsbildung, also etwa die ersten vierzehn Tage. Es handelt sich dabei ausdrücklich nur um eine sprachliche Vereinfachung ohne normative Untertöne.

3. Probleme mit der Identität

Damit von einem *Y* zu Recht ausgesagt werden kann, es sei ein potentielles *Z*, müssen beide diachron miteinander identisch sein. Mit anderen Worten, das »Ding« *Y* muss in irgendeinem interessanten Sinn noch immer dasselbe »Ding« sein, wenn es dann *Z* geworden ist. Warum das so ist, hat Jim Stone an einem einfachen Beispiel verdeutlicht: Ein Haus ist ein potentieller Haufen Asche aber es ist mit diesem Haufen Asche nicht identisch, denn es hört vorher zu existieren auf. Wenn ein *Y* aber zu existieren aufhört, dann kann es schlechterdings nicht »potentiell« ein Z sein, das erst existiert, nachdem *Y* zu existieren aufgehört hat und damit aus der Welt verschwunden ist. Die Aussage »dieses Haus ist ein potentieller Aschehaufen« kann darum nur richtig sein, wenn man »potentiell« in einem schwachen Sinn verwendet. Ohne ein Identitätskriterium, so hat Feinberg festgestellt, wäre »everything [...] potentially everything else« (Feinberg 1992, 48), und dadurch würde das Konzept der Potentialität ganz und gar nutzlos. Vor diesem Hintergrund ist das Argument der absurden Erweiterung zumindest in der hier vorgestellten Version tatsächlich hinfällig. Damit Ei- und Samenzelle ein potentieller Embryo sein können, müssten sie mit diesem identisch sein, was aber nicht möglich ist, weil Ei und Samenzelle distinkte Entitäten sind. Wenn sowohl das Spermium mit dem späteren Embryo identisch ist als auch die Eizelle, dann müssten Ei und Spermium aufgrund der Transitivität der Identität auch miteinander identisch sein. Das sind sie klarerweise nicht. Welche unsinnigen Implikationen es hat, wenn man meint, nur eines von beiden sei mit dem Embryo identisch, hat ebenfalls Stone angemerkt: Wollte man beispielsweise annehmen, das Spermium, das an meiner Entstehung beteiligt war, ist mit dem späteren Embryo und also mit mir identisch, dann würde das notwendig bedeuten, dass ich in einem frühen Stadium meiner Existenz eine Eizelle penetriert hätte (Stone 1987). Darauf müssen wir nicht weiter eingehen.

Wenn der Potentialist dies vorbringt, dann hat er die absurde Erweiterung erst einmal erfolgreich abgewehrt. Leider kann er nun zumindest vom Frühembryo nicht mehr behaupten, dieser sei eine potentielle Person, denn er hat sich zwei Anschlussprobleme eingehandelt. Das erste betrifft die Möglichkeit der Mehrlingsbildung. Innerhalb der ersten vierzehn Tage nach der Befruchtung ist es möglich, dass sich aus der Zygote Zwillinge oder gar Mehrlinge bilden. Weil dies möglich ist und weil man zuvor nicht weiß, ob es geschehen wird, kann man nicht feststellen, ob der Frühembryo mit einer »späteren« Person identisch sein wird. Kommt es nämlich tatsächlich zur Mehrlingsbildung, dann liegt das gleiche Transitivitätsproblem der Identität vor wie im Fall von Eizelle, Spermium und Embryo (DeGrazia 2006; Sagan und Singer 2007 u. a.). Einige der möglichen Antworten des Potentialisten seien an dieser Stelle lediglich erwähnt: So könnte entgegnet werden, dass A) die Mehrlingsbildung eine seltene Ausnahme sei, die gegen das Potentialitätsargument nichts austrage oder dass B) die Zygote trotz der Möglichkeit der Mehrlingsbildung ein schützenswertes Individuum in eigenem Recht sei (Lee und George 2008). Es ließe sich auch C) annehmen, die Zygote sei ein »Amalgam« aus den Mehrlingen (Koch-Hershenov 2006). Nicht zuletzt lässt sich D) vermuten, durch die Mehrlingsbildung verstärke sich die Schutzwürdigkeit des Embryos sogar, denn es »entstünden« ja gleich mehrere Personen (President's Council on Bioethics 2002, 176). Abgesehen von A) wirft man bei den anderen Gegenargumenten allerdings entweder die Logik von Identitätsrelationen über Bord oder das Potentialitätsprinzip oder beides.

Das zweite Anschlussproblem bezieht sich auf den natürlichen Entwicklungsgang des Embryos: Bis zum Acht-Zell-Stadium sind die einzelnen Zellen des sich entwickelnden Embryos (die Blastomeren) totipotent. Aus jeder dieser totipotenten Zellen kann sich ein vollständiger Organismus entwickeln. Genaugenommen haben wir es zu diesem Zeitpunkt also mit acht potentiellen Personen zu tun. Auch wenn sich daraus in der Regel nur eine Person entwickeln wird, so handelt es sich doch um eine eins-zu-acht-zu-eins[6] Relation, die wiederum jede Form diachroner Identität ausschließt. Wenn der Potentialist hier einzuwenden versucht sein sollte, diese Rechnung sei allzu spitzfindig und Identität und Personen-Potentialität im Fall der Blastomeren unsinnig, dann wird der Antipotentialist ihn zu erklären bitten, aus welchen Gründen dies für die Zygote, die Morula oder die Blastozyste[7] sinnvoller sein soll.

Der Potentialist steht also wieder vor einem Dilemma: Das Argument der absurden Erweiterung kann er nur zurückweisen, wenn er die Identitätsbedingung stark macht; macht er die Identitätsbedingung aber stark, dann verliert er zumindest die Möglichkeit, das Lebensrecht des Frühembryos zu begründen. Der Gegeneinwand (III) lässt sich daher nur bedingt gegen die absurde Erweiterung vorbringen. Der Potentialist wird aber spätestens an dieser Stelle auf etwas anderes hinweisen. In seinen Augen hat der Antipotentialist PA nämlich gründlich missverstanden.[8]

---

[6] *Eine* Embryo-Person – *acht* Blastomeren-Personen – *eine* aufgewachsene Person.

[7] Numerische Identität zwischen der Blastozyste und dem Neugeborenen ist ebenfalls problematisch, denn letzterer entsteht nur aus einem kleinen Teil ersterer.

[8] Darum und aus Gründen, die im Folgenden noch zur Sprache kommen, braucht auch die oben in Fußnote 4 erwähnte tetraploide Komplementierung hier nicht gesondert diskutiert werden. Um zu prüfen, ob diese »absurdeste Erweiterung« über aPA hinaus auch das gleich zu betrachtende pPA trifft, ist in diesem Aufsatz nicht der Raum und es ist auch nicht das Argumentationsziel.

4. Personen mit Potential

Der logische Einwand und die absurde Erweiterung laufen ins Leere, wenn Antipotentialisten etwas zurückweisen, das Potentialisten gar nicht vertreten. Und in der Tat sprechen letztere vom Embryo nicht als einer »potentiellen Person«, sondern als einer »Person mit Potential« (Eberl und Brown 2011, 44). Das ist ein erheblicher Unterschied. Die Zygote ist nicht schützenswert aufgrund ihres Potentials, zur Person zu werden; sie *ist* vielmehr immer schon eine Person und hat aus diesem Grund auch ein Potential (bezeichnen wir diese potentialistische Lesart von PA als pPA). Mit anderen Worten: Es wird kein Person-Werden des Embryos aus seinem Potential abgeleitet, vielmehr ist das Potential mit dem Schon-Person-Sein des Embryos ursprünglich verbunden. In der ersten Lesart (aPA) ist das Potential das »Vehikel« für den Personenstatus, in der zweiten (pPA) ist der Personenstatus gewissermaßen das »Vehikel« für das Potential. Für diese These sind verschiedene Argumente vorgetragen worden, die drei zentrale Punkte aufgreifen.[9] Zunächst wird im Anschluss an Aristoteles genauer definiert, was mit dem »Potential« gemeint ist (4.1). Das entspricht dem oben erwähnten Gegeneinwand (I) des Potentialisten. Der zweite Schritt besteht in der Einführung und Differenzierung von Sortalen, um den Gegeneinwand (II) zu stützen (4.2). Schritt drei beschäftigt sich schließlich erneut mit dem aus Gegeneinwand (III) schon vertrauten, aber noch immer relevanten Identitätsproblem (4.3).

4.1 Potentiale

In einer der Illustrationen des logischen Einwands des Antipotentialisten ist vom Prinzen als »potentiellem König« die Rede. Genau so etwas hat der Potentialist nun aber nicht im Sinn, wenn er von einem Potential spricht. Ein Blick in Aristoteles' *Metaphysik* gibt Auskunft darüber, was eigentlich gemeint ist. Zum einen ist hier auf den »Verwirklichungs-Automatismus« (Jansen 2016, 189) hinzuweisen: Ein *aktives* Potential hat etwas, das, »wenn nichts von außen Kommendes es daran hindert, durch sich selbst ins Sein treten wird« (Aristoteles 2003, IX, 7, 1049a). Ein Embryo wird unter den dafür notwendigen Bedingungen aus eigenem Vermögen heraus zum erwachsenen Menschen. Der Prinz hingegen wird nicht auf diese Weise König, er wird *von außen* zu einem solchen gemacht, sein König-Werden folgt keinem bei geeigneten Bedingungen greifenden Verwirklichungs-Automatismus. Zum anderen ist diese Auffassung von Potentialität nur vor dem Hintergrund der teleologischen Metaphysik des Aristoteles richtig zu verstehen, der »meta-

[9] Diese vier Punkte sind eine zusammenfassende Idealisierung verschiedener, einander ähnlicher Strategien.

physischen Priorität der Verwirklichungen«, wie Ludger Jansen sie genannt hat (Jansen 2016, 237). Nach Aristoteles ist »das, was dem Entstehen nach später kommt, der Form und dem Seinswesen nach vorrangig [...], so der Mann vor dem Knaben und der Mensch vor dem Samen« (Aristoteles 2003, IX, 7, 1050a). Dabei kann es sich nicht nur um eine epistemische Vorrangigkeit dergestalt handeln, dass man wissen muss, was ein Ding werden wird, um es schon in seinen Anfängen richtig erkennen zu können. Es geht vielmehr um ein Telos, auf das hin sich etwas von vornherein als sein Seins-Ziel entwickelt und aufgrund dessen es schon ist, was es wird.

Weil diese teleologische Auffassung von Biologie heutzutage aber eher als eine »highly misleading metaphor« (Burgess 2010, 141) anzusehen ist, betonen gegenwärtige Autoren stattdessen in der Regel den »natürlichen Verlauf der Dinge« (Jacquette 2001, 84) als ausschlaggebendes Moment des »aktiven« oder »starken« Potentials. Dabei wird die Zygote als Beginn einer raum-zeitlich-kausalen Kette betrachtet (Wertheimer 1971, 79; ähnlich Annis 1984; Stone 1987). Mit diesem Verweis auf die Zygote als dem raum-zeitlich-natürlichen Startpunkt des menschlichen Körpers soll dem logischen ebenso wie dem Erweiterungs-Einwand begegnet werden; und es ist gewiss nicht beliebig, den Beginn eines Menschen gerade hier zu verorten. Andererseits erscheint es aber auch nicht völlig abwegig, die Kausalkette einen Entwicklungsschritt vorher mit einem konkreten Gametenpaar beginnen zu lassen. Um die Einwände des Antipotentialisten wirksam abzuwehren, bedarf es eines Zusatzarguments. Hier wird der Begriff »Sortal« entscheidend.

4.2 Sortale

Sortale sind Begriffe, die auf die Frage »Was ist x?« eine Antwort geben. Beispiele für Sortalbegriffe sind »Mensch«, »Kamel«, »Embryo« oder »Philosoph«. Die ersten beiden Begriffe sind *Substanz*sortale, die letzten beiden *Phasen*sortale. Unter ein bestimmtes Substanzsortal fällt etwas während seiner gesamten Existenz, wogegen es unter ein Phasensortal auch vorübergehend, also während begrenzter Phasen seiner Existenz fallen kann.[10] Ich falle unter das Substanzsortal »Mensch«, dadurch werden auch meine essentiellen Eigenschaften beschrieben. Ich kann nicht existieren, ohne ein Mensch zu sein, und ich kann nicht aufhören, ein Mensch zu sein, ohne dass ich aufhöre

---

[10] Siehe grundlegend David Wiggins. Dieser unterscheidet »between sortal concepts that presenttensedly apply to an individual *x* at every moment throughout *x*'s existence, e. g. *human being*, and those that do not, e. g. *boy*, or *cabinet minister*. It is the former (let us label them, without prejudice, substance-concepts) that give the privileged and (unless context makes it otherwise) the most fundamental kind of answer to the question ›what is *x*?‹ It is the latter, one might call them phased-sortals, which, if we are not careful about tenses, give a false impression that *a* can be the same f as *b* but not the same g as *b*.« (Wiggins 2001, 30, Hervorh. orig.).

zu existieren. Genauso verhält es sich mit einem Kamel. Ein Embryo war ich dagegen nur vorübergehend. Ich bin auch nicht schon als Philosoph zur Welt gekommen und werde hoffentlich nicht aufhören, zu existieren, sollte ich einmal kein Philosoph mehr sein.

Mit diesem Unterschied erklärt sich, warum Antipotentialisten und Potentialisten so häufig aneinander vorbeireden. Erstere verstehen nämlich »Person« als etwas, zu dem sich ein Embryo entwickeln kann, letztere als etwas, das jeder Embryo immer schon ist. Ersterer verwendet »Person« als Phasensortal, letzterer als »Substanzsortal«. Auch »Prinz«, »König« und »Präsident der Vereinigten Staaten« sind Phasensortale. Weil die Zentraleinwände mit Phasensortalen operieren, beim pPA aber ein Substanzsortal im Zentrum steht, treffen sie pPA nicht.

Zwar hat der Potentialist nun den Begriff des starken Potentials eingeführt und er hat darauf hingewiesen, dass man entweder von Beginn seiner Existenz an eine Person ist oder nie, er hat aber noch nicht gezeigt, dass all dies bereits für den Frühembryo gilt. Wir haben nämlich noch immer ein Identitätsproblem. Oben resultierte das Identitätsproblem aus der Transitivität, hier nun ergibt sich ein Identitätsproblem aus dem Substanzbegriff.

4.3 Identitäten

Versteht man »Person« als Phasensortal, dann muss gefragt werden, ob der Frühembryo ein potentieller Erwachsener[11] sein kann, wenn er mit diesem nicht identisch ist (denn Potentialität setzt Identität voraus). Versteht man »Person« dagegen als Substanzsortal, dann ist die Frage, ob Frühembryo und Erwachsener dieselbe Substanz sind und was das für etwaige Identitätsrelationen bedeutet, sollte dies nicht der Fall sein. Mag der Embryo auch eine »Person mit Potential« sein, so ist doch noch nicht geklärt, ab wann er es ist. Die Herausforderung ist diese: Entitäten mit unterschiedlichen essentiellen Eigenschaften können nicht unter dasselbe Substanzsortal fallen. Zu den essentiellen Eigenschaften einer Entität gehören ihre Persistenzbedingungen. Weil sich der Frühembryo in mehrere lebensfähige Organismen zu teilen vermag, der späte Embryo aber nicht, haben sie unterschiedliche Persistenzbedingungen und damit unterschiedliche essentielle Eigenschaften. Die Persistenzbedingungen des Frühembryos würden dann – wenn auch spiegelbildlich – eher denen der Gameten ähneln als denen des Embryos. Darum fallen der Frühembryo und der Embryo (und mit ihm der geborene Mensch) nicht unter dasselbe Substanzsortal. Weil der Embryo unter das Substanzsortal »Person« fällt und der Frühembryo aufgrund seiner abwei-

---

[11] »Erwachsener« ist hier als Platzhalter im Sinne einer »Standardperson« zu verstehen. Kinder (und gegebenenfalls späte Embryonen) müssen natürlich mitbedacht werden.

chenden essentiellen Eigenschaften unter ein anderes Substanzsortal fallen muss, kann letzterer nicht unter das Substanzsortal »Person« fallen.[12] In Kurzform: Wenn *A* sich aufspalten kann und *B* nicht, dann können *A* und *B* nicht dieselbe Substanz sein; der Frühembryo kann sich aufspalten, der Embryo nicht; also können Frühembryo und Embryo nicht dieselbe Substanz sein.

Ein Versuch, mit diesem Problem umzugehen, ist, nicht die durchgängige Existenz einer Substanz von diachroner Identität abhängig zu machen, sondern umgekehrt die Identität aus dem Postulat einer Substanzpersistenz abzuleiten. Während Stone eine die numerische Identität bewahrende Entwicklung nicht früher als nach der ersten Teilung der Zygote gegeben sieht und andere Autoren den Frühembryo auch während der weiteren Teilungen vor allem bis zum Acht-Zell-Stadium eher als eine Gemeinschaft von Substanzen denn als Individuum betrachten, wendet sich Michael Burke explizit gegen Stone und geht den umgekehrten Weg: Er betrachtet die Zygote als einzelligen Organismus, der sich kontinuierlich zu einem zweizelligen, vierzelligen, achtzelligen Organismus[13] usw. entwickelt (Burke 1996, 502). Die einzelnen totipotenten Zellen der ersten Entwicklungsphase, so Burke, können trotz ihrer Entwicklungsfähigkeit nicht als individuelle Substanzen oder gar als individuelle menschliche Wesen gelten, weil einzelne Zellen, die *Teil eines Organismus* sind, keine Individuen sein können (Burke 1996, 510). Da es sich in dieser Perspektive also durchgehend um ein und dieselbe Substanz handelt, beziehungsweise weil Burke die Einheit einer Substanz postuliert, kann er auch davon ausgehen, dass sie mit sich selbst von Beginn an diachron identisch ist und daher auch von Beginn an das entscheidende Potential aufweist (beziehungsweise eine Person ist).

Ein anderer Ansatz zur Lösung des Identitätsproblems führt weitere Sortalbegriffe ein. David Oderberg versucht dabei gar nicht erst, die Identität von Frühembryo und Embryo zu retten. Er möchte zeigen, dass beide unter dasselbe Substanzsortal fallen – sodass schon die Zygote als Person mit Lebensrechten angesehen werden muss – obwohl sie *nicht* identisch sind (Oder-

12 Darauf hat zum Beispiel explizit Mark T. Brown hingewiesen: »Just as a desk is not the tree from which it was built and the embryo is not the sperm and ovum which constituted its material cause, the fetus need not be identical to the embryonic constituents from which it originated. *Individuals identified at different times cannot be numerically identical if they have different essential properties. Persistence conditions are among those essential properties.*« (Brown 2007, 610, Hervorh. MS)

13 Das scheint auch im Einklang mit neueren Erkenntnissen über die Embryonalentwicklung zu stehen, denen zufolge die Achsenbildung und damit eine koordiniert-differenzierte *gemeinsame* Entwicklung der embryonalen Zellen lange vor der Nidation beginnt (zum Überblick Denker 2004; Denker 2016). Das ändert allerdings nichts an der Totipotenz der Blastomeren bis zum Acht-Zell-Stadium und der Möglichkeit der Mehrlingsbildung in den ersten vierzehn Tagen.

berg 1997). Zu diesem Zweck führt er mit Verweis auf Wiggins »konstitutive Sortale« ein. Ein solches Sortal kennzeichnet ein Objekt, das ein anderes *konstituiert*, ohne aber mit diesem identisch zu sein. Eine Bronzestatue besteht aus einem Stück Bronze. Das Stück Bronze ist mit der Statue aber nicht identisch, weil es sie nur »konstituiert«. Es sind zwei Arten derartiger Sortale zu unterscheiden, konstitutive Substanzsortale und konstitutive Phasensortale. Das »Stück Bronze« ist ein konstitutives Substanzsortal, weil »Stück Bronze« eine Substanz ist. Anders verhält es sich dagegen mit »ein Stück braunes Holz«, das lediglich ein konstitutives Phasensortal ist, denn es kann aufhören, braun zu sein (beispielsweise wenn man es blau anstreicht). In diesem Sinn, so Oderberg, stellen Zygote, Morula und Blastozyste konstitutive Phasensortale dar; sie sind mit dem Embryo und dem späteren Erwachsenen nicht identisch, sie brauchen es aber auch nicht zu sein, denn als *konstitutive* Phasensortale sind sie Elemente der von Beginn an eine Einheit bildenden Substanz, und als solche erstreckt sich auch das Lebensrecht des Embryos auf sie.

Damit sind die wesentlichen Punkte der Verteidigung des Potentialitätsarguments beisammen. Es geht nicht um das passive Potential eines Prinzen, König zu werden oder das eines Baumes, ein Tisch zu werden; es geht um das selbstgesteuerte *aktive* Potential eines Wesens, das aus sich selbst heraus wird, was in ihm bereits angelegt ist. Ein solches Potential haben aber nicht nur menschliche Wesen, auch die Larve der Asiatischen Tigermücke hat eines, so wie viele andere Tiere und Pflanzen. Darum muss der Begriff der Person hinzukommen. Nicht von Ungefähr ist er für beide Lesarten von PA ganz zentral.[14] Dabei ist nun entscheidend, dass das Potential nicht im Sinne einer Anlage zur »Personwerdung« zu verstehen ist, sondern als ein »indicator of what kind of thing is already present« (Lee 2004, 262). Und »already present« ist die Person, weil sie ein Substanzsortal darstellt, das nicht vom Organismus unterschieden werden kann. Menschliche Personen beginnen dort, so Patrick Lee, wo menschliche Organismen beginnen.

5. Vom Verschwinden des Potentialitätsarguments

Alles, was im vorigen Abschnitt über »Personen mit Potential« gesagt wurde, kann gewiss weiter gestützt oder erneut bezweifelt werden. Begriffe wie »Substanz«, »Sortal« oder »essentielle Eigenschaft« haben ihren eigenen Diskussionshintergrund. Es wäre gewiss auch lohnend, weiter bei Aristoteles

[14] Es gibt auch (ältere) Formulierungen von PA im Sinne eines Potentials, ein »Mensch« zu werden, was allerdings nicht viel weniger problematisch ist. Überwiegend wird PA heute mit Blick auf Personen vorgebracht.

nachzulesen, auch wenn dies die vorliegende Problematik vermutlich nicht vereinfachen würde.[15] Das alles führt hier zu weit. Es sollte lediglich verständlich gemacht werden, wie der Potentialist PA versteht und warum die Argumente des Antipotentialisten in dieser Perspektive kaum verfangen. Macht man sich dies klar, dann erkennt man: Der Antipotentialist kann das Potentialitätsargument des Potentialisten gar nicht treffen, weil der Potentialist gar kein Potentialitätsargument vorbringt. Es handelt sich in Wirklichkeit um ein als Potentialitätsargument angestrichenes Speziesargument.

Verfechter des Speziesarguments weisen insbesondere einen an Kriterien gebundenen phasensortalen Personenbegriff – beziehungsweise die Unterscheidung von Menschen und Personen – zurück, weil »Personsein« eine »transempirische Wirklichkeit« bezeichne, aufgrund derer »Menschsein und Personsein austauschbare, weil deckungsgleiche Begriffe sind« (Schockenhoff 2003, 14, 29). Wir können also festhalten: Menschen sind immer schon Personen und Personen können nichts anderes sein als Menschen (lässt man Außerirdische und Engel einmal beiseite). Die Potentialität hat bei pPA keine kriteriale oder irgendwie begründende Funktion mehr, sondern dient nur noch als Indikator für eine spezifische Klasse von Wesen (nämlich Personen). Weil das Personsein des Embryos also als »transempirische Wirklichkeit« nicht mehr an empirische Kriterien gebunden ist (sonst wäre es nicht *trans*empirisch), und weil »Person« mit »Mensch« synonym sein soll (was unter diesen Umständen auch gar nicht anders geht), gelangen wir notwendig zu diesem Ergebnis:

- Der Embryo hat ein moralisches Lebensrecht weil er eine Person[16] ist.
- Die Begriffe »Person« und »Mensch« sind synonym.
- *Der Embryo hat ein moralisches Lebensrecht, weil er ein Mensch ist.*

Letzteres ist nichts anderes als das Speziesargument *in nuce*. Das wäre nur anders, wenn man zuließe, dass auch nichtmenschliche Wesen Personen sein können, denn nur dann ließe sich ein »Personenargument« von einem Speziesargument unterscheiden. Weil das jedoch ein (starkes!) Lebensrecht auch nichtmenschlicher Embryonen implizieren würde, liefe es wohl auf eine weitere Variante der absurden Erweiterung hinaus.

---

[15] Nach Aristoteles ist nämlich die »Form« und das »aktive Vermögen«, sozusagen die »treibende Kraft«, ein männliches Prinzip und stammt aus dem Samen, während das mütterliche Element nur passiv ist (siehe dazu Code 1987). Wer also Aristoteles zu seinem Gewährsmann macht, der sollte darauf gefasst sein, möglicherweise dem Spermium ein Lebensrecht einräumen zu müssen.

[16] Am Rande sei angemerkt, dass es kein guter Schachzug des Potentialisten wäre, »Person mit Potential« und »Person« unterscheiden zu wollen, denn das müsste sofort die Frage provozieren, ob die Qualifikation »mit Potential« normative Auswirkungen hat.

Fazit

Das Potentialitätsargument wird seit den Anfängen der akademischen Bioethik mit kaum nachlassender Heftigkeit diskutiert. Das liegt zum einen Teil daran, dass die jeweils im Hintergrund stehenden Weltanschauungen letztlich unversöhnlich sind. Wer aus einem tief empfundenen Bekenntnis heraus – sei dieses nun ein religiöses oder ein weltliches – von der hohen Schutzwürdigkeit des Embryos überzeugt ist, der wird sich von keinen Argumenten seines Diskussionspartners umstimmen lassen – und seien diese Argumente auch von funkelnder Genialität. Zu einem anderen und nicht geringen Teil ist die Langlebigkeit der Debatte aber dem Umstand geschuldet, dass die Beteiligten von verschiedenen Dingen sprechen. Die eine Partei weist etwas zurück, was die andere Partei gar nicht behauptet. Wir haben es also mit einem kolossalen Missverständnis zu tun. Das ist der eine Punkt, der hier gezeigt werden sollte. Der zweite Punkt bezieht sich auf die beiden Zentraleinwände, mit denen »das« Potentialitätsargument entkräftet werden soll. Sie sind zwar schlagend, schlagen aufgrund des Missverständnisses aber wohl daneben. Der dritte und entscheidende Punkt betrifft den Status von PA als Argument mit eigener normativer Relevanz. Wie gezeigt wurde, ist das von den PA-Verfechtern »eigentlich« Gemeinte nichts anderes als ein umformuliertes Speziesargument und hat deshalb gerade *keine* unabhängige normative Relevanz. Das Potentialitätsargument ist je nach Betrachtungsweise absurd oder leer.

Literatur

Annis, David B. (1984): Abortion and the Potentiality Principle, in: The Southern Journal of Philosophy 22, Heft 2, 155–163.

Aristoteles (2003): Metaphysik. Würzburg: Königshausen u. Neumann.

Benn, Stanley (1973): Abortion, Infanticide, and Respect for Persons, in: Joel Feinberg (Hg.): The Problem of Abortion. Belmont, CA: Wadsworth, 92–104.

Brown, Mark T. (2007): The Potential of the Human Embryo, in: Journal of Medicine and Philosophy 32, Heft 6, 585–618.

Burgess, John A. (2010): Potential and Foetal Value, in: Journal of Applied Philosophy 27, Heft 2, 140–153.

Burke, Michael B. (1996): Sortal Essentialism and the Potentiality Principle, in: The Review of Metaphysics 49, Heft 3, 491–514.

Code, Alan (1987): Soul as Efficient Cause in Aristotle's Embryology, in: Philosophical Topics 15, Heft 2, 51–59.

DeGrazia, David (2006): Moral Status, Human Identity, and Early Embryos: A Critique of the President's Approach, in: The Journal of Law, Medicine & Ethics 34, Heft 1, 49–57.

Denker, Hans-Werner (2004): Early Human Development: New Data Raise Important Embryological and Ethical Questions Relevant for Stem Cell Research, in: Naturwissenschaften 91, Heft 1, 1–21.

Denker, Hans-Werner (2016): Self-Organization of Stem Cell Colonies and of Early Mammalian Embryos: Recent Experiments Shed New Light on the Role of Autonomy vs. External Instructions in Basic Body Plan Development, in: Cells 5, Heft 4.

Eberl, Jason T.; Brandon P. Brown (2011): Brain Life and the Argument from Potential. Affirming the Ontological Status of Human Embryos and Fetuses, in: Steven Napier (Hg.): Persons, Moral worth and Embryos. A Critical Analyses of Pro Choice Arguments, Dordrecht: Springer, 43–65.

Feinberg, Joel (1992): Abortion, in: Joel Feinberg: Freedom and Fulfillment. Philosophical Essays, Princeton, NJ: Princeton University Press, 37–75.

Jacquette, D. (2001): Two Kinds of Potentiality: A Critique of McGinn on the Ethics of Abortion, in: Journal of Applied Philosophy 18, Heft 1, 79–89.

Jansen, Ludger (2016): Tun und Können: Ein systematischer Kommentar zu Aristoteles' Theorie der Vermögen im neunten Buch der Metaphysik. 2. Aufl. Wiesbaden: Springer VS.

Keil, Geert (2014): Ein bisschen Embryo? Begriffliche, ontologische und normative Überlegungen zur Legaldefintion von ›Embryo‹, in: Thomas Heinemann, Hans-Georg Dederer, Tobias Cantz (Hg.): Entwicklungsbiologische Totipotenz in Ethik und Recht: Zur normativen Bewertung von totipotenten menschlichen Zellen, Göttingen: Vandenhoeck & Ruprecht, 251–287.

Koch-Hershenov, Rose (2006): Totipotency, Twinning, and Ensoulment at Fertilization, in: The Journal of Medicine and Philosophy 31, Heft 2, 139–164.

Kuhse, Helga; Peter Singer (1982): The Moral Status of the Embryo, in: William A. W. Walters, Peter Singer (Hg.): Test-Tube Babies: A Guide to Moral Questions, Present Techniques, and Future Possibilities, Melbourne: Oxford University Press, 57–63.

Lee, Patrick (2004): The Pro-Life Argument from Substantial Identity: A Defence, in: Bioethics 18, Heft 3, 249–263.

Lee, Patrick; Robert P. George (2008): Body-Self Dualism in Contemporary Ethics and Politics. Cambridge University Press.

Lizza, John P. (2010): Potentiality and Persons at the Margins of Life, in: Diametros 26, 44–57.

Manninen, Bertha Alvarez (2007): Revisiting the Argument from Fetal Potential, in: Philosophy, Ethics, and Humanities in Medicine 2.

Noonan, John T. (1970): An Almost Absolute Value in History, in: John T. Noonan (Hg.): The Morality of Abortion: Legal and Historical Perspectives, Cambridge: Harvard University Press, 51–59.

Oderberg, David S. (1997): Modal Properties, Moral Status, and Identity, in: Philosophy and Public Affairs 26, Heft 3, 259–276.

President's Council on Bioethics (2002): Human Cloning and Human Dignity: The Report of the President's Council on Bioethics, New York: PublicAffairs.

Sagan, Agata; Peter Singer (2007): The Moral Status of Stem Cells, in: Metaphilosophy 38, Heft 2–3, 264–284.

Schickl, Hannah, Matthias Braun, Jens Ried; Peter Dabrock (2014): Abweg Totipotenz: Rechtsethische und rechtspolitische Herausforderungen im Umgang mit induzierten pluripotenten Stammzellen, in: Medizinrecht 32, Heft 12, 857–862.

Schockenhoff, Eberhard (2003): Pro Speziesargument. Zum moralischen und ontologischen Status des Embryos, in: Gregor Damschen, Dieter Schönecker (Hg.): Der moralische Status menschlicher Embryonen: Pro und contra Spezies-, Kontinuums-, Identitäts- und Potentialitätsargument, Berlin, New York: Walter de Gruyter, 11–33.

Stier, Marco (2014): Tetraploide Komplementierung von iPS-Zellen: Implikationen für das Potenzialitätsargument, in: Ethik in der Medizin 26, Heft 3, 181–194.

Stier, Marco; Bettina Schöne-Seifert (2013): The Argument from Potentiality in the Embryo Protection Debate: Finally »Depotentialized«?, in: The American Journal of Bioethics 13, Heft 1, 19–27.

Stone, Jim (1987): Why Potentiality Matters, in: Canadian Journal of Philosophy 17, Heft 4, 815–829.

Sumner, Leonard W. (1981): Abortion and Moral Theory. Princeton, NJ: Princeton University Press.

Tooley, Michael (1972): Abortion and Infanticide, in: Philosophy & Public Affairs 2, Heft 1, 37–65.

Wertheimer, Roger (1971): Understanding the Abortion Argument, in: Philosophy & Public Affairs 1, Heft 1, 67–95.

Wiggins, David (2001): Sameness and Substance Renewed. 2. Aufl. Cambridge, UK: Cambridge University Press.

Martin Hähnel

WIE SICH DAS POTENTIALITÄTSARGUMENT VIELLEICHT DOCH NOCH RETTEN LIESSE

Ein Kommentar zum Beitrag von Marco Stier

Der Beitrag von Marco Stier in dem vorliegenden Band ist der respektable Versuch, das Potentialitätsargument in der heutzutage diskutierten Form als reine *façon de parler* zu entlarven. Dies tut der Autor freilich nicht grundlos, sondern unter Zuhilfenahme von bestimmten Argumenten, die in Anwendung auf das philosophische Problem der Potentialität meines Erachtens mehr oder weniger schlüssig sind. Im Folgenden möchte ich vor allem diejenigen Argumente diskutieren, von denen ich glaube, dass Stier sie entweder überbeansprucht oder dass er ihnen einen zu schwachen Begriff von Potentialität unterschiebt, der einem robusten und phänomenadäquaten Verständnis von Potentialität, das ich am Ende des Kommentars noch kurz vorstellen möchte, nicht gerecht werden kann. Zur »absurden Erweiterung« kann es demnach nur kommen, wenn ein Verständnis von Potentialität zugrunde gelegt wird, das von vornherein nicht die argumentative Höhe erreicht, die notwendig wäre, um als Kriterium für die Begründung eines Schutzstatus für menschliche Embryonen zu fungieren.

Zunächst möchte ich Stier entgegenhalten, dass sich aufgrund der Existenz affirmativer lebensweltlicher Intuitionen in Bezug auf die Idee einer Potentialität als Kriterium für die Begründung eines moralischen Schutzes von Embryonen zwar das Argument, nicht aber das Phänomen als solches in Luft auflösen kann. Ich stimme allerdings mit Stier darin überein, dass eine isolierte Betrachtung eines schwachen Begriffs der Potentialität entweder in sich selbst zusammenfällt oder die Begründungslast auf andere Argumente, in Stiers Fall ist es das Speziesargument, übertragen werden muss.

Im Folgenden möchte ich zeigen, dass wir das Potentialitätsargument retten können, wenn wir alles daran setzen, einen starken Begriff von Potentialität zu entwickeln, der sich ergibt, wenn wir die a) *logischen* und b) *ontologischen* Voraussetzungen, die zu unserem heutigen reduzierten Verständnis von Potentialität geführt haben, neu überdenken und uns auch offen für bestimmte c) *naturphilosophische* Interpretationen biologischer Tatsachen zeigen.

Zu a): Die Begründungslast des von Marco Stier behandelten »dünnen« Potentialitätsarguments, dessen Revision meiner Meinung nach unabdingbar erscheint, ist bekanntlich so groß und seine Überzeugungskraft derart umstritten, weil sich das Argument in dieser Form immer wieder von Entwürfen herausgefordert sehen muss, die auf eine Unvereinbarkeit von Potential-Identität und Potential-Kontinuität abheben. Stier bezieht sich in diesem Sinne insbesondere auf das Identitätsproblem, das genau dann besteht, wenn angenommen wird, dass *ein* X potentiell schon Y ist, obwohl letzteres nicht mit dem früheren X numerisch identisch sein muss, wenn nach der Befruchtung z. B. noch Mehrlinge (also Y, Z usw.) entstehen können. Die nun von Stier gegen diese Mehrlingsbildungsproblematik angeführten Verteidigungsversuche von Vertretern des klassischen Potentialitätsargumentes sind in der Tat nicht überzeugend, unterschätzen oder ignorieren sie doch vor allem die logischen Implikationen des Identitätsargumentes. Allerdings geht auch Stier nicht weiter auf verschiedene Deutungsweisen der logischen Transitivitätsbedingung von Identität ein, sondern bleibt bei der Feststellung stehen, dass Identität sich hauptsächlich am ontologischen Kriterium der Diachronie, welche die problematische metaphysischen Existenz von Kontinuanten voraussetzt, messen lassen kann und soll.

Doch schauen wir uns von einem genuin logischen Standpunkt die Problematik etwas genauer an: Dem logischen Identitätsargument zufolge darf es bekanntlich keinen Widerspruch zur Transitivitätsbedingung von Identität geben: $X = Y = Z$. Für die Zwillingsbildung als Beispiel für eine Mehrlingsbildung müsse demnach folgendes gelten: $X \rightarrow Y, Z$ und $X \neq Y$ und $X \neq Z$. Doch existiert hier tatsächlich ein Widerspruch? So beweist die aktuelle Nichtidentität von Y und Z mit X noch nicht, dass Y und Z auch *tatsächlich* nicht identisch mit X seien. Sie beweist auch nicht, dass jeweils Y oder Z mit X identisch seien. Außerdem gibt es keine ernsthafte Widerlegung der Behauptung, dass Y und Z vor der Aufspaltung von X in Y und Z nicht schon in X enthalten waren. Wir erkennen also, dass im Hinblick auf Stiers Argumentation die Potentialität nicht unbedingt ein Problem mit der Identität haben muss, wohl aber die Identität mit der Potentialität, jedenfalls in der uns momentan geläufigen Form.

Zu b): Womit Stier aber sicherlich ein noch größeres Problem hat, ist die Unvereinbarkeit von Potentialität und Kontinuität, deren Annahme den Konzepten von »potentiellen Personen« und »Personen mit Potential« auf den ersten Blick fundamental zuwiderläuft. Dieser Widerspruch ist indes nur möglich, weil auch Stier Potentialität grundsätzlich substanzontologisch (oder »substratontologisch«) deutet und von dieser Auffassung aus, der er sukzessive den metaphysischen Dampf ablässt, automatisch zur Absurditätserklärung gelangen muss. Hingegen scheint Stier Personen gerade nicht substratontologisch denken zu wollen, sondern als Eigenschaftsbündel zu bestimmen, was es ihm auch erlaubt, von potentiellen Eigenschaften, die Personen haben müssen, um als Personen gelten zu können, und nicht von genuin potentiellen Personen zu sprechen. Die Bestimmung einer Person als Bündel von Eigenschaften spielt dabei natürlich dem von vornherein gegen das substanzontologisch gedeutete Potentialitätsargument gerichtete Kontinuitätsargument in die Hände, das in dieser Hinsicht gerade nicht die anderen Argumente von Identität, Potentialität und Spezieszugehörigkeit und damit auch nicht den moralischen Schutzstatus des Embryos zu stützen vermag.

Eine substanz- bzw. substratontologische Deutung der Potentialität (im Sinne der klassischen Präformationstheorie) bei gleichzeitiger gradualistischer Interpretation der Personalität (die dabei einer argumentativen Stützung des Speziesarguments bewusst nicht dienen soll) führt bei Stier schließlich dazu, dass dieser zwischen Substanz- und Phasensortalität unterscheiden muss. Aus meiner Sicht resultiert aus dieser Ontologisierung der Entwicklungsphasen allerdings kein informatives Verständnis des Phänomens einer dynamischen Hervorbringung von etwas oder jemand, das oder der nicht bloß potentiell existiert, sondern auch *noch nicht* existierte. Denn Phasen sind letztlich nichts anderes als sich in der Zeit erstreckende Substanzen, d. h. Kontinuanten, die indes nicht erklären können, wie sie auf eine Weise auseinander hervorgehen können, dass man zu sagen vermag, hier sei *dieser* Embryo oder *jener* Fötus entstanden. Die hierfür notwendige metaphysische Idee eines Zugrundeliegenden, das in sich beharrt und damit auch Veränderungsvorgänge überdauert, muss also für jede adäquate Beschreibung von Entstehungsvorgängen (auch für diejenige Beschreibung Stiers) vorausgesetzt werden. Das ist auch nicht weiter verwunderlich, weil es für Stier – wenn es weiterhin möglich sein soll, erfolgreich auf einen Organismus einzuwirken – eine vordringliche Aufgabe darstellen muss, die substanzontologische Seite der Potentialität gegen jede naturphilosophische »Aufweichung« zu schützen. Folgerichtig muss Stiers Deutung der Potentialität als eines eigenständigen »Vermögens« die Kehrseite jeder (von ihm selbst vorgenommenen) substratontologischen Verengung der Potentialität auf die Funktion der Sicherung kausal effizienter Einwirkungsmöglichkeiten auf den Embryo sein. Nur diese Deutung erlaubt es nämlich, dass angenommen werden kann, dass sich der Embryo aus sich selbst heraus zu einer Person entwickelt, was ontologisch natürlich problematisch ist, sich aber, wie ich gleich zeigen werde, weniger mit einer kritischen aristotelischen Metaphysik oder Naturphilosophie als durch moderne (platonische) Dispositionstheorien wie diejenige, auf die sich Anne Sophie Meincke in ihrem Beitrag bezieht, belegen lässt.

Zu c): Abschließend möchte ich kurz auf eine alternative Interpretation des Phänomens der Potentialität eingehen, die bei Aristoteles selbst zu finden ist – und zwar in seiner späten Schrift *De Generatione et Corruptione*. Aristoteles gelingt es dort – teilweise in Abgrenzung zu seinen Überlegungen zur Substanz in der *Kategorienschrift* –, das Potentialitätsphänomen aus der Umklammerung der mittlerweile zu einem Gemeinplatz erstarrten und damit auch das Potentialitätsargument als solches schwächenden Potenz-Akt-Lehre zu lösen. In dieser eher naturphilosophischen Schrift geht es dem Stagiriten vordergründig nicht mehr um die Idee der Verwirklichung eines bislang bloß potentiellen, d. h. irrealen und damit auch bestimmungslosen X, sondern um die Aktualisierung von X als die reine Aktivität einer bereits vorstrukturierten Substanz, die X selber ist. Diese Deutung der Substantialität ermöglicht es, nezessitaristische Vorstellungen von Potentialität (z. B. bei der Rede von »backward causation« etc.), wonach A nur potentiell B gewesen ist, weil B, das die notwendige Aktualisierung von A darstellt, wirklich bzw. manifest geworden ist, von Grund auf zu hinterfragen. Denn wie Aristoteles in *De Generatione et Corruptione* (kurz: *GC*) eindrücklich zeigt, erlischt jene allgemeine Forderung, der zufolge bestimmte Bedingungen (z. B. Diachronie, Substantialität, Dispositionalität), von denen jede weitere Persistenzbehauptung ontologisch abhängig bleibt, erfüllt werden müssen, damit die Persistenz von X garantiert werden kann, wenn wir annehmen, dass Potentialität selbst nicht inhaltsleer ist. Aus diesem Grund handelt Potentialität nicht mehr in erster Linie von der Verwirklichung eines inhärenten Vermögens von X, sondern vielmehr von der Tatsache des effektiven Aufnehmens einer bestimmten Richtung der Entwicklung (das ist der »neue« Inhalt der Potentialität), in die sich jene als Aktivitäten gedachten, aufnahmebereiten Substanzen (z. B. Lebewesen) bewegen. Diese gerichtete Aktivierung dient dabei der Selbsthervorbringung von X (nicht der Hervorbringung von irgendwelchen in X schlummernden Potentialen) und entsteht durch ein unaufhörliches Zusammenspiel konvergenter Prozesse des Werdens und Vergehens, aus denen Neues, d. h. auch neues Leben, hervorgehen kann. Dieses Zusammenspiel erfolgt dabei nicht willkürlich, sondern nach einem bestimmten Schema, das besagt, dass jedes »Werden ein Vergehen des Nichtseienden, das Vergehen aber ein Werden des Nichtseienden ist.« (*GC* 319a 29f.) Dieses Verhältnis des Momentes des Entstehens zum Moment des Vergehens ist nach Aristoteles allerdings kein Verhältnis der Konstitution (im Sinne der systematischen Kombination von Phasensortalen), mit deren Hilfe sich nachträglich die Einheit eines Prozesses, den es zu schützen gilt, begründen ließe, sondern ein Verhältnis der Identität zwischen Bestehendem und Hinzugekommenen (so wie beim Wachstum von X nicht ein anderes als X entsteht, sondern nur ein »gewachsenes« X) bzw. zwischen Nichtseiendem und Gewordenem (dies nennt Aristoteles auch das »schlichte Werden« einer Substanz aus Nicht-Substanz). Da Entstehen und Vergehen gleichzeitig bzw. gleichursprünglich sind, bleibt im Laufe der Entstehung von X auch kein Zugrundeliegendes (wie im Falle der Präformationslehre, auf die sich die meisten klassischen substanzontologischen Rechtfertigungsmodelle berufen) bestehen oder übrig, sondern Zugrundeliegendes, das als Potential mit den Lebewesen, die entstehen und vergehen, faktisch identisch ist, wird durch diese Prozessarten erst hervorgebracht. Damit gelingt es Aristoteles, das naturphilosophische Kontinuitätsprinzip mit seiner Substanztheorie zu versöhnen: das Entstehen und Vergehen von Substanzen kann sich kontinuierlich vollziehen. Aristoteles umgeht mit diesen Bestimmungen auch das logische Problem, wonach der Satz »Sokrates ist tot« nicht gültig sein kann, wenn das Subjekt (»Sokrates«) als *prima materia* qualifiziert wird, was bekanntlich die unsinnige Schlussfolgerung nach sich zöge, Sokrates könne irgendwie seinen eigenen Tod überleben. Dagegen ist die aristotelische Theorie des Werdens (und Vergehens) auf eine hier aus Platzgründen nicht vollständig darzulegenden Weise in der Lage, instantanes Entstehen und Vergehen (*als* Sokrates, nicht *von* Sokrates) so zu erklären, dass wir nicht geneigt sein müssen, der Natur irgendwelche Sprünge zuzumuten (*natura non facit saltus*) oder die Unsterblichkeit des Sokrates als grammatikalisches Subjekt anzunehmen. Vor allem ist Aristoteles mit seinem Ansatz imstande, die oben erwähnten Spannungen, die zwischen Potentialität und Kontinuität entstehen, wenn jedes Werden von X bloß eine Veränderung von X *qua* X wäre, geschickt aufzulösen, ohne damit einen bestimmten Kompatibilismus vertreten zu müssen, der die eindeutigen Konklusionen klassischer substanzontologischer Positionen preisgibt oder als eine elaborierte Variante der wissenschaftlich schon längst überholten Sukzessivbeseelungstheorie erscheint.

Was haben wir aber von dieser Einsicht für die Rettung des Potentialitätsargumentes gewonnen? Nun, es geht nicht mehr allein darum, ob potentielle personale Eigenschaften, die statuskonstituierend sind, *in einem Träger* gegenwärtig vorhanden sind (wie in der Präformationstheorie) oder nicht vorhanden sind (wie beim Kronprinzenargument), sondern ob Personen selbst als werdende und vergehende Potentiale betrachtet werden können. Als Subjekte ihres eigenen Werdens, das ihr Subjektsein erst hervorbringt, sind diese im Entstehen und Vergehen begriffenen Personen keine bloßen Zustandsreihen, Eigenschaftsbündel oder Instanziierungen bzw. Aktualisierungen einer zugrundeliegenden Substanz, sondern *lebendige Potentiale*, die sich gewissermaßen selbst vorwegnehmen können, ohne sich als Produkte ihres selbstständigen Eintretens ins Dasein erfahren zu lassen. In diesem Sinne sind auch Embryonen Personen, die, damit sie überhaupt als lebendige Potentiale in Erscheinung treten können, zunächst als vektorielle bzw. lebendige Tatsachen verstanden werden müssen. Potentialität in diesem starken Sinne ist dabei der generelle Sammelbegriff für diese Vektorialität, d. h. gerichtete Realisierungsnotwendigkeit, einer lebendigen Tatsache – im spezifischen Fall des menschlichen Embryos ist Potentialität dann der lebensform- und phasenrelative Ausdruck für die Vektorialität einer Person, die, wenn sie mit der Verschmelzung von Ei- und Samenzelle entstanden ist, selbst ihr Potential ist und damit auch bis zu ihrem Tod, kantisch gesprochen und ins Naturphilosophische gewendet, »Zweck an sich selbst« bleibt.

IV.
INTEGRATION VON SPEZIES- UND POTENTIALITÄTSARGUMENTEN

Günther Pöltner

WER IST MENSCH?

ABSTRACT

Der Beitrag geht der zentralen Frage nach, was ein Mensch ist, und beantwortet sie mithilfe einer Rekonstruktion unseres Sprechens über uns selbst und unseres Selbstverständnisses als lebendiger Subjekte. Wesentliches Ergebnis ist, dass »Embryo« nicht ein andersartiges Wesen bezeichnet, sondern lediglich die Substantivierung einer menschlichen Lebensphase darstellt. Mit der embryonalen Phase hat das sich zeitigende Leben eines Menschen begonnen, von dem noch offenbar werden muss, wer er ist.

1. NOTWENDIGKEIT DER FRAGE

Jeder, der auch nur ein bisschen Sprachgefühl besitzt, wird sagen: An der Frageformulierung stimmt etwas nicht. Kann man überhaupt so fragen: *Wer* ist (ein) Mensch? Müsste die Frage nicht eher lauten: Was ist der Mensch? Oder: Was für ein Wesen ist der Mensch? Statt ›Wer ist Mensch?‹ kann es doch höchstens heißen: Wer ist *dieser* Mensch? Und da wollen wir z.B. wissen, wie dieser Mensch heißt, oder welchen Beruf er ausübt, oder welche Eigenschaften er hat – nicht aber wollen wir wissen, ob wir es überhaupt mit einem Menschen und nicht mit einer Halluzination zu tun haben. *Was für ein* Mensch ist dieser Mensch? – das ist eine vernünftig gestellte Frage. Aber: *Wer* ist Mensch? *So* kann man doch sinnvollerweise nicht fragen, wenn man bedenkt, dass sich das Fragewort ›wer‹ von vornherein auf Menschen bezieht.

Dass sich die Wer-Frage bereits als Frage *an Menschen* und nicht auf etwas anderes richtet, wird sofort einsichtig, wenn wir uns vergegenwärtigen, wie diese Frage einzig beantwortet werden kann. Die Antwort kann ja niemals lauten: Ein *Stein* ist ein Mensch, oder: Eine *Fichte* ist ein Mensch, sondern immer nur: Ein *Mensch* ist ein Mensch! Aber so eine Antwort ist tautologisch (sie sagt dasselbe vom selben) und trivial. Wer anders als ein *Mensch* soll denn ein Mensch sein? Als Subjekt des Prädikats ›ist Mensch‹ kommen nur

Menschen in Frage, nur auf Menschen trifft das Prädikat ›ist Mensch‹ zu. Kurzum: Die Frage ›Wer ist Mensch?‹ ist im Grunde gar keine, sie zielt ins Leere, weil ihre Antwort auf eine nichtssagende Tautologie hinausläuft.

Gewiss: Nur von einem Menschen können wir sagen: ›ist Mensch‹. Aber die Frage kehrt hartnäckig wieder: Wer ist denn ein Mensch? Wir sind schnell mit einer Antwort bei der Hand und sagen: Ein Kind ist ein Mensch, ein Neugeborenes ist ein Mensch – ist auch ein Embryo ein Mensch? Angesichts des manipulierbar gewordenen Embryos ist die Frage, wie sich Embryo und Menschsein zueinander verhalten, nicht einfach vom Tisch zu wischen. Schließlich gehen wir mit technischen Produkten anders um als mit Pflanzen und Tieren, und wiederum anders gehen wir mit Menschen um – und das ganz offensichtlich nicht aus subjektiv-willkürlichen Vorlieben, sondern aus objektiven Gründen, d. i. aufgrund des in den unterschiedlichen Seinsweisen wurzelnden Eigenwertes, der technischen Produkten, Pflanzen, Tieren oder Menschen zukommt.

Allerdings lautet die anstehende Frage etwas anders als die gegenwärtig so gern gestellte Frage nach dem moralischen Status menschlicher Embryonen. Denn diese Fragestellung basiert auf für fraglos gehaltenen Voraussetzungen. Sie hat zum einen bereits vorweg entschieden, Moralität sei ein Zustand, in dem sich etwas befinden oder in den etwas geraten kann, oder eine Eigenschaft, die etwas haben kann – eine ontologische Vorentscheidung, die keineswegs selbstverständlich ist. Und zum anderen steht sie unter einem zweifachen Interessensdruck – einerseits unter dem Druck, den der Verbund von Wissenschaft, Wirtschaft und Technik ausübt, und andererseits unter dem Druck einer Ethik des Heilens, für die der therapeutische Zweck alle Mittel zu seiner Verwirklichung rechtfertigt.

2. Was heisst es – ein Mensch zu sein?

Ob ein Embryo ein Mensch oder etwas anderes ist – die diesbezügliche Antwort hat eine Voraussetzung, nämlich die Verständigung darüber, was es heißt, ein Mensch zu sein. Solange darüber nicht die nötige Klarheit herrscht, kann auch nicht die Frage beantwortet werden, was es mit einem Embryo auf sich hat.

Die anthropologische Frage nimmt unter den sonst bekannten philosophischen Fragen eine besondere Stellung ein. Sie ist nach Kant diejenige Frage, um derentwillen die anderen gestellt werden, und deshalb diejenige, auf die alle anderen zurückführen.[1] Ihre Eigentümlichkeit besteht zum einen darin,

[1] »Das Feld der Philosophie in dieser weltbürgerlichen Bedeutung [gemeint ist die Philosophie, insofern sie »Wissenschaft von den letzten Zwecken der menschlichen Vernunft« ist] läßt sich

dass wir nicht – wie meistens sonst – nur die Fragenden, sondern gleichzeitig die *Befragten* sind, in die Frage hineingezogen sind. Und zum anderen besteht sie darin, dass das, wonach gefragt wird, nicht etwas völlig Unbekanntes, sondern uns uranfänglich vertraut und bekannt ist. Was es heißt, Mensch zu sein, dieses unser eigenes in Weltoffenheit sich zeitigendes Dasein, ist uns unmittelbar erschlossen, darüber können wir nicht belehrt werden. Freilich: Was uns uranfänglich *be*kannt ist, das ist deshalb von uns nicht schon *er*kannt, nicht schon methodisch-kritisch begrifflich aufgeschlossen. Das Erkennen des Bekannten bereitet eine große methodische Schwierigkeit. Weil wir als Fragende zugleich die Befragten sind, ist uns die methodische Selbstausschaltung und die Einnahme des Beobachterstandpunkts verwehrt, d. h. die Frage nach unserem Menschsein erfordert die *personale Einstellung* – denn Menschen, das sind wir selbst. Die Frage kann angemessen nur in personaler Einstellung, nicht aber in der vergegenständlichenden Beobachterhaltung vollzogen werden – anderenfalls hat sie ihr Thema von vornherein aus den Augen verloren (im beobachteten Material kommt nämlich das *Beobachten* selbst und also der Beobachtende *als Beobachtender* nicht vor). Von uns selbst lässt sich angemessen nur in der grammatikalisch ersten und zweiten Person reden. Solch eine Rede erfordert umgekehrt den erfahrenden Mitvollzug des Gesagten. Was sich nur in personaler Einstellung unverkürzt zeigt, kann nur in personaler Sprechweise zu verstehen gegeben und nur in personalem Mitvollzug verstanden werden. Auf der personalen Einstellung ist deshalb zu insistieren, weil der Mensch den Hang hat, sich von dem her zu verstehen, was gerade nicht er selbst ist. Oder – um Fichte leicht zu variieren – der Mensch lässt sich eher einreden, ein Stück Lava im Mond denn ein Mensch zu sein.[2] Er hat den Hang, über sich primär in technischen Kategorien (= Kategorien der Herstellung), denn in menschlichen Kategorien zu reden. Das ist auch deshalb prekär, weil unsere ontologischen Grundbegriffe der methodisch-kritischen Auslegung unseres Menschseins entstammen. Die Ontologie ist das Resultat dieser Auslegung. Und das bedeutet schließlich, sich vor Sprachverführungen und ontologischen Kurzschlüssen zu hüten, die von Sprachstrukturen auf ontologische Verhältnisse schließen.

---

auf folgende Fragen bringen: 1) Was kann ich wissen? 2) Was soll ich tun? 3) Was darf ich hoffen? 4) Was ist der Mensch? Die erste Frage beantwortet die Metaphysik, die zweite die Moral, die dritte die Religion und die vierte die Anthropologie. Im Grunde könnte man aber alles dieses zur Anthropologie rechnen, weil sich die drei ersten Fragen auf die letzte beziehen.« (Kant XXX, 25).

2 »Die meisten Menschen würden leichter dahin zu bringen seyn, sich für ein Stück Lava im Monde, als für ein Ich zu halten« (Fichte, 1971, 175).

2.1 Unterschied von Leben und Subjekt des Lebens

Mit dem Wort ›Mensch‹ kann bekanntlich zweierlei gemeint sein. Zum einen kann primär eine bestimmte *Lebensphase* gemeint sein. ›Mensch‹ ist dann gleichbedeutend mit ›erwachsener Mensch‹. Zum anderen kann mit dem Wort ›Mensch‹ auf unbestimmte Weise das *Subjekt* des sich zeitigenden Lebens gemeint sein, wobei offenbleibt, um welche Lebensphase es sich handelt. Doch sei gleich vorweg angemerkt: Der Unterschied von Leben und dessen Subjekt ist nicht der von Eigenschaft und Eigenschaftsträger. Leben ist keine Eigenschaft, die etwas hat.

Wird mit ›Mensch‹ eine Lebensphase – die des erwachsenen Menschen – gemeint, dann gilt: Ein Kind ist kein Mensch, nämlich kein erwachsener Mensch. Dasselbe gilt von einem Neugeborenen und einem Embryo. Allerdings sagen wir für gewöhnlich: Ein Kind ist *kein erwachsener* Mensch. Es wehrt sich etwas in uns, einfachhin zu sagen, es sei *kein Mensch*. Denn damit würden wir ihm oder einem Neugeborenen das Menschsein absprechen, wo uns doch das Gegenteil einsichtig ist.

Und wie steht es mit dem Embryo? Gewiss, er ist kein erwachsener Mensch – aber ist ein Embryo deshalb kein Mensch? Ist er es etwa deshalb nicht, weil er so gar keine Ähnlichkeit mit einem erwachsenen Menschen besitzt? Hieße das umgekehrt, wir würden uns auf die Gestaltähnlichkeit berufen, wenn wir einem Neugeborenen oder einem Kind das Menschsein zusprechen? Offensichtlich nicht, denn die Figuren im Wachskabinett schauen Menschen zum Verwechseln ähnlich und sind doch keine Menschen.[3]

Ein Embryo ist zwar kein erwachsener Mensch – wenn er aber auch kein Mensch ist, was ist er dann? Wenn wir uns auf diese Fragestellung einlassen, wird es uns vermutlich so ergehen, wie es dem Menon mit Sokrates ergangen ist. Menon bekennt, in Verwirrung erstarrt zu sein, und Sokrates scheine ihm dem »Zitterrochen zu gleichen. Denn auch dieser macht jeden, der ihm nahekommt und ihn berührt, erstarren« (Menon 80a).

Was also *ist* der Embryo, wenn er kein Mensch sein soll? Ist er etwa ein Tier oder ein Mischwesen? Aber dann müsste er ein tierischer Embryo (Hunde-Embryo, Katzen-Embryo) oder ein Mischwesen-Embryo sein. Nun ist er aber ein *menschlicher* Embryo – und nicht etwas anderes. Was heißt

---

[3] So ist etwa der Satz ›Diese meine neugeborene Tochter ist ein Mensch‹ ja nicht deshalb wahr, weil sie eine Ähnlichkeit mit einem erwachsenen Menschen besitzt, sondern weil sie ein Mensch ist. Nicht eine Gestaltähnlichkeit, sondern das *Menschsein* meiner Tochter ist der Wahrheitsgrund des Satzes.

hier ›menschlich‹? Heißt ›menschlich‹, dass aus ihm – wie gesagt wird – noch ein Mensch werden kann? Ist er also menschlich, weil er noch nicht ein Mensch ist? Aber was heißt jetzt ›noch nicht ein Mensch‹? ›Noch nicht ein erwachsener‹ darf es nicht heißen, weil damit nichts Neues gesagt wäre. Also kann ›noch nicht‹ nur bedeuten ›überhaupt noch nicht‹ ›überhaupt noch kein Mensch‹, d. i. ›potentieller Mensch‹. Aber damit wären wir keinen Schritt weitergekommen, sondern noch mehr in Verwirrung geraten. Denn es hilft nichts: *Menschlich* sein und gleichzeitig *überhaupt noch nicht ein Mensch* (potentieller Mensch) sein, das widerspricht sich. Die Eigenschaft ›menschlich‹ setzt das Menschsein voraus. Dieses manifestiert sich in jener. Wenn der Embryo noch kein Mensch sein soll, dann ist er auch noch kein menschlicher Embryo. Hier hilft es auch nichts zu sagen, er sei ein menschliches Wesen. Denn ein menschliches Wesen ist weder ein Auto noch ein Pferd – sondern eben ein Mensch.

Aber vielleicht sind wir nur deshalb so verwirrt, weil wir nicht genügend auf den genauen Sinn von Wörtern wie ›Kind‹ oder ›Neugeborenes‹, ›Jüngling‹ geachtet haben? So ist es. Die genannten Ausdrücke sind *Substantivierungen von Lebensphasen*, nicht aber bezeichnen sie verschiedene Subjekte. Sie bezeichnen in erster Linie Lebensphasen und nennen nur indirekt das mit sich identische, sich in Lebensphasen befindliche Subjekt mit.[4] ›Neugeborenes‹, ›Kind‹ ›Jüngling‹ bezeichnen nicht verschiedene Subjekte, sondern Lebensphasen *ein und desselben Subjekts*. Dass ich Kind gewesen bin, heißt nicht, dass jemand anderer vor mir dagewesen ist. Deshalb taucht die Wer-Frage erneut auf, *wer* denn ein Neugeborenes oder ein Kind oder ein Jüngling ist. *Diese* Frage kann einzig und allein *personal* beantwortet werden (›du bist es‹ oder: ›ich bin es‹).

Das Gesagte gilt auch für das Wort ›Embryo‹. Dieses Wort bezeichnet in erster Linie eine Lebensphase – die embryonale Lebensphase eines Subjekts – und nennt das Subjekt nur indirekt mit. Jeder/jede von uns ist einmal ein Embryo gewesen, d. h. hat sich in der embryonalen Phase seines Lebens befunden. Einzig von daher kann sich erschließen, was es heißt, Embryo zu sein, sich in der embryonalen Lebensphase zu befinden. Das eigene Gewesensein bildet den primären und unhintergehbaren Zugang zum Phänomen namens Embryo. Die *ontologische* Relevanz von Auskünften der Embryologie erschließt sich nur einer methodisch-kritischen *Reflexion auf das eigene*

4 Diese Wörter sind ähnlich gebildet wie das Wort ›Duft‹, abgeleitet vom Zeitwort ›duften‹ – das Duften – der Duft.

Gewesensein.[5] Vom Wesen des Gewordenen führt der Weg zu dessen Werden.[6]

Wird nicht beachtet, dass es sich um Substantivierungen von Lebensphasen handelt, kommt es zu Fangfragen wie, ob ich und mein Embryo identisch sind, oder inwiefern Erwachsene mit Embryonen identisch sind, oder ob »bereits der frühe Embryo mit dem geborenen Menschen identisch ist, der aus ihm werden kann«.[7] Jetzt einmal abgesehen davon, dass ich nicht aus einem Embryo geworden, sondern einer gewesen bin, hier nur so viel: Entweder bin ich selbst Embryo gewesen oder nicht. Wenn ich selbst Embryo gewesen bin, d. h. mich in der embryonalen Phase meines Lebens befunden habe, dann ist es widersinnig zu sagen, ich sei mit ihm identisch, weil ich nicht mit einer meiner gewesenen Lebensphasen, sondern mit mir selbst identisch bin. Wäre ich selbst nämlich mit meiner embryonalen Lebensphase identisch, befände ich mich immer noch in ihr, Mensch zu sein hieße nichts anderes als Embryo zu sein. Es gäbe überhaupt kein Werden. Ich könnte nicht – wie unterstellt wird – aus dem Embryo geworden sein. Bin ich aber nicht ein Embryo gewesen, dann ist die Frage nach einer Identität zwischen mir und einem Embryo erst recht verfehlt. Weder verwechsle ich mich mit einem Embryo, noch verwechseln andere mich mit ihm. Wäre ein Erwachsener mit einem Embryo identisch, dann wäre er kein Erwachsener, sondern eben ein Embryo (daran ändert auch der Zusatz ›in moralrelevanter Hinsicht‹ nichts). Erwachsener und Embryo verhielten sich zueinander wie Abendstern und

---

5 Anthropologische Probleme wie z. B. das Werden des Menschen lassen sich zwar *nicht ohne* naturwissenschaftliche Erkenntnisse erörtern, *nicht* aber schon *durch* sie klären. Denn die Naturwissenschaft hat es niemals mit dem unverkürzten Phänomen, sondern von vornherein (!) mit dem Resultat einer Abstraktion zu tun. An ihrem Anfang steht nicht das unverkürzte Phänomen, sondern die Vergegenständlichung des Phänomens zu einem thematisch verkürzten Gegenstand. *Diesen* erklärt sie, niemals aber jenes. Was von allem Anfang an methodisch ausgeblendet worden ist, kann innerhalb der gewählten Fragehinsicht grundsätzlich nicht mehr zu Gesicht kommen. Weil dieser methodische Reduktionismus die Ermöglichungsbedingung naturwissenschaftlichen Vorgehens bildet, ist er (1) mit naturwissenschaftlichen Mitteln *nicht rückgängig* zu machen, weshalb (2) naturwissenschaftliche Aussagen hinsichtlich ihrer *ontologischen* Aussagekraft grundsätzlich interpretationsbedürftig bleiben.

6 »Wir müssen zuvor wissen, was der Mensch ist, um sinnvoll fragen zu können, wie er geworden ist.« (Coreth 1980, 14).

7 Merkel 2002, 179. Diese Formulierung begegnet des Öfteren. So heißt es z. B.: »Viele Erwachsene, die aktual PHI sind, sind mit Embryonen in moralrelevanter Hinsicht identisch« (Damschen/Schönecker 2003, 4). Oder es wird von der »Identität des Erwachsenen mit dem Embryo, aus dem er sich entwickelt hat [...]« gesprochen (ebd., 129). Zu PHI bemerken die Herausgeber: »Mit PHI beziehen wir uns auf die Eigenschaften oder Fähigkeiten, von denen man in der Regel annimmt, dass sie die Würde eines Menschen oder überhaupt eines Lebewesens begründen« (ebd., 3). Die damit getroffene und die ganze Debatte um den moralischen Status des Embryos bestimmende ontologische Vorentscheidung, dass die Menschenwürde in einer Eigenschaft oder Fähigkeit beruht, wird als nicht weiter fraglich erachtet.

Morgenstern. Die Fragestellung nach einer Identität zwischen mir und einem Embryo ist von vornherein verfehlt, weil sie auf einer Verdinglichung basiert. Sie verwechselt Leben mit Lebewesen, macht aus Lebensphasen beobachtbare Dinge und reduziert den zeitlichen Unterschied von Lebensphasen auf unterschiedliche Beobachterstandpunkte. Sie verwechselt zeitliche Erstreckung mit räumlicher Ausdehnung, zeitliche Unterschiede mit einem Ortsunterschied. Nicht die Identität zwischen einem Erwachsenen und einem Embryo, sondern diese Art von Problemstellung – das Verlassen der personalen Einstellung – ist das Problem.

2.2 Subjekt des Lebens: ich selbst, du selbst

Es lebt nicht menschliches Leben, sondern es lebt ein Mensch – wie auch nicht das Laufen, sondern der Läufer läuft. Es gibt kein subjektloses Leben, sondern immer nur das Leben eines Lebewesens. Allerdings ist das immer noch ungenau gedacht: Es lebt nicht ›ein‹ Mensch, ›ein‹ Mensch ist ein unbestimmter Ausdruck. Es lebt nicht ein unbestimmtes allgemeines Subjekt, das noch weiterer individueller Bestimmungen fähig ist, sondern es lebt jemand. Und selbst das ist noch ungenau, denn für das unbestimmte Personalpronomen gilt das eben Gesagte. Es lebt genau genommen nicht jemand, sondern du selbst, ich selbst. Leben ist mir allemal in der Weise ›ich lebe‹ erschlossen. Wenn von ›leben‹ die Rede ist, darf das Subjekt des Lebens nicht zum Abzug gebracht werden. Ich selbst bin es, der lebt. Meine Eltern haben nicht menschliches Leben gezeugt, sondern mich selbst – mich selbst, der ich ein Freiheitswesen und als solches Quelle und Adressat eines Unbedingtheitsanspruchs bin.

Das Subjekt des Lebens (also: *wer* Mensch ist) – das bin ich selbst, das bist du selbst – das ist jeder/jede selbst. Daher ist es ungenau und missverständlich zu sagen, aus einem Kind wird ein Erwachsener – missverständlich, weil das Subjekt des Lebens nicht benannt wird und sich die Vorstellung einschleicht, das Werden eines Menschen sei ein Herstellungsvorgang (so wie aus einem Holz ein Löffel wird, so aus einem Kind ein Erwachsener). Genau muss es heißen: du selbst, der du jetzt ein Knabe bist, wirst (wenn alles gut geht und nichts dazwischen kommt) ein Erwachsener sein, oder: Ich selbst, der ich jetzt ein erwachsener Mann bin, bin einmal Kind gewesen, d. h. ich habe mich in der Lebensphase eines Kindes befunden. Ich selbst bin ein Neugeborenes gewesen – ich selbst bin es gewesen (wer denn sonst?), obwohl ich damals noch nicht habe zu mir ›ich‹ sagen können. Mit ›ich‹ meint ein Sprecher nicht ein gespenstisches DAS ICH, das unsichtbar in einem Behältnis haust, sondern er meint sich selbst in der Ganzheit seines sich zeitigenden Lebens.

2.3 Leben: Sein im Werden

Wer lebt, *ist*, indem er *wird*. ›Leben‹ besagt: Sein im Werden, und das heißt: älter werden. Wir werden älter – ob wir das wollen oder nicht, dergleichen geschieht mit uns. Wir können uns zwar zu unserem Älterwerden, und das heißt zu unserem vorgegebenen Leben verhalten, und das wiederum können wir, weil uns unser Leben so vorgegeben ist, dass es uns zum Vollbringen aufgegeben ist – aber das Älterwerden und also das eigene Leben steht nicht in unserer Gewalt, weder sein Anfang noch sein Ende (ich kann mir zwar das Leben nehmen, nicht aber es mir wieder geben).

›Älterwerden‹ sieht zwar grammatikalisch nach einem Komparativ aus, ist es aber nicht. Älterwerden ist ebensowenig eine Steigerung von Altsein wie das Älterwerden zu einem Ältestsein führt. (Ich kann zwar der Älteste von Dreien, nicht aber selbst ältest sein.) Wir sind immer so und so alt, so und so alt seiend werden wir älter. Leben setzt sich ja nicht aus Lebensspannen zusammen. Lebensphasen sind keine Teile des Lebens, die aufeinanderfolgen und sich zu einem Ganzen vervollständigen, sondern Weisen der Zeitigung des einen Lebens selbst. In jeder Phase ist das ganze Leben versammelt. Leben besagt: sich zeitigendes Sein – sich zeitigend, weil leben keine Tätigkeit ist, die ich ausüben kann oder nicht. Ich kann mir nicht vornehmen, älter zu werden. Mit den ersten Lebensphasen hat ein ganzes Leben angefangen. Wer eine Lebensphase vernichtet, hat nicht einen Teil, sondern das Leben selbst und dessen Subjekt vernichtet. Es ist ein Missverstand zu sagen, das Leben verlaufe kontinuierlich, oder darüber zu diskutieren, ob die Entwicklung eines Menschen kontinuierlich oder diskontinuierlich verläuft. Ich lebe nicht kontinuierlich – weil ich nämlich nicht diskontinuierlich leben kann. Eine diskontinuierlich verlaufende Entwicklung ist eine contradictio in adiecto, weil sie überhaupt keine Entwicklung ist – abgesehen davon, dass wiederum das Subjekt der Entwicklung verschwiegen wird.

Vor allem: Leben ist keine Eigenschaft, die etwas hat, Mensch zu sein ist keine Eigenschaft. Ich habe nicht die Eigenschaft zu leben, sondern ich lebe. Wer leben zu einer Eigenschaft verdreht, kann nicht mehr angeben, um wessen Eigenschaft es sich handelt – ein Mensch darf es ja nicht sein, weil für ihn dasselbe gilt (nämlich eine Eigenschaft namens ›leben‹ zu haben). So jemand nivelliert den Unterschied von Entstehen/Vergehen und Veränderung und kreiert eine Ontologie, die nur Eigenschaften und Zustände eines ignotum x, aber keine selbständigen Wesen, d. i. Substanzen kennt. Solch eine Ontologie ist jedoch mit unserer Selbsterschlossenheit unverträglich. Ich bin nicht die Eigenschaft von etwas anderem.[8]

[8] Substanzen sind weder unveränderliche Klötze noch unsichtbare Pflöcke, an denen sichtbare Dinge hängen. Angesichts solch eines Popanzes darf in Erinnerung gerufen werden, dass sich

2.4 Menschsein als Gezeugtsein – ALS MENSCH zum Menschen werden

Auf die Frage: *Wer* ist Mensch? kann nur personal geantwortet werden: du selbst, ich selbst. Die Konsequenzen aus dieser Einsicht führen freilich in kaum zu bewältigende begriffliche Schwierigkeiten. Ihnen aus dem Weg zu gehen, hieße allerdings, sich Theorien auszuliefern, in denen wir uns nicht mehr als Menschen wiederfinden können. Die Schwierigkeiten ergeben sich aus dem eingangs genannten Hang des Menschen, sich von dem her zu verstehen, was er selbst gerade *nicht ist*. Anders gesagt: Sie rühren daher, dass wir all diejenigen Begriffe, mit deren Hilfe wir das Bekannte zu erkennen suchen, einzig im unverstellten Blick auf dieses selbst und nicht von wo anders her gewinnen können. Das ursprüngliche Phänomen von Werden z. B. ist weder die Herstellung von Gebrauchsdingen (etwas wird aus etwas und besteht dann aus dem, woraus es geworden ist) noch die Entwicklung nicht-menschlicher Lebewesen, sondern eben unser eigenes Werden. Auf dieses selbst müssen wir blicken und versuchen, es in seiner unverkürzten Phänomenalität im Blick zu behalten und uns selbst nicht ständig methodisch ausschalten. Was anfangen heißt, das zeigt sich ursprünglich an unserem eigenen Angefangenhaben. Wir sind ja einmal nicht dagewesen. Dagewesen sind wir allerdings auch nicht erst seit unserer Geburt – und auch nicht erst, seitdem wir in unserem vorgeburtlichen Leben ein menschenähnliches Aussehen gewonnen haben.

Die begrifflichen Schwierigkeiten betreffen in besonderer Weise die frühen Lebensphasen und die Zeugung.

Die frühen Lebensphasen sind singulär, mit keiner der späteren Lebensphasen vergleichbar (auch nicht mit einer komatösen). Die Frühphasen meines Lebens gehen mir selbst nicht voraus, wenn anders sie *meine* sind. Ich selbst bin schon dagewesen, obwohl ich damals mir selbst (in meiner Weltoffenheit) noch nicht erschlossen gewesen bin. Dieses *Noch-nicht* hat aber zu keinem *Jetzt-wieder* geführt, sondern zu einem *Jetzt-allererst.* Gewesensein heißt hier nicht: gegenwärtig gewesen. *Diesem* meinem Dagewesensein geht keine Selbstgegenwart voraus. Selbstsein ist nicht identisch mit Selbstgegenwart in Weltoffenheit. Mein Dagewesensein ist kein Gegenstand einer Erinnerung, kann nicht in Form der Erinnerung zur Präsenz gebracht werden. Erinnerung setzt Selbstgegenwart in Weltoffenheit voraus, sie ist eine Weise, sich selbst als weltoffenes Wesen zu vollziehen. *Dagewesensein* heißt hier: *Selbstverborgenheit*. Die Frühphasen meines Leibes sind *meine* Lebensphasen, in denen ich *mir selbst* und *anderen verborgen* gewesen bin. Verborgen heißt nicht: versteckt in etwas vorhanden sein. (Hier wäre an die *personale*

---

der Sinn von Substantialität, d. i. Selbständigsein, in der Besinnung auf unser eigenes sich zeitigendes Dasein erschließt. Substanzen – das sind in erster Linie wir selbst.

Leiberfahrung zu erinnern. Wer einen Leib sieht, sieht *jemanden* – nicht aber ein Körperding, in dem sich ein mysteriöses ›Selbst‹ [das Ich] versteckt.) Verborgen meint: *sichtbar entzogen.* Die Selbstentzogenheit ist sichtbar an der Gestalt*un*ähnlichkeit der Frühphasen des Leibes im Vergleich zu seinen späteren Erscheinungsformen. Meine vorgeburtliche Zeit ist die Zeit, in der ich aus der Verborgenheit meiner selbst zu mir selbst erwacht, zu mir selbst gekommen bin. Erwachen heißt hier ersichtlicherweise nicht: aufwachen. Ich wache aus meinem Schlaf auf, dem seinerseits ein Wachzustand vorausgegangen ist. Die Frühestphasen meines Lebens sind keine Schlafphasen, weil ich in ihnen mir allererst als der gegeben werde, der dann schlafen und aufwachen wird können. In ihnen erbildet sich dieses Können.

Zu ähnlichen begrifflichen Schwierigkeiten führt die Zeugung – nämlich dann, wenn wir unser Selbstverständnis nicht Lügen strafen wollen, und ich damit ernstmachen will, dass ich das Kind meiner Eltern bin. Die Schwierigkeit liegt darin, dass in der Zeugung eine (gegenständlich beschreibbare) Veränderung untrennbar mit einem (grundsätzlich nicht objektivierbaren) Ursprungsgeschehen verbunden ist. Eltern haben *mich selbst* gezeugt, sie haben weder ein menschliches Leben gezeugt, zu dem sich im Lauf der Zeit ein Subjekt (ich selbst!) hinzugesellt, das dann lebt, noch haben sie etwas gezeugt, das sich auf mich hin entwickelt hat. Wenn sie mich selbst gezeugt haben, dann haben sie eben keinen Vorgänger meiner selbst gezeugt, dann gibt es keinen Übergang zu mir selbst – weder einen solchen von etwas zu mir selbst noch einen solchen von jemand anderem zu mir selbst –, sondern nur den *Sprung:* den sich im Zuge einer Veränderung vollziehenden, grundsätzlich nicht objektivierbaren Sprung. Es hat sich nicht etwas, das nicht ich gewesen bin, zu mir entwickelt. Ich bin nicht das Endstadium einer Entwicklung, die etwas anderes durchgemacht hat, nicht der Zustand eines unbekannten etwas. Die gegenteilige Meinung widerspricht unserer Selbsterschlossenheit. Es gibt keine potentiellen Menschen, weil ich selbst nicht die Möglichkeit von jemand anderem oder etwas anderem bin. Es wird nicht etwas zu einem Menschen, sondern man wird als Mensch zu einem Menschen.

Menschsein heißt gezeugt sein, von menschlichen Eltern abstammen. Diese Abstammung ist das jeder Willkür entzogene *Indiz,* wer Mensch ist.[9] Die Antwort auf die Frage, *wer* ein Mensch ist, verlangt, so haben wir gese-

---

[9] Der phylogenetische Einwand, dergleichen habe für das in der Naturgeschichte erstmalige Auftauchen des Menschen nicht gelten können, ändert nichts an der Aussagekraft des Indizes. Dazu in aller Kürze nur so viel. (1) Für die Phylogenese gilt erst recht der das Werden des Menschen charakterisierende Unterschied von Veränderung und Sprung. Aus etwas wird nicht jemand. Ganz abgesehen davon, dass wir nicht wissen können, was es heißt, ein vor-menschlicher Primat gewesen zu sein, und dass etwas ›Vor-menschliches‹ das ›Menschliche‹ zur Voraussetzung hat und nicht umgekehrt – auch das erstmalige Auftreten des *Menschen* (eines frei sein könnenden Wesens und nicht von etwas anderem!) läßt sich *ontologisch* nur als im Zuge von Veränderungen

hen, eine *personale* Antwort: du selbst bist es, ich selbst bin es. Diese Antwort scheint banal. Doch mag der Anschein der Banalität verschwinden, wenn man bedenkt, dass der Zeugung ein Freiheitswesen und damit ein Adressat eines Unbedingtheitsanspruchs entstammt, und es zu mir selbst nur den Sprung gibt, der sich zwar im Zuge von Veränderungen ereignet (ich bin *als* Freiheitswesen ein *Naturwesen*), als Sprung jedoch grundsätzlich nicht objektivierbar ist. Er zeigt sich, indem er sich entzieht. Eben deshalb reicht die Antwort auf die Wer-Frage in ein Geheimnis. Daher konnte Schelling sinngemäß sagen, der Mensch sei das wandelnde Geheimnis. Ein solches will im Unterschied zu einem Rätsel, für das es allemal eine Lösung gibt, immer neu bedacht werden. Dazu anzuregen, war die Absicht dieser Überlegungen.

Literatur

Coreth, Emerich (1980): Was ist der Mensch?, 3. Aufl., Innsbruck u. a.

Damschen, Gregor/Schönecker, Dieter (Hg.) (2003): Der moralische Status menschlicher Embryonen, Berlin/New York: de Gruyter.

Esterbauer, Reinhold (2011): Zum Problem des Werdens in anthropologischer Perspektive, in: Sternad, Christian/Pöltner, Günther (Hg.): Phänomenologie und Philosophische Anthropologie, Würzburg, 153–166.

Fichte, Johann Gottlieb (1971): Grundlage der gesammten Wissenschaftslehre, in: Fichtes Werke, hg. von Immanuel Hermann Fichte, Berlin 1845/1846, Bd. I, fotomechanischer Nachdruck Berlin 1971.

Kant, Immanuel (1923): Kant's Gesammelte Schriften, Abt. 1, Werke; Bd. 9: Logik, Physische Geographie, Pädagogik, hg. von der Berlin-Brandenburgischen Akademie der Wissenschaften, Berlin: de Gruyter.

Merkel, Reinhard (2002): Forschungsobjekt Embryo, München.

---

sich ereignender *Sprung* begreiflich machen. (2) Auch die naturgeschichtliche Erklärung des Menschen steht unter dem Vorzeichen des methodischen Reduktionismus. Änderungen der genetischen Ausstattung erklären nicht das *Freiseinkönnen* des Menschen, sondern höchstens dessen Bedingungen. Es ändert sich an der ontologischen Problematik nichts, ob man die für die Menschwerdung entscheidende Mutation im Zeugungsakt vormenschlicher Primaten oder im Leben eines vormenschlichen Primaten angesiedelt sein läßt. Man kann solche Phantasien auf sich beruhen lassen. (3) *Für uns* jedenfalls – und darauf kommt es letztlich an – gilt das Indiz. Denn Frauen bringen keine Primaten, sondern allemal Menschen zur Welt. Vgl. dazu einschlägig: Esterbauer 2011.

Markus Rothhaar

DER SYSTEMATISCHE ORT VON SPEZIES- UND POTENTIALITÄTSARGUMENT

Abstract

Spezieszugehörigkeit und Entwicklungspotential von Embryonen sind in zunehmendem Maß biotechnisch manipulierbar. Der Beitrag versucht vor diesem Hintergrund, den systematischen Ort der bioethischen Spezies- und Potentialitätsargumente so zu bestimmen, dass ihre Validität auch angesichts solcher Manipulationsmöglichkeiten erhalten bleibt. Dazu wird auf den im zeitgenössischen Neoaristotelismus entwickelten Begriff der »speziestypischen Lebensform« zurückgegriffen. Der Lebensform-Begriff gestattet es, sowohl den Gedanken der Spezieszugehörigkeit philosophisch angemessen zu rekonstruieren, als auch den wesentlich diachronen Charakter des Lebens in einer Weise zu fassen, die dem Potentialitätsargument gerecht wird.

1. Einleitung

Das Projekt, zu dem dieser Aufsatz einen Beitrag leisten will, wirft die Frage auf, ob und wenn ja welche Implikationen die durch die moderne Biotechnologie entwickelten Möglichkeiten einer Manipulation des Entwicklungspotentials bzw. der Spezieszugehörigkeit von Embryonen oder »embryoiden Entitäten« für die Validität von bioethischen Argumenten haben, die eben auf Potentialität und Spezieszugehörigkeit abheben. Im Rahmen der so genannten SKIP-Argumente spielen gerade diese beiden Argumente häufig eine herausgehobene Rolle. Die diskursprägende Kraft beider Argumente zeigt sich nicht zuletzt darin, dass Spezieszugehörigkeit und Potentialität im deutschen Recht für die einschlägigen rechtlichen Regelungen zur Stammzellforschung, nämlich das Embryonenschutzgesetz (EschG) und das Stammzellgesetz (StZG), die definitorische Grundlage bilden, anhand derer jeweils die Schutzbereiche beider Gesetze festgelegt werden.

All das deutet darauf hin, dass beide Argumente einen starken lebensweltlichen Anhalt besitzen oder jedenfalls an tief verankerte kulturelle Überzeugungsmuster anknüpfen können. Seit es allerdings möglich geworden ist, sowohl das Entwicklungspotential menschlicher Embryonen gezielt zu manipulieren, als auch die Speziesgrenzen zumindest auf genetischer Ebene zu verwischen, schwinden die lebensweltlichen Überzeugungen, auf die beide Argumente angewiesen zu sein scheinen. In der Tat ist es keine lebensweltliche Selbstverständlichkeit mehr, dass menschliche Embryonen und unter günstigen Bedingungen später auch geborene Menschen aus einem menschlichen Zeugungsakt hervorgehen. Diese Konstellation erfordert es, Spezies- und Potentialitätsargument noch einmal grundlegend auf den Prüfstand zu stellen. Das wiederum bedeutet, die ontologischen Prämissen von Spezies- und Potentialitätsargument neu zu durchdenken, um so überhaupt erst den systematischen Ort der beiden Argumente, ebenso wie ihren systematischen Zusammenhang richtig zu bestimmen. Dazu werde ich in drei Schritten vorgehen. Zunächst will ich versuchen, herauszuarbeiten, was jeweils für das Potentialitäts- und das Speziesargument spricht und welches deren philosophisch plausibelsten Varianten sind. Darauf aufbauend will ich eine Überlegung entwickeln, die beide Argumente integriert. Im zweiten Schritt möchte ich die Punkte genauer identifizieren, an denen die Validität von Spezies- und Potentialitätsargument aufgrund der erwähnten biotechnischen Manipulationsmöglichkeiten problematisch werden könnte. Im dritten Schritt soll dann gezeigt werden, dass dieses integrierte Argument gegen die Herausforderungen verteidigt werden kann, die sich durch jene Manipulationsmöglichkeiten ergeben. Zum Abschluss und als Ausblick möchte ich dann insbesondere das Speziesargument in den weiteren Kontext einer Anerkennungstheorie der Subjektivität stellen.

2. Das Potentialitätsargument als *reductio ad absurdum*

Betrachten wir zunächst das Potentialitätsargument, ohne es schon in den weiteren Zusammenhang des Speziesarguments zu stellen, so lässt sich festhalten, dass es seine argumentative Kraft nicht zuletzt aus einem auf den ersten Blick fast trivialen Umstand bezieht: dem Umstand nämlich, dass eigentlich jede Position kontraintuitiv ist, die den Status eines Trägers von Menschenrechten und Menschenwürde am *aktuellen* mentalen Vollzug von personalen Akten festmachen wollte. Zum einen ist es überhaupt völlig unklar, was damit gemeint ist, einen Akt wie Wollen, Meinen oder Denken als einen *aktuellen* mentalen Akt zu verstehen. Würde etwa der Ausdruck »P will x« – beispielsweise eine Gehaltserhöhung – einen aktuellen mentalen Akt bezeichnen, dann müsste man sagen, dass P aufhört, eine Gehaltserhöhung zu wollen, sobald er nicht aktuell einen mentalen Akt namens »Gehalterhöhungs-Wollen« vollzieht, z. B. weil er gerade mit Autofahren beschäftigt ist.[1] Das erscheint aber als einigermaßen abwegig. Zum anderen würde ein Abheben auf das aktuelle Vorhandensein »personaler Akte« implizieren, dass Personen aufhören würden, Träger von Menschenrechten und Menschenwürde zu sein, sobald sie derartige Akte nicht mehr aktuell vollziehen. Nimmt man beispielsweise Moralität oder praktische Vernünftigkeit als Charakteristika der Personalität an, so würde eine rein aktualistische Position implizieren, dass Menschen aufhören, Träger von Menschenrechten zu sein, sobald sie gerade nicht moralisch handeln – von den stets einschlägigen Ohnmächtigen, Schlafenden, Komatösen etc. ganz zu schweigen.

Dieser Punkt scheint mir insofern wichtig zu sein, als er zeigt, dass sich der Rekurs auf Potentialität beim Nachdenken über die Frage, wer Träger von subjektiven Rechten bzw. Gegenüber von Pflichten ist, nur um den Preis vermeiden lässt, eine völlig unplausible Position einzunehmen, nach der die möglichen Träger solcher Rechte diesen Status tagtäglich mehrmals verlieren und wiedergewinnen. Jede ernstzunehmende Theorie der Rechts- oder Moralsubjektivität, auch die »bioethisch liberalen« Theorien, muss dementsprechend *in irgendeiner Weise* auf Potentialitäten oder Dispositionen abheben. Das Einzige, was daher überhaupt sinnvollerweise diskutiert werden kann, ist, *in welcher Weise* darauf rekurriert wird, welche »Formen« von Potentialität oder Disposition also als normativ plausible Grundlagen für die Anerkennung eines »moral status« gelten können und welche nicht. In der Tat hat sich die Diskussion der letzten Jahre eben auch genau in diese Richtung verschoben. Die wesentlichen Unterschiede zwischen den verschiedenen Positionen betreffen nicht (mehr) die Frage, ob zur Bestimmung des normativen Status eines Lebewesens überhaupt auf Potentialitäten, Fähigkeiten oder Dispositionen rekurriert werden sollte, sondern vielmehr die Frage, *in welcher Weise* auf Fähigkeiten, Dispositionen oder Potentiale rekurriert wird, wie diese systematisch verortet werden und welche normative Relevanz ihnen jeweils zugesprochen wird.[2]

Worüber dann bei menschlichen Embryonen tatsächlich eine Kontroverse besteht, ist die Frage, ob die gewissermaßen in der Entwicklung sehr weit »vorverlegte« »Fähigkeit zur Ausbildung einer Fähigkeit« moralische Relevanz besitzt oder nicht, ob sie also den Status eines Trägers von Rechten und Würde begründen kann oder nicht.[3] Das bestreitet die »bioethisch liberale« Position, während die »bioethisch konservative« es befürwortet. Die »bioethisch liberale« Position muss mithin davon ausgehen, dass der Unterschied

[1] Diese Überlegung verdanke ich einem Gespräch mit Ralf Stoecker.

[2] Exemplarisch für die Entwicklung etwa Birnbacher 2006, 327–335.

[3] Vgl. für einen Ansatz, der die Problematik unter genau dieser Perspektive behandelt Meincke 2015.

zwischen einer Fähigkeit (z. B. zum Vollzug praktischer Vernunft) und einer »Fähigkeit zur Ausbildung dieser Fähigkeit« moralisch relevant ist. Um die »bioethisch liberale« Position zu rechtfertigen, genügt es also nicht, festzustellen, dass es diesen Unterschied gibt – das steht eigentlich außer Zweifel. Vielmehr muss auch gezeigt werden, dass er moralisch relevant, ja insofern moralisch entscheidend ist, als sich aus ihm der Unterschied zwischen einem Träger von Rechten und einem Wesen, das nicht Träger von Rechten ist, ergibt. Schaut man sich allerdings die einschlägigen Arbeiten an, dann scheinen viele Vertreter der »bioethisch liberalen« Position der Auffassung zu sein, es genüge festzustellen, dass es jenen Unterschied überhaupt gibt.

Offenbar gehen die entsprechenden Positionen also von impliziten Zusatzprämissen aus, aufgrund derer sich aus dem Vorhandensein des Unterschieds automatisch dessen moralische Relevanz ergibt. Es liegt die Vermutung nahe, dass diese impliziten theoretischen Hintergrundannahmen der »bioethisch liberalen« Position darin bestehen, andere »natural kinds« anzunehmen bzw. mit anderen sortalen Termini zu arbeiten als die »bioethisch konservative«. Offenbar geht die »bioethische liberale« Position, wie wir sie etwa bei Peter Singer (Singer 1994), Reinhard Merkel (Merkel 2002) oder Norbert Hoerster (Hoerster 2002) finden, davon aus, dass es so etwas wie eine distinkte »natural kind« derjenigen Lebewesen gibt, die von der Beschaffenheit ihres Körpers her, d. h. indem sie ein in bestimmter Weise ausgebildetes Nervensystem und Gehirn haben, eine Fähigkeit zum Vollzug personaler Akte aufweisen. Nur vor einem solchen theoretischen Hintergrund kann man es m. E. für nicht weiter begründungsbedürftig halten, dem Unterschied zwischen einer »Fähigkeit zum Vollzug personaler Akte« und einer »Fähigkeit zur Ausbildung einer Fähigkeit zum Vollzug personaler Akte« moralische Relevanz zuzusprechen. Diese theoretischen Hintergrundannahmen führen nun aber unweigerlich zur Frage einer möglichen moralischen Relevanz der Zugehörigkeit zu einer bestimmten natürlichen Spezies.

3. Potentialität, Spezies und Entelechie: Zum Entwurf eines Arguments

Das Speziesargument weist nach der hier vertretenen Auffassung zwei philosophisch plausible Varianten auf: eine im weitesten Sinn (neo)aristotelische Variante, die mit dem Gedanken der speziestypischen Lebensform argumentieren könnte, und eine Variante, die deren Hauptvertreter, Robert Spaemann, »transzendentalpragmatisch« genannt hat und auf die ich im letzten Kapitel noch einmal zurückkommen möchte. Ich will mich hier zunächst mit dem (neo)aristotelischen Argument befassen, nicht zuletzt, weil die Beziehung zwischen Potentialitätsargument und Speziesargument in dieser Variante besonders deutlich ins Auge fällt. Der Grundgedanke dieser Variante ist, dass jedes Lebewesen einer bestimmten Spezies angehört, die als solche jeweils eine bestimmte, speziestypische Lebensform[4] aufweist. Diese Lebensform wiederum ist wesentlich teleologisch verfasst: Ein Lebewesen ist auf seine Lebensform jeweils als auf ein *telos* ausgerichtet, für das zwei Charakteristika gelten, nämlich

a. dass ein Individuum der Spezies das *telos* mehr oder weniger gut verwirklichen kann,[5]
b. dass ein Lebewesen sein *telos* aus sich selbst heraus verwirklicht und hervorbringt, dass es also eine Entelechie aufweist.

An der immanenten Entelechie lässt sich wiederum ablesen, was dieses Lebewesen seinem Wesen, seiner *ousia* nach ist. Die Entelechie des Menschen ist wiederum ausgerichtet auf die theoretische und praktische Vernünftigkeit, d. h. die Personalität. Personsein und »Nicht-Personsein« wären dementsprechend – und das ist die entscheidende Pointe dieser Position – nicht selbst sortale Begriffe, nach dem man Lebewesen einteilen kann. »Person« ist, wie Spaemann bemerkt, keine »natürliche Art« (natural kind), sondern natürliche Arten sind z. B. Mensch, Löwe, Biene etc. Personsein besteht demgegenüber darin, das, was man natürlicherweise ist, auf eine ganz bestimmte Art und Weise zu sein: nämlich darin, in einer reflexiven, durch Selbstbewusstsein gekennzeichneten Distanz zur eigenen Natur zu stehen. Diese durch das Selbstbewusstsein konstituierte Distanz ist es, was theoretische und praktische Vernünftigkeit begründet. Jedes Mitglied der Spezies »Mensch« würde demnach einer Spezies angehören, deren speziestypische Lebensform wesentlich durch theoretische und praktische Vernünftigkeit gekennzeichnet ist. Zu dieser Lebensform gehört weiterhin, dass die Mitglieder der Spezies jene Charakteristika erst irgendwann im Lauf ihres Lebens manifestieren, d. h. dass sie einen Entwicklungsprozess durchlaufen. Aber darum fallen frühere Stadien des Entwicklungsprozesses nicht aus der Lebensform der menschlichen Spezies heraus – im Gegenteil: Es gehört ja gerade zu *jeder* Lebensform von Lebewesen, dass sie verschiedene Stadien durchläuft. »Speziestypische Lebensformen« sind immer nur diachron erfassbar.

Des Weiteren gehört dazu, dass das Moment der Vernünftigkeit und Personalität an der spezifisch menschlichen Lebensform die anderen Momente und

[4] Für den Gedanken der speziestypischen Lebensform vgl. Foot 2011.

[5] Wenn es dieses *telos* nicht verwirklicht, gehört es darum nicht einer anderen Spezies an, sondern ist ein »defektes« Exemplar der Spezies – wenn es nicht auf sein speziestypisches *telos* ausgerichtet wäre, dann ließe es sich ja gar nicht als defektes Exemplar seiner Spezies sehen, sondern wäre einfach ein Wesen sui generis (so würde es wohl der postmoderne Hypernominalismus z. B. eines Michel Foucault sehen).

Aspekte dieser Lebensform, z. B. die Sozialität, die menschliche Ernährung, die menschliche Sexualität und Reproduktion usw., gleichsam »einfärbt«: Vernunft bedeutet für ein soziales Wesen etwas anderes als sie für ein nicht-soziales bedeuten würde (wenn es denn nicht-soziale Vernunftwesen überhaupt geben könnte). Sozialität – ebenso wie Sexualität/Reproduktion, Ernährung etc. – hat bei einem Vernunftwesen eine andere Form und eine andere Bedeutung als bei einem nicht-vernünftigen Wesen: Die spezifische Sozialität des Menschen ist eine andere als die sozialer Tiere. Dementsprechend ist auch die Entwicklung eines Menschen von der Zygote über das Embryonal- und Fötalstadium, die Kindheit und Jugend etc. von vorneherein etwas anderes als bei anderen Spezies; besitzt eine andere Bedeutung und einen anderen Rahmen. Vor allem ist sie von vorneherein in einen Raum der wechselseitigen reflexiven Anerkennung eingebunden, ohne den es vermutlich unsere vernünftige Subjektivität gar nicht gäbe.[6] In einen solchen Raum der Anerkennung ist demgegenüber z. B. die natürliche Entwicklung einer Maus, einer Kuh oder gar eines Baumes nicht einbezogen. An dieser Stelle verschränken sich also offenbar das neoaristotelische und das transzendentalpragmatische Argument miteinander. Jene Eingebundenheit in einen Anerkennungszusammenhang ist insofern wichtig, als sich, wenn dieser Ansatz richtig wäre, daran zeigen würde, dass gerade die praktische Vernünftigkeit in den Lebensphasen des Ungeborenseins, des Neugeborenseins oder der Demenz nicht abwesend ist – sie weist »nur« einen anderen Charakter auf, bei dem die menschliche Sozialität im Vordergrund steht, die als solche aber auch von praktischer Vernünftigkeit geprägt ist und diese wiederum bedingt. Denkt man diese beiden Gedanken, d. h. den Gedanken der Eingebundenheit menschlicher Lebewesen in einen Anerkennungszusammenhang und den Gedanken der grundlegenden Diachronizität von Lebensformen, zusammen, so lässt sich die These vertreten, dass jedes Lebewesen der natürlichen Art »Mensch« immer und während des ganzen Verlaufs seines Lebens als ein Vernunftwesen

[6] Das ist der Grundgedanke der in der »Grundlage des Naturrechts nach Principien der Wissenschaftslehre« entwickelten Anerkennungstheorie Johann Gottlieb Fichtes. Fichte beschreibt sein Programm folgendermaßen: »Der Mensch (so alle endlichen Wesen überhaupt) wird nur unter Menschen ein Mensch; und da er gar nichts anderes seyn kann denn ein Mensch, und gar nicht seyn würde, wenn er dies nicht wäre – sollen überhaupt Menschen seyn, so müssen mehrere seyn. Dies ist nicht eine willkürlich angenommene, auf die bisherige Erfahrung oder auf andere Wahrscheinlichkeitsgründe aufgebaute Meinung, sondern es ist eine aus dem Begriff des Menschen streng zu erweisende Wahrheit. Sobald man diesen Begriff vollkommen bestimmt, wird man von dem Denken eines einzelnen aus getrieben zur Annahme eines zweiten, um den ersten erklären zu können. Der Begriff des Menschen ist sonach gar nicht der Begriff eines Einzelnen, denn ein solcher ist undenkbar, sondern der einer Gattung.« (Fichte 1971, 39). Fichtes These hat eine breite Geschichte der Rezeption und Transformation von Hegel über Habermas bis Honneth erfahren. Aus der Perspektive der Kognitionspsychologie vertritt eine ähnliche These neuerdings Prinz 2013.

anzusprechen ist, da die Vernünftigkeit eben dasjenige ist, was seine speziestypische Lebensform ausmacht. Damit wird dann aber auch deutlich, dass und warum ein Vertreter des Speziesarguments in seiner (neo)aristotelischen Variante in gewisser Weise immer auch ein Vertreter des Potentialitätsarguments sein muss. »Potentialität« ist für das Speziesargument insofern von Bedeutung, als sie diejenige Entelechie bezeichnet, die durch ein Lebewesen im Lauf seiner Entwicklung typischerweise irgendwann verwirklicht wird.

Zugleich ergibt sich aus dem notwendig diachronen Charakter von Lebensformen auch ein Argument gegen »bioethisch liberale« Positionen. Deren *petitio principii* besteht m. E. darin, lebendige Individuen nicht als Verkörperungen von bestimmten speziestypischen Lebensformen zu betrachten, sondern die Phasen einer Lebensform voneinander zu isolieren und dann so zu tun, als ob diese Phasen, die ja nichts anderes sind als Phasen *im* Lebenprozess einer Lebensform, eigenständige, voneinander distinkte natürliche Arten von Lebewesen darstellen würden. Was die bioethisch »liberale« Position mithin ausmacht, wäre demnach gerade nicht eine Ablehnung des natural kinds-Gedankens selbst – ganz im Gegenteil –, sondern die Annahme, dass »Person« und »Nicht-Person« schon natural kinds wären, dass also die Gesamtheit der Lebewesen nicht in natural kinds wie »Mensch«, »Gorilla«, »Miesmuschel« etc. unterteilt ist, sondern in andere natural kinds wie »schmerzempfindendes Wesen«, »personales Wesen« etc. »Embryo«, »Kleinkind« oder »Erwachsener« sind aber gerade keine sortalen Begriffe, die eigenständige natural kinds abbilden, sondern bezeichnen Phasen in einem durch Selbstorganisation und Selbsthervorbringung gekennzeichneten Lebensprozess einer natürlichen Art. Die diachrone Identität dieser natürlichen Art mit sich über die verschiedenen Phasen des Lebensprozesses hinweg wird dabei eben dadurch verwirklicht, dass dieser Lebensprozess schon ein Prozess der Selbstorganisation und Selbsthervorbringung ist. Die »bioethisch-liberale« Umsortierung der natürlichen Arten übersieht mithin gerade, dass das Leben *als solches* dadurch gekennzeichnet ist, seine diachrone Identität mit sich in der Zeit aus und durch sich selbst zu konstituieren. Diese Selbstorganisation ist es im Übrigen letztlich auch, von der her man den Substanzbegriff denken muss – schon bei Aristoteles scheint relativ klar, dass der Begriff des *eidos* ein Begriff ist, der von Lebewesen her gedacht wird: Die Kontinuität, die den Substanz- bzw. Formbegriff ausmacht, ist letztlich diejenige der Selbstorganisation und Selbsterhaltung eines Lebewesens: seine Entelechie. Der Substanzbegriff wäre nach dieser Interpretation letztlich der Begriff des Lebens selbst und in dieser Variante auch »metaphysisch« gar nicht so verdächtig, wie oft angenommen wird. Vielmehr ließe sich sogar so weit gehen zu sagen, dass wir zumindest in der Philosophie der Biologie, aber auch in der Biologie selbst als Naturwissenschaft, ohne die entsprechenden Begrifflichkeiten gar nicht auskommen. Die Begriffe der Entelechie und der

»Form« – wobei »Form« dann zu verstehen wäre als die Gesamtheit der Strukturprinzipien der Selbstorganisation eines Lebewesens – sind insgesamt für die Seinsweise des Lebendigen konstitutiv: Das Lebendige lässt sich ohne sie überhaupt nicht denken und wissenschaftlich erschließen.

4. Die Validität des Speziesarguments angesichts der biotechnischen Möglichkeit des »Verwischens« von Speziesgrenzen

Rekonstruiert man das Spezies- in Verbindung mit dem Potentialitätsargument in diesem (neo)aristotelischen Sinn, so ergeben sich natürlich mehrere Nachfragen, und zwar ebenso Nachfragen genereller Natur wie Nachfragen angesichts der Möglichkeit einer biotechnischen Überschreitung der Artgrenzen und der Manipulation des Entwicklungspotentials menschlicher Zellen. Der weitere Focus meiner Überlegungen wird auf der zweiten Kategorie von Nachfragen liegen.

Zum einen nämlich wird Personalität in diesem Argument als das *telos* und die Seinsweise von Lebewesen der natürlichen Art »Mensch« verstanden. Substanz- und *telos*-Begriff setzen in dieser Variante also offenbar die Existenz von natürlichen biologischen Arten voraus. Ist aber die Rede von natürlichen biologischen Arten – abgesehen von ihrer philosophischen Problematik – überhaupt noch plausibel, wenn Speziesgrenzen biotechnologisch überschritten werden können? Das mögliche »Überschreiten« der Speziesgrenzen bringt zweitens denkbare Bruchstellen im Verhältnis von Spezies- und Potentialitätsargument zu Bewusstsein, die ihre wechselseitige Bezogenheit in Frage zu stellen geeignet wären. Zwar wären andere natürliche Arten – etwa Außerirdische oder eventuell höhere Primaten –, deren Seinsweise die der Personalität wäre, für die Theorie noch kein Problem und leicht in sie zu integrieren. Wie verhielte es sich aber mit Lebewesen, die sich keiner natürlichen Art zuordnen lassen würden, aber dennoch mutmaßlich das Potential und *telos* der Vernünftigkeit aufwiesen? Würden diese dann aufgrund des Umstandes, dass Potentialität hier als Entelechie verstanden wird und als Entelechie wiederum an den Gedanken natürlicher Arten rückgekoppelt ist, aus dem Kreis der Personen herausfallen? Oder was wäre umgekehrt mit Lebewesen, die zwar der Spezies »Mensch« angehören, aber deren Entwicklungspotential in einem frühen Entwicklungsstadium künstlich gehemmt wurde, so dass sie dieses nicht mehr entfalten könnten? Wären diese aufgrund ihrer Spezieszugehörigkeit dann dennoch Träger von Rechten und Würde oder aufgrund des Fehlens eines Entwicklungspotentials ebendas nicht? Liegen der (neo)aristotelischen Theorie also lebensweltliche Gewissheiten über eine wechselseitige Bezogenheit von Artzugehörigkeit und Potentialität zugrunde, die durch solche Manipulationsmöglichkeiten erschüttert werden bzw. deren unreflektierter Voraussetzungscharakter dadurch erst zu Tage tritt? Drittens stellt sich schließlich die Frage, wie ein Vertreter des Speziesarguments mit der Unklarheit des Speziesbegriffs selbst und seines Verhältnisses zum Begriff der »Lebensform« umgeht.

Alle diese Einwände im Detail zu diskutieren, würde den Rahmen des vorliegenden Beitrags sprengen; nichtsdestoweniger lassen sich aber zumindest die Grundlagen für spätere detailliertere Antworten skizzieren. Grundsätzlich wäre an die betreffenden Einwände die Frage danach zu stellen, *welchen* Speziesbegriff sie eigentlich voraussetzen. Bekanntlich gibt es auch innerhalb der Biologie, geschweige denn in der Philosophie der Biologie, keinen einheitlichen Speziesbegriff. Vielmehr kennen Biologie und Philosophie der Biologie verschiedene Speziesbegriffe, die teilweise sogar einander widersprechen.[7] Bei allen Varianten kann man aber vermutlich drei grundlegende Arten und Weisen unterscheiden, »Spezies« zu verstehen. Das wäre zum einen das morphologische Verständnis des Speziesbegriffs: Spezies sind demnach Gruppen von Lebewesen, die gemeinsame morphologische Merkmale aufweisen. Dabei wird jeweils natürlich kein einzelnes morphologisches Merkmal herangezogen, um eine Spezies zu bestimmen, sondern jeweils ein ganzes Cluster von Merkmalen, die zudem in einer klassifikatorischen Hierarchie angeordnet sind. Das klassische Beispiel eines solchen Klassifikationssystems ist die Linné'sche Taxonomie.

Die zweite grundlegende Möglichkeit, den Speziesbegriff zu verstehen und anzuwenden, ist neueren Datums: Es handelt sich um Ernst Mayrs populationsgenetischen Speziesbegriff.[8] Danach werden Spezies definiert als Gruppen von tatsächlich oder potentiell miteinander fortpflanzungsfähigen Lebewesen, die *als* Gruppen voneinander »reproduktiv isoliert« sind. Der Begriff der »reproduktiven Isolation« zielt dabei darauf ab, dass zwei Lebewesen, die sich miteinander fortpflanzen können, nur dann als *einer* Spezies zugehörig gelten, wenn die Nachkommen, die aus einem Reproduktionsakt entstehen, ihrerseits fortpflanzungsfähig sind.

Neben diesen beiden in der Biologie weithin akzeptierten Speziesdefinitionen (die allerdings teilweise zu unterschiedlichen Ergebnissen führen können) haben sich im analytischen Neoaristotelismus, insbesondere Michael Thompsons, Ansätze zu einer dritten Bestimmung des biologischen Speziesbegriffs ergeben: Ansätze, die m. E. nicht nur eine große philosophische und biowissenschaftliche Plausibilität aufweisen, sondern auch geeignet wären,

---

[7] Das zeigt m. E. nach übrigens klar, dass der Begriff der Spezies eben kein biologischer, sondern ein hermeneutischer, wenn nicht ein ontologischer ist, aber jedenfalls kein i. e.S. naturwissenschaftlicher (so wenig wie der Begriff des »Lebens«).

[8] Vgl. für dieses Konzept Mayr 1967.

den morphologischen und den populationsgenetischen Speziesbegriff in eine übergreifende Perspektive zu integrieren. Diese Ansätze heben auf den bereits weiter oben verwendeten Begriff der *Lebensform* ab, der darum an dieser Stelle noch einmal vertiefter betrachtet werden soll. Zentral für den Lebensform-Begriff ist es, dass eine Lebensform sich in, wie Thompson es wahlweise nennt, »naturhistorischen Urteilen« oder »aristotelian categoricals« beschreiben lässt. Solche Urteile sind z. B. »Rotluchse haben im Frühjahr Junge« oder »Die Hauskatze hat vier Beine« oder »Es kennzeichnet die texanische Lupine, an ihren Wurzeln Knoten mit stickstoffbildenden Bakterien zu haben«.[9] Thompson interessiert sich nun insbesondere für die logische Form solcher Urteile, aufgrund deren er im Rückgriff auf Frege zu zeigen versucht, dass Begriffe wie »Leben« oder »Organismus« tatsächlich logische Formen sind und nicht etwa Begriffe, die mögliche Inhalte allgemeinerer logischer Formen bezeichnen: »Die Tatsache, dass wir es letzten Endes mit einer besonderen Urteilsform zu tun haben – mit einer bestimmten Weise, Subjekt und Prädikat im Denken oder in der Sprache zu verknüpfen –, ist der Grund, warum ich zu behaupten wage, dass die Kategorien des Lebendigen logische Kategorien sind.« (Thompson 2011, 65)

Wichtig ist nun für die Fragestellung des vorliegenden Beitrags der Umstand, dass jene Urteile, in denen Lebensformen ausgedrückt werden, ihrer logischen Kategorialität nach zum einen normative Urteile sind: Eine Hauskatze mit nur drei Beinen ist nicht ein Individuum einer *anderen* Spezies als der Spezies »Hauskatze«, sondern einfach ein defektes Exemplar der Spezies »Hauskatze«. Diese Normativität ist es, die es gestattet, von »der Hauskatze« oder »dem Rotluchs« zu reden, ohne dass damit eine induktive Allgemeinheit im Sinn von »die meisten Hauskatzen« etc. gemeint wäre. Die Allgemeinheit der Lebensform-Urteile ist eine normative und keine deskriptive Allgemeinheit. Zum anderen sind es Urteile, die immer diachronen Charakter besitzen (deshalb »naturhistorisch«): Die Lebensform einer Spezies lässt sich nur angemessen beschreiben, indem man den gesamten Verlauf des Lebens eines typischen Individuums dieser Spezies erzählt, und zwar einschließlich seines Fortpflanzungsverhaltens und seiner Genese, die ja stets Selbsthervorbringung ist. Es dürfte an dieser Stelle nun schon klar geworden sein, dass es nach Auffassung Thompsons, auch wenn er selbst dies gelegentlich noch mit einem kleinen Fragezeichen versieht, die unterschiedlichen Lebensformen sind, die unterschiedliche Spezies konstituieren. Individuen würden demnach genau dann einer Spezies angehören, wenn sie eine bestimmte Lebensform teilen. Wenn überhaupt, dann kann jedenfalls die Spezieszugehörigkeit nur insofern von normativer Relevanz sein, als der Speziesbegriff ein Begriff voneinander unterscheidbarer Lebensformen ist. Und das eben darum, weil Lebensfor-

[9] Alle Zitate Thompson 2011, 30.

men im Sinn des Neoaristotelismus bereits in sich wesentlich teleologischen Charakter haben. Dass also verschiedene Spezies durch verschiedene Lebensformen im Sinn Thompsons gekennzeichnet sind, ist überhaupt dasjenige, was die Spezieszugehörigkeit normativ relevant machen kann – eben weil Lebensformen jeweils eine spezifische Teleologie aufweisen. Was damit auch deutlich wird, ist, dass die verschiedenen Lebensformen nichts anderes sind als jeweils unterschiedliche Arten und Weisen, die Zwecke der Selbstorganisation, der Selbsterhaltung und der Fortpflanzung (d. h. der Selbstreproduktion und der Artreproduktion) sowie schließlich – bei höheren Tieren – des Soziallebens zu verwirklichen. Diese unterschiedlichen Arten und Wesen der Zweckverwirklichung schlagen sich jeweils wieder in unterschiedlichen morphologischen Merkmalen nieder. Die populationsgenetische Speziesdefinition von Mayr wiederum greift den wichtigen Aspekt der Reproduktion der Spezies selbst heraus, ohne den in der Tat nur von Individuen, nicht aber von einer Spezies als demjenigen, was eine Pluralität von Exemplaren übergreift, gesprochen werden kann. Gerade der Lebensform-Begriff Thompsons bietet damit einen guten Ansatzpunkt, um das klassische morphologische Spezieskonzept mit dem modernen populationsgenetischen Spezieskonzept zusammenzudenken.

Alle diese Überlegungen sind für das Problem einer »Verwischung der Speziesgrenzen« auf genetischer Ebene insofern von Bedeutung, als sie Kriterien dafür zu formulieren erlauben, wann ein transgener Organismus tatsächlich als ein Lebewesen gelten kann, das die Speziesgrenzen überschreitet, d. h. als ein echtes »cross-species«-Lebewesen gelten kann. Und zugleich Kriterien dafür, wann von dem Entstehen einer tatsächlich *neuen* Spezies die Rede sein könnte, d. h. einer Spezies, die nicht mehr die Spezies eines derjenigen Lebewesen wäre, von denen die miteinander rekombinierten Gene stammen. Noch ohne überhaupt über Gene Editing, cytoplasmatische Hybriden (sogenannte »Cybrids«) oder ähnliches reden zu müssen, lässt sich das anhand von Thompsons Beispiel der dreibeinigen Katze erläutern. Zunächst ist eine solche Katze einfach nur ein defektes Exemplar der Spezies »Hauskatze«. Würde die dreibeinige Katze nun aber auf der Basis ihrer Dreibeinigkeit eine neue Lebensform mit neuen Strategien von Selbsterhaltung, Arterhaltung und Sozialleben entwickeln, und würden sowohl die Dreibeinigkeit als auch die darauf beruhenden Strategien konsistent an die Nachkommen weitergegeben, dann wäre eine *neue* Spezies entstanden: eine Gruppe von Lebewesen, die durch eine ihnen eigene, spezifische und sie als Lebewesen definierende Teleologie und Normativität bestimmt wäre. Evolutionsbiologisch gesprochen hätte diese neue Art eine bestimmte ökologische Nische besetzt, die zuvor unbesetzt war. Das lässt sich ohne weiteres auch auf tatsächliche oder vermeintliche cross-species-Wesen übertragen. Nehmen wir als Beispiel die schon seit gut zwei Jahrzehnten erschaffbaren Lebewesen, die durch Einfügen eines Fluoreszenz-Gens unter bestimmten Lichtverhältnissen leuchten, zum Beispiel der berühmt-berüchtigte GloFish. Solange diese genetisch »hineineditierte« Eigenschaft des Fluoreszierens nicht dazu führt, dass die gentechnisch veränderten Fische eine *neue Lebensform* entwickeln, die sie von derjenigen ihrer gentechnisch unveränderten Vorläufer unterscheidet, handelt es sich nicht um eine neue Spezies. Würden sie dagegen auf der Grundlage der gentechnisch »hinzueditierten« neuen Eigenschaft eine neue Lebensform entwickeln und diese an ihre Nachkommen weitergeben, dann hätten wir es offensichtlich mit einer neuen Spezies zu tun.

Diese Überlegungen zeigen nun, dass eine »Vermischung« von genetischen und/oder zellulären Elementen verschiedener Spezies, sei es durch Gene Editing, sei es durch die Herstellung von »Cybrids«, noch lange nicht bedeutet, dass die betreffenden Lebewesen aufhören würden, in ihrer Spezieszugehörigkeit eindeutig zuordenbar zu sein. Vielmehr gehören sie völlig unabhängig von der Herkunft ihrer Zellen und Gene eben immer derjenigen Spezies an, deren typische Lebensform sie besitzen. Aussagen wie diejenige, ein »Cybrid«-Lebewesen wäre z. B. »zu 99 % ein Frosch und zu 1 % ein Mensch«, sind dann sinnlose Aussagen. Sofern nämlich der einprozentige Anteil an »menschlichen Genen« sich nicht einmal auf den Phänotyp, geschweige denn auf die Lebensform des betreffenden Lebewesens auswirkt, hätten wir es ganz einfach mit einem Frosch zu tun und mit nichts anderem. Wenn die oben skizzierte Theorie der Lebensformen richtig ist, dann ist es gerade unmöglich, Spezieszugehörigkeiten prozentual zu quantifizieren, da Spezieszugehörigkeiten über unterschiedliche Lebensformen bestimmt sind und nicht über die Herkunft ihrer Gene oder Zellen. Dementsprechend würde zur Spezies »Mensch« dann auch jedes Wesen gehören, dessen spezifische Lebensform und Form der Selbstorganisation diejenige des Menschen wäre und in Zweifelsfällen wäre tutioristisch zu verfahren. Welche Herkunft ihre Gene aufweisen, wäre demgegenüber irrelevant oder jedenfalls nur, soweit dies Auswirkungen auf die Form der Selbstorganisation und Selbsthervorbringung hätte. Das scheint aber gerade nicht der Fall zu sein bei denjenigen Lebewesen, die heute als Beispiele für »cross-species«-Entitäten diskutiert werden.

5. Die Validität des Potentialitätsarguments angesichts der biotechnologischen Möglichkeit der Manipulation von Entwicklungspotentialen: der »absurd-extension«- Einwand

Der zweite große Einwand gegen das von mir rekonstruierte, integrierte Spezies- und Potentialitätsargument zielt explizit gegen das Potentialitätsargument. Es handelt sich um ein Argument, das in der bioethischen Literatur den Namen des »absurd-extension-Einwands« trägt. Dieser lässt sich folgendermaßen skizzieren[10]: Ausgangspunkt des Einwands ist der Umstand, dass sich beliebige Körperzellen durch die verschiedensten Methoden in ipS-Zellen transformieren lassen. ipS-Zellen lassen sich wiederum durch die Methode der sogenannten tetraploiden Embryokomplementation zu Gebilden aggregieren, die das Potential haben, sich zu einem geborenen Lebewesen zu entwickeln. Theoretisch ist diese Vorgehensweise auch beim Menschen möglich. Vertreter des absurd-extension-Einwands schlussfolgern daraus dann, dass man, wenn man das Potentialitätsargument ernst nehme, jeder menschlichen Körperzelle den Status eines Trägers von Menschenwürde und Menschenrechten zusprechen müsse. Diese Folgerung sei aber so offenkundig absurd, dass die Grundlage der gesamten Argumentation, das Potentialitätsargument (PA) selbst, falsch sein müsse. So führen etwa Marco Stier und Bettina Schöne-Seifert aus: »In our eyes, recent developments in cellular biology, that is, insights into the principally ubiquitous convertibility of human cells from one type into another, have dealt PA its finishing blow.« (Stier/Schöne-Seifert 2013, 20) und begründen dies mit der Möglichkeit, aus einer einfachen Hautzelle letztlich ein neugeborenes Kind zu erzeugen:

> By converting a skin cell into an iPSC, and by subsequently assisting this cell via tetraploid cells, it is ultimately possible to develop a newborn from a normal skin cell. Certainly, at present this procedure is very inefficient, but so is, to a lesser degree, natural reproduction. Low birth rates have commonly not been accepted as a refutation of PA. Thus, for all we can see, these insights are giving rise to yet another variant of the absurd-extension objection to PA, this time a deadly variant. (Stier/Schöne-Seifert 2013, 22)

Gegen diese Überlegung ließe sich nun wiederum, wie von Stier und Schöne-Seifert selbst diskutiert, die aristotelische Unterscheidung zwischen »aktivem« und »passivem« Potential anführen. Eine *dynamis* ist demnach dann »aktiv«, wenn sie in dem Sinn intrinsisch ist, dass sie durch die Entität, deren Potentialität sie ist, selbst verwirklicht werden kann. »Passiv« ist ein Potential

---

[10] Ich folge hier den Darlegungen von Stier/Schöne-Seifert 2013.

demgegenüber dann, wenn es der Handlungen eines von der Entität unterschiedenen Akteurs bedarf, um sie zu verwirklichen. Diese Unterscheidung scheint auf die vorliegende Problematik präzise zu passen: Bei einer Körperzelle läge danach lediglich ein »passives« Potential vor, das nur durch einen Eingriff von außen verwirklicht werden könne; ein Embryo besäße dagegen von vorneherein ein intrinsisches »aktives Potential«. Stier und Schöne-Seiffert referieren den Gegeneinwand vor diesem Hintergrund folgendermaßen:

> Aristotle explains that a potential (dynamis) is passive if the principle of actualization comes from outside the transformed or transformable entity. In this sense a tree is a potential table, but only in as far as it can be turned into one by the carpenter. The principle or source of change is nowhere »in« the tree but coming from outside. This kind of potentiality means »simply the disposition to receive modifications« in a certain direction. Active potentiality, in contrast, is present for Aristotle if the principle of actualization is part of the »intrinsic nature« of the thing, which is transformed – or rather, which transforms itself. (Stier/Schöne-Seifert 2013, 25)

Das entscheidende Argument, mit dem die Verfechter des »absurd-extension«-Einwandes diesen Gegeneinwand nun zu widerlegen versuchen, besteht in der Behauptung, auch natürliche Embryonen wiesen kein »aktives« Potential im aristotelischen Sinn auf, sondern lediglich ein »passives« Potential, das erst durch den mütterlichen Organismus nach bzw. bei der Nidation verwirklicht werde – gewissermaßen so, wie der Schreiner durch einen Eingriff von außen erst das passive Potential des Baumes zum Tischsein verwirklicht. Stier und Schöne-Seifert berufen sich dafür auf die mutmaßliche Rolle von »maternal triggers« für die Embryonalentwicklung: »Hence, in normal reproduction a viable human being will develop in the usual way if and only if the embryonic potential (P1) meets its corresponding external biochemical triggers (E1).« (Stier/Schöne-Seifert 2013, 24)

Bedauerlicherweise wird für diese – für das Argument immerhin grundlegende – Behauptung kein Beleg angeführt. Meincke (Meincke 2015, 249), die in einem anderen Argumentationskontext ebenfalls auf die Rolle des mütterlichen Organismus für die früheste Embryonalentwicklung zu sprechen kommt, führt als Belege für die betreffende Annahme eine Reihe von Arbeiten der katholischen Theologen und Biologen Johannes Seidel SJ (Seidel 2010, insbes. 151 ff.) sowie C.A Bedate SJ und R. C. Cefalo (Bedate/Cefalo 1989) aus den Jahren 1989 bis 2010 an, die selbst aber wiederum eher einen spekulativ-naturphilosophischen denn einen naturwissenschaftlichen Charakter haben. Beschränkt man sich zunächst auf eine rein naturwissenschaftlich-empirische Bewertung des Rekurses auf »external biochemical triggers«, so scheinen zumindest neuere Arbeiten die Annahme zu widerlegen, dass solche »trigger« eine notwendige Bedingung für die Embryonalentwicklung darstellen. So hat eine in Großbritannien angesiedelte Forschergruppe um

Magdalena Zernicka-Goetz 2016 gezeigt, dass gerade die früheste menschliche Embryonalentwicklung bis zum 14. Tag – bis zu dem in Großbritannien die Forschung mit menschlichen Embryonen zulässig ist – ohne weiteres auch außerhalb des Mutterleibs und ohne »mütterliche Signale« erfolgen kann (vgl. dazu Shahbazi/Zernicka-Goetz et al. 2016, Deglincerti et al. 2016 sowie den Beitrag von Hans Werner Denker in diesem Band). Naturwissenschaftlich gesehen scheint die These, für die frühe Embryonalentwicklung seien biochemische »trigger« des mütterlichen Organismus erforderlich, also nach dem aktuellen Stand der Forschung auf einem eher schwachen Fundament zu stehen.

Unabhängig von naturwissenschaftlich-empirischen Befunden lässt sich aber auch ein gewichtiger philosophischer Einwand gegen die Art und Weise vorbringen, wie der Unterschied zwischen »aktiver« und »passiver« Potentialität durch die Verfechter des absurd-extension-Arguments rezipiert wird. Der Kernpunkt dieses Einwands besteht darin, dass äußere Einflüsse, die Eingebundenheit in einen Kontext und eine Umwelt sowie die Interaktion zwischen dem betreffenden Wesen und seinem Kontext bzw. seiner Umwelt in keiner Weise der Annahme eines aktiven Potentials widersprechen. Während verschiedener Lebensphasen in verschiedene Umwelten eingebunden, auf diese verwiesen zu sein und mit ihnen zu interagieren, *ist* vielmehr Bestandteil aller speziestypischen Lebensformen und so auch der speziestypischen Lebensform des Menschen. Diese Eingebundenheit und Verwiesenheit ist insofern ein Moment der Substantialität des Menschseins selbst. Die menschliche Zygote weist, ebenso wie der tetraploide Embryo, genau die aktive Fähigkeit auf, sich *in der Interaktion* mit dem mütterlichen Organismus, in seinem Kontext und mit ihm als seiner Umwelt zu entwickeln. Diese Fähigkeit besitzt der Embryo offenkundig auch dann, wenn er zu seiner Entwicklung epigenetische Informationen benötigt, die sich erst in jener Interaktion mit dem mütterlichen Organismus herausbilden. Besäße er sie nicht, so hätte sich nie ein einziger menschlicher Embryo zu einem geborenen Menschen entwickeln können.

Um von Entelechie, Potential oder Disposition reden zu können, muss also keineswegs angenommen werden, dass ein Embryo bereits alle Informationen von Anfang an in einer Art »genetischem Programm« enthält, das er dann in seiner Entwicklung nur noch entfalten würde. Was er allerdings offenkundig besitzt, ist die in seiner inneren Struktur verankerte aktive Fähigkeit, mit dem mütterlichen Organismus in der Weise zu interagieren, dass alle notwendigen weiteren Entwicklungsinformationen *in dieser Interaktion* generiert werden. Offensichtlich ist die Existenz dieser Fähigkeit deshalb, weil sonst nie ein geborener Mensch aus einem Embryo entstanden wäre; jeder einzelne lebende Mensch ist also die Widerlegung der These, dass menschliche Embryonen diese Fähigkeit nicht besäßen. Genau sie ist es aber, die in der frühesten Phase der Entwicklung eines Embryos dessen ihm eigene Entelechie ausmacht und auf die das Potentialitätsargument in der hier entwickelten Form dementsprechend auch abzielt. Eben eine solche Fähigkeit weist eine unmanipulierte Körperzelle evidentermaßen nicht auf: Verpflanzt man sie in einen Uterus, so geschieht, anders als bei Embryonen, schlicht gar nichts.

Nur dann, wenn man einen verkürzten Begriff von Entelechie zugrunde legt, wonach Entelechie nur dann gegeben wäre, wenn ein sich entwickelndes Lebewesen seine Entwicklung vollständig autonom, gänzlich abgetrennt und unabhängig von allen Kontexten und ohne jede Interaktion mit seiner Umwelt steuert, kann man überhaupt zu dem Schluss kommen, die für die Selbsthervorbringung, Selbsterhaltung und Selbstabgrenzung jedes Lebewesens notwendige Interaktion mit der Umwelt sei ein Argument *gegen* das Vorhandensein einer solchen Entelechie. Eine derartige Auffassung von Entelechie mag zwar von einem starren Substanzbegriff, wie er etwa in der Neuscholastik teilweise vertreten wurde, nahegelegt werden; allerdings widerspricht er allem, was das Phänomen des Lebens ausmacht. Dementsprechend ist auch der Gedanke einer »kontextsensitiven Entelechie« kein Oxymoron; vielmehr gibt es Entelechie überhaupt nur als je kontextsensitiv-interagierende.

Die Rede davon, dass sowohl Embryonen als auch Körperzellen auf äußerliche Faktoren angewiesen seien, um ein Potential zu verwirklichen, verwischt mithin systematisch den gerade entscheidenden Unterschied. Wir haben es im Hinblick auf Embryonen auf der einen Seite, und seien sie künstlich erzeugt, und Körperzellen auf der anderen Seite mit ganz unterschiedlichen Formen von »Externalität« zu tun. Beim Embryo ist die Externalität, um die es geht, die einer Umwelt, nämlich des mütterlichen Organismus, mit dem er aufgrund seiner *eigenen* inneren Struktur im Zuge seiner Entwicklung interagieren kann. Bei der Körperzelle muss dagegen eine solche innere Struktur, also die Entelechie, erst durch eine Abfolge komplexer technischer Eingriffe von außen geschaffen werden; sie ist ohne diese Eingriffe überhaupt nicht vorhanden, so dass eine unmanipulierte Körperzelle jene Entelechie eben auch nicht aufweist. Nur wenn man diese beiden grundlegend verschiedenen Formen von »Externalität«, d. h. die Externalität einer Umwelt, mit der zu interagieren wesentliches Moment der Lebensform selbst ist, und die Äußerlichkeit eines technischen Eingriffs, trotz ihrer offenkundigen ontologischen Verschiedenheit gleichsetzt, kann man überhaupt auf die Idee kommen, Embryonen wiesen ebenso wie Körperzellen lediglich ein »passives Potential« auf. Hält man dagegen an der ontologischen Unterschiedlichkeit beider Formen von »Äußerlichkeit« fest, so bricht der absurd-extension-Einwand gegen das Potentialitätsargument in sich zusammen, da die Möglichkeiten der biotechnischen Manipulation des Entwicklungspotentials von Zellen dann eben keine »absurde Ausweitung« des Potentialitätsarguments implizieren.

5. Ausblick: Personalität und Anerkennung

Wie die vorangehenden Ausführungen zeigen, wird die Validität von Spezies- und Potentialitätsargument in der hier vorgestellten (neo)aristotelischen Variante der Argumente durch biotechnische Eingriffsmöglichkeiten nicht in Frage gestellt. Andere Varianten der Argumente sind aber je nach ihrem genauen Zuschnitt unter Umständen durchaus betroffen. Die erwähnten Techniken der Verwischung von Speziesgrenzen auf genetischer oder zellulärer Ebene und der Manipulation von Entwicklungspotentialen haben insofern nicht zuletzt eine positive Funktion für die einschlägigen bioethischen Diskurse, erlauben sie es doch, philosophisch gut begründbare Varianten der Argumente von solchen Varianten zu unterscheiden, die schlecht oder gar nicht begründbar sind oder die zu ihrer Begründung auf lebensweltliche Selbstverständlichkeiten rekurrieren müssen, die angesichts der modernen Biotechnologie nicht mehr ohne weiteres als gegeben angenommen werden können.

Das wird umso deutlicher, wenn man Spezies- und Potentialitätsargument in den umfassenderen Kontext einer Anerkennungstheorie des »moralischen Status« stellt, die erst verständlich macht, was wir eigentlich tun, wenn wir über den Status von menschlichen Lebewesen an den Grenzen des Lebens diskutieren. Allen von mir dargelegten und verteidigten Positionen ist es gemeinsam, dass sie es auf die eine oder andere Weise vermeiden, die Anerkennung von menschlichen Lebewesen von dem aktuellen Innehaben bestimmter Eigenschaften oder Charakteristika abhängig zu machen. Damit haben sie das Phänomen der Anerkennung auf ihrer Seite. Die realen Anerkennungsprozesse in menschlichen Gemeinschaften – insbesondere die Anerkennung eines Lebewesens als Gegenüber von Pflichten und Träger von Rechten – laufen nicht so ab, dass gewissermaßen von Eigenschaften oder Charakteristika auf einen Status geschlossen wird. Wäre das der Fall, dann hätten Anerkennungsprozesse die Form eines Syllogismus, der ungefähr so aussehen würde:

1. Eine Entität, die Eigenschaft f aufweist, hat einen Anspruch auf Anerkennung als Rechtssubjekt (bzw. als Gegenüber von Pflichten).
2. Entität P weist Eigenschaft x auf.
3. Also hat Entität P einen Anspruch auf Anerkennung als Rechtssubjekt (bzw. als Gegenüber von Pflichten).

Ein solcher »Syllogismus der Anerkennung«, wie wir ihn eigentlich bei allen sogenannten »bioethisch-liberalen« Positionen finden, macht den Anerkennungsakt von dem Vorhandensein von Eigenschaften abhängig. In faktischen Anerkennungsprozessen wird aber gerade nicht gefragt, welche Eigenschaften ein Lebewesen hat, um dann vom aktuellen Vorliegen oder Nicht-Vorliegen dieser Eigenschaften auf seinen normativen Status zu schließen. Das geschieht allenfalls in philosophischen Seminaren, aber auch und gerade da müsste diesem »Syllogismus« schon nach dem ersten Semester mit Skepsis begegnet werden, leitet er doch aus dem Vorhandensein oder Nicht-Vorhandensein von Eigenschaften Normen ab. Ebendas ist aber ein Sein-Sollens-Fehlschluss von der Art, die in der Tat keine Gültigkeit beanspruchen kann. Es ist dann auch letztlich nicht das Subjekt, das anerkannt wird, sondern bestimmte Eigenschaften, denen ein »Wert« zugesprochen wird. Wie man von einem Akt der Wertschätzung aber zu einem Akt der Anerkennung kommen sollte, bleibt dabei zudem gänzlich unklar[11].

Selbst bei Kant, der offensichtlich die Menschenwürde auf die Vernunftfähigkeit des Menschen gründet, ist ein solcher Schluss nicht zu finden. Auch und gerade für Kant gilt, dass die Vernünftigkeit zwar den Grund der Menschenwürde darstellt, dass aber die Anerkennung anderer Menschen *als* Vernunftwesen etwas ist, das immer schon vollzogen sein muss, wenn wir überhaupt sollen moralisch handeln können. Die Anerkennung der moralischen Relevanz des anderen Menschen ist also nicht von der Vernünftigkeit dieses Menschen als einer Art »Eigenschaft« oder einem »Faktum« *abhängig*, sondern etwas, das der Moral in gewisser Weise vorausliegt, indem jeder Mensch immer als *homo noumenon* zu gelten hat.[12]

Ganz ähnlich argumentiert Robert Spaemann, der darauf abhebt, dass der Gedanke der Menschenwürde und der Menschenrechte eine Form von Unbedingtheit impliziert, die es verfehlt erscheinen lässt, sie unter die Bedingung des Vorhandenseins bestimmter Eigenschaften zu stellen. Diese »bedingte Zuerkennung« verfehlte danach insofern das Wesen der Anerkennung, als diese dem Einzelnen phänomenal gerade mit dem Anspruch entgegentritt, bedingungslos zu sein. Treffend formuliert hat Spaemann diese Diskrepanz erstmals in seinem Buch »Glück und Wohlwollen«, in dem er ausführt:

> Wenn es überhaupt so etwas wie Rechte des Menschen geben soll, dann kann es sie nur geben unter der Voraussetzung, dass niemand befugt ist, darüber zu urteilen, ob jemand ein Subjekt solcher Rechte ist. Denn der Gedanke des Menschenrechts meint gerade, dass der Mensch nicht ein aufgrund bestimmter Eigenschaften kooptiertes Mitglied der Gesellschaft ist, sondern dass jeder in sie kraft eigenen Rechts eintritt. ›Kraft eigenen Rechts‹ kann aber nur heißen: aufgrund seiner biologischen Zugehörigkeit zur Spezies homo sapiens. Spaemann 1993, 220)

---

[11] Das ist nebenbei bemerkt, auch das Grundproblem der verbreiteten trivialen Menschenwürdekonzepte, nach denen es sich bei der Menschenwürde einfach um eine Art »höchsten Wert« handeln soll, aus dem dann plötzlich und unvermittelt subjektive Rechte resultieren sollen. Mit Recht lässt sich dann fragen, wie denn aus der Anerkennung eines Wertes subjektive Rechte folgen sollen.

[12] Vgl. dazu die Ausführungen in Rothhaar 2015, 182–186.

Diese Überlegungen wurden nun oft als eine Art elaborierte Variante eines Tutiorismus verstanden, d. h. als Plädoyer, von allen Kriterien, die für die Zugehörigkeit zur Rechtsgemeinschaft angelegt werden können, das allgemeinste und willkürfreieste zu wählen, das überhaupt denkbar ist: die Zugehörigkeit zur Spezies. Ähnlich liest beispielsweise Walter Schweidler Spaemann, wenn er dessen Überlegungen im Sinn eines Definitionsverbots interpretiert, durch das verhindert werden soll, das einem Rechtssubjekt seine Rechtssubjektivität abgesprochen wird:

> Wenn wir mit der »Würde des Menschen« einen Rechtsbegriff an die Spitze der Legitimationspyramide der Ordnung unseres Zusammenlebens stellen, dann binden wir uns damit nicht an eine inhaltliche Definition, aus welcher sich ableiten ließe, welchen Wesen diese Würde zukommt und welchen nicht, sondern an eine unserer Rechtsordnung aufgegebene Begrenzungsleistung, konkret an das für alle ethisch verantwortlich Handelnden grundlegende Verbot, andere Mitglieder des Rechtsverbandes daraufhin zu beurteilen, ob ihnen Würde zukomme oder nicht. (Schweidler 2008, 177)

Wenn das allerdings der Punkt wäre, dann wäre das Argument schlicht zirkulär, was deutlich wird, wenn wir im letzten Satz den Begriff »Würde«, im Einklang mit Schweidlers eigener Bestimmung des Begriffs, durch »Status eines Rechtssubjekts« ersetzen. Dann würde hier nämlich nur eingeklagt, dass andere Mitglieder der Rechtsgemeinschaft nicht daraufhin beurteilt werden dürfen, ob sie Mitglieder der Rechtsgemeinschaft sind. Das ergibt aber nur Sinn, wenn man bereits voraussetzt, dass sie überhaupt Mitglieder der Rechtsgemeinschaft sind bzw. einen Anspruch haben, als solche behandelt zu werden. Das genau ist es ja aber gerade, was im Hinblick auf ungeborene menschliche Lebewesen umstritten ist.

Vielleicht kann man Spaemann aber auch anders lesen. Entscheidender als alle sonstigen Aspekte des Arguments dürfte der Hinweis auf die Natur zu sein, der Hinweis also, dass der Eintritt in die Rechtsgemeinschaft »kraft eigenen Rechts« und damit kraft seiner Natur erfolgen muss, um überhaupt als ein Akt bedingungsloser Anerkennung gelten zu können. Spaemann führt an dieser Stelle die Spezieszugehörigkeit an, um genau den Aspekt gewissermaßen »operationalisierbar« zu machen, der weiter oben für das Anerkennungsgeschehen herausgearbeitet wurde: Der Anerkennungsakt ist nur dann einer, wenn er sich nicht partikularen, subjektiven Setzungen verdankt, also nicht von uns als einzelnen, endlichen Subjekten entsprechend deren partikularen Zwecksetzungen hervorgebracht worden ist. Für dasjenige, was nicht von uns als einzelnen, endlichen Subjekten »gemacht« ist, was nicht von uns gesetzt ist, sondern sich aus sich selbst hervorbringt, haben wir aber seit jeher den Begriff der Natur bzw. des Lebens und damit letztlich auch den der Entelechie in dem oben entwickelten Sinn. Der Rekurs auf die Natur bzw.

das Leben ergibt sich hier also aus der Einsicht, dass der jedes Einzelsubjekt übersteigende Intersubjektivitätscharakter des Anerkennungsgeschehens es erfordert, ihn von allen subjektiv-partikularen Setzungen unabhängig zu denken.

Wenn wir dementsprechend in unseren Diskursen über den sogenannten »moralischen Status« auf Charakteristika wie »Vernünftigkeit« abheben und vielleicht zu zeigen versuchen, dass diese Charakteristika Menschen deshalb nicht abgesprochen werden können, weil sie konstitutive Charakteristika der menschlichen Lebensform sind, dann müssen wir uns immer darüber im Klaren sein, dass wir uns dabei auf einer Reflexionsebene bewegen, die auf eine In-Frage-Stellung desjenigen reagiert, was als reale Anerkennungsprozesse immer schon stattfindet. Philosophie hätte hier demnach die berühmte »therapeutische Funktion«, die der späte Wittgenstein ihr nachgesagt hat. Diese Reflexion ist eine Reflexion auf die Voraussetzungen von moralischer und rechtlicher Anerkennung. Sie hat daher auch letztlich nicht den Charakter eines Nachweises, dass die betreffenden Wesen ja trotz allem Vernunftwesen seien und darum gemäß dem oben skizzierten Syllogismus als Träger von Rechten zu behandeln seien. Vielmehr hat sie den Charakter eines Aufweises, dass das Nicht-Vollziehen der Anerkennung auf einem verfehlten Verständnis unserer eigenen Lebensform als leiblich-soziale und zugleich freie Vernunftwesen beruht, in die die wechselseitige Anerkennung notwendig bereits eingeschrieben ist und immer schon stattfindet. Und zwar eben weil wir leibliche, soziale und kommunikative Vernunftwesen sind, deren Vernünftigkeit nicht von ihrer Sozialität, Kommunikativität und Leiblichkeit zu trennen ist und umgekehrt.

Literatur

Bedate, Carlo Alonso/Cefalo, Roberto C.: The zygote: To be or not to be a person. In: Journal of Medical Philosophy 14 (6), 641–645, 1989.

Birnbacher, Dieter: Wie überzeugend ist das Potentialitätsargument? In: Jahrbuch für Wissenschaft und Ethik (JWE), Bd. 10 (2006), 327–335.

Deglincerti A./Croft G. F./Pietila, L. N./Zernicka-Goetz M./Siggia E. D./Brivanlou A. H..: Self-organization of the in vitro attached human embryo. Nature. Mai 2016; 533 (7602), 251–254.

Fichte, Johann Gottlieb: Grundlage des Naturrechts nach Principien der Wissenschaftslehre. In: Fichtes Werke, hg. von Immanuel Hermann Fichte, Band III. ND Berlin 1971.

Foot, Philippa: Die Natur des Guten. Frankfurt a. M. 2004.

Hoerster, Norbert: Ethik des Embryonenschutzes. Stuttgart 2002.

Meincke, Anne Sophie: Potentialität und Disposition in der Diskussion über den Status des menschlichen Embryos: Zur Ontologie des Potentialitätsarguments. In: Philosophisches Jahrbuch, 122. Jahrgang/II (2015), 271–303.

Merkel, Reinhard: Forschungsobjekt Embryo. Hamburg 2002.

Prinz, Wolfgang: Selbst im Spiegel. Die soziale Konstruktion von Subjektivität. Frankfurt a. M. 2013.

Rothhaar, Markus: Die Menschenwürde als Prinzip des Rechts. Eine rechtsphilosophische Rekonstruktion. Tübingen 2015, 182–186.

Schweidler, Walter: Ethische Neutralität und weltanschauliche Souveränität des Staates. In: Härle, Wilfried/Vogel, Bernhard (Hg.): Begründung von Menschenwürde und Menschenrechten. Freiburg i. Br. 2008, 169–187.

Seidel, Johannes: Schon Mensch oder nicht? Zum ontologischen Status humanbiologischer Keime. Stuttgart 2010.

Shahbazi, M. N./Jedrusik, A./Vuoristo, S./Recher G./Hupalowska A./Bolton V./Fogarty N. M./Campbell A./Devito L. G./Ilic D./Khalaf Y./Niakan K. K./Fishel S./Zernicka-Goetz M.: Self-organization of the human embryo in the absence of maternal tissues. Nat Cell Biol. Juni 2016; 18 (6), 700–708.

Singer, Peter: Praktische Ethik. Stuttgart 1994 (2. Auflage).

Spaemann, Robert: Glück und Wohlwollen. Stuttgart 1993.

Stier, Marco/Schöne-Seifert, Bettina: The Argument from Potentiality in the Embryo Protection Debate: Finally »Depotentialized«? In: The American Journal of Bioethics, 13(1), 19–27, 2013.

Thompson, Michael: Leben und Handeln. Frankfurt a. M. 2011.

Roland Kipke

MENSCHLICHE LEBENSFORM UND ANERKENNUNG

Über einen neuen Versuch, den Embryo zur Vernunft zu bringen. Ein Kommentar zum Beitrag von Markus Rothhaar

In der seit Jahrzehnten laufenden Debatte über den moralischen Status des Embryos unterscheiden sich die Positionen nicht nur in ihren normativen Standpunkten, sondern auch in ihrer argumentativen Qualität. Auf beiden Seiten des Positionsspektrums gibt es sowohl schlichte als auch anspruchsvolle Ansätze. Ein schönes Beispiel für den letzteren Fall bietet Markus Rothhaar. Er entwickelt eine Position, die sowohl philosophisch durchdacht als auch biologisch informiert ist, er versucht aristotelisches Denken mit einer Anerkennungstheorie zu verbinden, und dabei entfaltet er nicht nur den Zusammenhang von Potentialitäts- und Speziesargument, sondern nimmt auch die Herausforderung an, denen sich dieses Doppelargument durch die technische Manipulierbarkeit des Embryos gegenübersieht. Rothhaars Position hat unübersehbar Vorteile gegenüber einigen konkurrierenden Ansätzen. Gleichwohl werden in seinem Beitrag auch die gravierenden Schwächen deutlich, die eine solche Position unweigerlich hat. Um diese soll es hier gehen.

1. Fähigkeiten und Entwicklungspotential

Rothhaar geht von der Feststellung aus, dass jede Position extrem unplausibel wäre, die Menschenwürde und Menschenrechte anhand des aktuellen Vollzugs personaler mentaler Akte zuspricht. Da hat er zweifellos Recht. Die nächsten Schritte seines Gedankengangs überzeugen dann jedoch weniger. Er meint, a) jede ernstzunehmende Position müsse deshalb von bestimmten Dispositionen, Fähigkeiten oder Potentialen ausgehen; und b) nicht nur würden die »bioethisch liberalen« Positionen nicht begründen, warum der Unterschied zwischen einer Fähigkeit und einer Fähigkeit zur Ausbildung einer Fähigkeit moralische Relevanz hat, sondern dieser Unterschied habe auch keine moralische Relevanz.

Zu a): Sicherlich hat Rothhaar Recht, dass die meisten Positionen auf beiden Seiten des Theoriespektrums in irgendeiner Weise auf Anlagen, Fähigkeiten, Potentiale u. ä. rekurrieren. Dass dieser Rekurs jedoch zwingend ist, erschließt sich nicht. Er wäre nur dann zwingend, wenn in jedem Fall bestimmte mentale Eigenschaften auf irgendeine Weise für die Zusprechung des moralischen Status entscheidend sind. Diese Voraussetzung ist zwar in der embryoethischen Debatte weit verbreitet, aber keineswegs unhintergehbar. Indem Rothhaar diese Voraussetzung mitmacht, belastet er seinen Ansatz von Anfang an mit einer Hypothek, deren destruktive Kraft sich in der weiteren Analyse seiner Argumentation zeigen wird. Ich kann an dieser Stelle lediglich andeuten, dass ich den Rekurs auf mentale Eigenschaften – und sei es auch in einer aristotelisch-naturphilosophischen Variante – und damit auf Fähigkeiten und Potentiale für das größte Problem innerhalb der embryoethischen Debatte halte. (Wie eine Position aussehen kann, die ohne diesen Rekurs auskommt, dazu s. meinen eigenen Beitrag in diesem Band.)

Zu b): Wenn man von Fähigkeiten als dem moralisch relevanten Faktor ausgeht, stößt man unweigerlich auf den Unterschied zwischen einer Fähigkeit und der Fähigkeit zur Ausbildung einer Fähigkeit. Warum hat dieser Unterschied moralische Relevanz? Rothhaar mag Recht haben, dass diese Frage in den von ihm kritisierten bioethischen Positionen bislang zu wenig Aufmerksamkeit erhalten hat. Die Aussage jedoch, dass nichts für eine solche moralische Relevanz spreche, ja dass die Annahme einer solchen Relevanz eine äußerst begründungsbedürftige Position sei, kann nicht überzeugen. Ein unvoreingenommener Blick zeigt, dass wir diesem Unterschied allerorten normative Bedeutung beimessen und dass zahllose moralische und rechtliche Urteile auf ihm basieren. Jemanden, der schwimmen kann und ein ertrinkendes Kind sieht, beurteilen wir zum Beispiel anders als jemanden, der in derselben Situation ist und nicht schwimmen kann, durchaus aber die Fähigkeit hätte, schwimmen zu lernen. Ein fünfjähriges Kind, das noch kaum Verantwortung für sich und andere übernehmen kann, darf sehr viel weniger als ein Erwachsener, obwohl es das Potential hat, die Fähigkeit verantwortlichen Handelns auszubilden. An dem Unterschied zwischen Fähigkeit und Potential hängen zentrale moralische Kategorien wie Pflicht, Recht, Verantwortung, Schuld ebenso wie moralische Einstellungen wie Vorwurf, Dankbarkeit, Wohlwollen und Verachtung. Der in Frage stehende Unterschied ist keine beliebige Festlegung einiger Philosophen, sondern eine tief verankerte lebensweltliche Selbstverständlichkeit. Sicherlich kann man sie von einem philosophischen Standpunkt aus hinterfragen. Doch zunächst einmal spricht sehr viel für die Berechtigung, diesem Unterschied moralische Relevanz zuzumessen. Die Auffassung hingegen, zwischen beiden Arten von Fähigkeit bestehe normativ gesehen kein Unterschied, lädt sich eine geradezu erdrückende Beweislast auf. Rothhaar trägt – zumindest in diesem Beitrag – kein Gramm dieser Last ab.

2. Die Vernünftigkeit des Embryos und die vermeintliche Rekonstruktion tatsächlicher Anerkennungsverhältnisse

Rothhaar beansprucht, in seinem Ansatz das neoaristotelische Konzept der Lebensform und das transzendentalpragmatische Moment der Anerkennung zusammenzuführen. Die Vernunft, um die es geht, ist ihm zufolge auf zweifache Weise auch dem Embryo eigen: als speziestypisches Telos und als Anerkennung durch die anderen vernünftigen Subjekte. Ich bezweifle, dass die Verbindung zwischen diesen beiden theoretischen Elementen so eng ist, wie Rothhaar behauptet. In jedem Fall aber weist jeder der beiden Gedankenstränge seine eigenen Probleme auf, die auch durch die Verbindung mit dem jeweils anderen nicht behoben werden.

Zunächst zum Moment der Anerkennung. Da die Vernunft als maßgeblicher Begründungsfaktor beim Embryo nicht als Fähigkeit ausgebildet ist, muss sie auf andere Weise ins Spiel kommen. Und da Rothhaar kein schlichtes Potentialitätsargument vertreten will, sondern ein speziesargumentativ eingebettetes Potentialitätsargument, kann es sich nicht nur um ein schlichtes Potential zur späteren Entwicklung dieser relevanten Eigenschaft handeln. Die Vernunft muss immer schon in gewisser Weise *anwesend* sein. Und tatsächlich behauptet Rothhaar genau dies. Er sagt nämlich, dass »gerade die praktische Vernünftigkeit in den Lebensphasen des Ungeborenseins, des Neugeborenseins oder der Demenz nicht abwesend ist – sie weist ›nur‹ einen anderen Charakter auf« (S. 222). Welcher Charakter ist das? Der soziale Charakter des »Anerkennungszusammenhangs«. Der Mensch sei in allen Phasen seines Lebens »in einen Raum der wechselseitigen reflexiven Anerkennung eingebunden« (ebd.).

Diese These ist nun aber in Bezug auf den Embryo mehr als fraglich. Denn Rothhaar versteht diese Anerkennungs-These ja nicht in erster Linie *normativ*, demzufolge wir andere anerkennen *sollen*, sondern als eine Rekonstruktion stets schon stattfindender *faktischer* Anerkennung. Das mag in Bezug auf geborene Menschen so sein, aber in Bezug auf Embryonen ist es ganz offensichtlich nicht der Fall. Die Nicht-Anerkennung von Embryonen als Menschen(würdeträger) ist ja nicht etwas, was nur in obskuren Kreisen weniger weltfremder Philosophen vorkommt, sondern weltweit stattfindet und sich in vielen Rechtsordnungen niederschlägt. Ja, die nicht vorhandene Anerkennung des Embryos als Menschenwürdeträger ist doch gerade der Grund für Rothhaars theoretisches Engagement. Wir haben somit die paradoxe Situation, dass die faktische *Abwesenheit* der Anerkennung des Embryos die Zielscheibe von Rothhaars theoretischer Unternehmung ist, während die faktische *Anwesenheit* der Anerkennung diese Unternehmung zum Erfolg führen soll.

Natürlich bleibt Rothhaar dieser Widerspruch nicht verborgen. Er versucht, sich aus ihm zu befreien, indem er jenen, die den Embryo nicht als Menschenwürdeträger ansehen, ein »verfehlte(s) Verständnis unserer eigenen Lebensform« vorwirft. Sie würden also nicht erkennen, »was als reale Anerkennungsprozesse immer schon stattfindet« (S. 236), was als »wechselseitige Anerkennung notwendig bereits (der menschlichen Lebensform, R. K.) eingeschrieben ist« (ebd.). Doch das bietet keinen Ausweg aus dem Widerspruch. Denn damit behauptet Rothhaar, dass eine *reale* und *notwendige* Anerkennung derart missverstanden wird, dass sie zu ihrem Gegenteil, nämlich *realer, expliziter und entschiedener* Nicht-Anerkennung wird, während zugleich die *reale* Anerkennung *in denselben Subjekten* unbeschadet fortbesteht. Das ist kein konsistentes Verständnis.

3. Die theoretischen Grenzen des Lebensform-Konzepts

Das Konzept der Lebensform nimmt in Rothhaars Ansatz (in starker Anlehnung an M. Thompson) eine zentrale Stellung ein. Mit ihm versucht er, das Speziesargument zu reformulieren. Es bestehen allerdings erhebliche Zweifel, ob das Konzept dazu taugt – und zwar sowohl in theoretischer Hinsicht als auch hinsichtlich des universalistischen ethischen Anspruchs als auch hinsichtlich der Anwendbarkeit auf konkrete embryoethische Fragen.

Um der theoretischen Ebene wirklich gerecht zu werden, fehlt hier der Platz. Nur so viel: Dem Begriff der Lebensform kommt bei Rothhaar ein so großes ethisches Gewicht zu, weil er immer auch ein *ontologischer* Begriff ist. »Lebensform« fungiert als Definition von »Spezies« und damit auch als Kriterium zur *Bestimmung* einer Spezies und *Unterscheidung* verschiedener Spezies. Die Lebensform sei, so Rothhaar, dasjenige, was eine Spezies ausmache, und wir würden mithin verschiedene Spezies und somit auch den Menschen anhand der typischen Lebensform erkennen. Das halte ich für deskriptiv falsch. Während die Annahme bereits bei Tieren mancherlei Probleme aufwirft, aber vielleicht noch eine gewisse Plausibilität hat, stößt sie beim Menschen endgültig an ihre Grenzen. Die Begegnung mit Menschen anderer, insbesondere sehr fremdartiger Kulturen lehrt uns, dass menschliche Lebensweisen extrem unterschiedlich sein können und kaum auf einen gemeinsamen Nenner gebracht werden können. Zwar lassen sich womöglich sehr allgemeine Charakteristika wie Rationalität und Sprachlichkeit finden, doch diese nehmen völlig unterschiedliche Gestalt an. Warum diese unterschiedlichen Gestalten als *eine* Lebensform gelten sollten, während bei Tieren schon kleine Abweichungen eigene Spezies konstituieren, erschließt sich nicht.

Es ist keineswegs so, dass Rothhaar hier ein anderer Begriff von Lebensform untergeschoben wird, als er selbst verwendet. Vielmehr geht es genau um das, was er zur Bestimmung der Lebensform heranzieht: die jeweils sehr »unterschiedlichen Arten und Weisen, die Zwecke der Selbstorganisation, der Selbsterhaltung und der Fortpflanzung (d. h. der Selbstreproduktion und der Artreproduktion) sowie (…) des Soziallebens zu verwirklichen« (S. 227). Diese »unterschiedlichen Arten und Weisen« treten beim Menschen *innerhalb* derselben Spezies auf, sind also zur Bestimmung der Spezies »Mensch« ungeeignet. Mehr noch, es gibt in dem Sinne nicht *die* menschliche Lebensform. Die Vergleiche mit Tierarten scheinen instruktiv zu sein, führen aber tatsächlich in die Irre. Denn Tiere zeichnen sich gerade dadurch aus, dass ihre Lebensform weitestgehend festgelegt ist. Der Mensch als das »nicht festgestellte Tier« ist nun aber bekanntlich dasjenige Wesen, das keine spezifische vorgegebene Lebensform hat. Gleichwohl erkennen wir die anderen unzweifelhaft als Menschen. Die Lebensform kann also nicht dasjenige sein, anhand dessen wir Menschen als Menschen identifizieren. Das tun wir anhand eines viel simpleren, näherliegenden und offensichtlicheren Kriteriums: nämlich anhand der menschlichen Gestalt (s. dazu mein eigener Beitrag in diesem Band). Das Konzept der Lebensform ist als Identifizierungskriterium also nicht nur ungeeignet, sondern auch unnötig.

4. Die allgemeinen ethischen Grenzen des Lebensform-Konzepts

Schieben wir dieses grundsätzliche Problem für einen Moment beiseite und widmen uns dem *ethischen Anspruch* des Lebensform-Konzepts, genauer: dem Anspruch, mit dem Speziesargument in seiner Lebensform-Interpretation allen menschlichen Wesen denselben moralischen Status zuzuschreiben. Leider enttäuscht das Konzept auch hier. Denn mit ihm lässt sich nicht die moralische Inklusion *jedes* menschlichen Wesens begründen. Bei dem »normalen« Embryo mag dies noch gelingen, weil er als frühe Entwicklungsphase der menschlichen Lebensform gelten kann und das speziestypische Potential zu ihrer Entfaltung hat. Doch der defekte Embryo, das anenzephale Neugeborene, der schwerstmehrfachbehinderte Erwachsene – sie alle haben dieses Potential nicht und können deshalb auch nicht als vorpersonale Phasen der personalen Lebensform gelten. Es ist nicht erkennbar, inwiefern diese menschlichen Wesen an der menschlichen Lebensform teilhaben (außer in der anerkennungstheoretischen Interpretation, die sich aber ebenfalls schon als unplausibel erwiesen hat, insofern sie das voraussetzt, was zu beweisen wäre).

Rothhaar mag an dieser Stelle einwenden, dass dennoch diesen menschlichen Wesen das Telos der menschlichen Spezies eingeschrieben ist, auch wenn es nie zum Ausdruck kommt. Doch selbst wenn das so wäre, begründet dies nicht den moralischen Status dieser Wesen. Das würde es nur, wenn feststände, dass manifestes oder zumindest manifestierbares Telos auf der einen Seite und »nur eingeschriebenes« Telos auf der anderen Seite gewissermaßen gleichwertig sind. Offensichtlich macht Rothhaar diese Voraussetzung, doch sie ist völlig ungedeckt. Und sie lässt sich auch nicht im Rahmen des Lebensform-Konzepts einholen, bei dem es ja gerade um die *Entfaltung* des speziestypischen Telos geht. Es scheint also, dass das aristotelisch verstandene Speziesargument nicht nur auf das Potentialitätsargument angewiesen ist, wie Rothhaar sagt, sondern darauf zurückfällt und so seinen universalistischen Anspruch verfehlt. Hier zeigt sich, in welche argumentativen Sackgassen es letztlich führt, wenn man wie Rothhaar und so viele andere Autoren die Vernunft als maßgebliches ethisches Kriterium heranzieht.

5. Die embryoethischen Grenzen des Lebensform-Kriteriums

Doch nehmen wir um des Argumentes willen an, dass all die geschilderten Probleme nicht existieren, dass es also die menschliche Lebensform gibt, dass sie erkennbar ist und dass sie das angemessene ethische Kriterium zur Entscheidung über den moralischen Status des Embryos darstellt – und konzentrieren uns zum Schluss auf das zentrale Anliegen Rothhaars und dieses Bandes, den *manipulierten Embryo*. Ist die Kategorie der Lebensform ein geeignetes Entscheidungskriterium für die Fragen, die sich in diesem Kontext stellen? Nach Rothhaar entscheidet sich die Frage, ob ein manipulierter Embryo ein menschliches Wesen und damit Träger von Menschenwürde und Menschenrechten ist, nicht danach, welche genetische oder zelluläre Zusammensetzung er aufweist oder welche morphologische Gestalt er entwickelt. Entscheidend soll vielmehr die Lebensform sein: »Dementsprechend würde zur Spezies ›Mensch‹ dann auch jedes Wesen gehören, dessen spezifische Lebensform und Form der Selbstorganisation diejenige des Menschen wäre und in Zweifelsfällen wäre tutioristisch zu verfahren.« (S. 228)

Was heißt das konkret? Es heißt, dass wir bei einem Embryo, der durch ein biotechnologisches Verfahren manipuliert wurde, der also zum Beispiel einen Teil tierischen Erbguts in sich trägt, überprüfen müssen, ob ihm die menschliche Lebensform eigen ist. Die spezifische Lebensform zeigt sich jedoch noch nicht im embryonalen Zustand. Also müssten wir das embryonale Wesen sich vollständig entwickeln lassen: über die verschiedenen embryonalen und fötalen Stadien bis zur Geburt und darüber hinaus – erst dann können wir sehen, ob es an der menschlichen Lebensform teilhat oder nicht. Das wirft nicht nur gravierende praktische und ethische Fragen auf: Welche Frauen sollen all diese Embryonen austragen? Welche Frau möchte sich einen Embryo implantieren lassen, der vielleicht nicht menschlich ist? Wie sollen wir mit Wesen umgehen, die vielleicht nicht menschlich sind? Was muten wir diesen Wesen zu, unter diesem Vorbehalt zu stehen? Sondern selbst wenn wir all diese Fragen und Probleme irgendwie »lösen« sollten, haben wir, sollte das Wesen *nicht* die menschliche Lebensform entfalten, noch immer keine Gewissheit. Denn es könnte ja sein, dass dieses Wesen ein »defektes« Exemplar der menschlichen Spezies ist. Wie können wir zwischen einem »defekten« menschlichen Lebewesen und einem nicht-menschlichen Lebewesen unterscheiden? Das Lebensform-Kriterium gibt uns dafür keinen Anhalt, denn in beiden Fällen tritt die menschliche Lebensform nicht auf. Im Zweifelsfall müssten wir tutioristisch entscheiden, sagt Rothhaar. Dieser Zweifelsfall ist bei Zugrundelegung des Lebensform-Kriteriums jedoch nicht die Ausnahme, sondern der Regelfall. Es zeigt sich also, dass das Lebensform-Kriterium seine Aufgabe nicht erfüllen kann: nämlich uns eine Antwort auf die Frage nach dem moralischen Status des manipulierten Embryos zu geben. Denn die Beschaffenheit dieses Kriteriums führt dazu, dass wir diese Entscheidung *niemals* angesichts des Embryos treffen können. Das Kriterium der Lebensform ist also aus praktischen, ethischen und epistemischen Gründen komplett ungeeignet, über den Umgang mit manipulierten Embryonen zu entscheiden.

HERAUSGEBER UND AUTOREN/ AUTORINNEN

Prof. Dr. Dr. Hans-Werner Denker war Inhaber des Lehrstuhls für Anatomie und Entwicklungsbiologie an der Universität Duisburg-Essen.

Dr. Martin Hähnel ist wissenschaftlicher Mitarbeiter an der Professur für Bioethik an der Katholischen Universität Eichstätt-Ingolstadt.

Dr. Roland Kipke ist wissenschaftlicher Mitarbeiter an der Professur für Bioethik an der Katholischen Universität Eichstätt-Ingolstadt.

Prof. Dr. Gesa Lindemann ist Professorin für Soziologische Theorie an der Carl von Ossietzky Universität Oldenburg.

Dr. Anne Sophie Meincke ist Research Fellow am Centre for the Study of Life Sciences (Egenis).

Prof. Dr. Günther Pöltner war Professor für Philosophie an der Universität Wien.

Prof. Dr. Markus Rothhaar ist Professor für Bioethik an der Katholischen Universität Eichstätt-Ingolstadt.

Dr. Marco Stier ist wissenschaftlicher Mitarbeiter am Institut für Ethik, Geschichte und Theorie der Medizin an der Westfälischen Wilhelms-Universität Münster.